中國近現代頤養文獻彙刊·導引攝生專輯

第十四册

劉曉蕾 主編

養生保命録
養氣煉心北美瑜伽學説
養生學要論

廣陵書社

養生保命録

史立庭　著

三友實業社杭廠　民國八年重印

养生保命録

養生保命錄

徐識耜署簽

此書情由
父兄難說
開卷細看
身心有益

乙未嘉平月 春吉

養生保命錄

清道人

三友實業社杭廠同人印送

重印養生保命錄緣起

余於客歲在舊書攤得養生保命錄一書閱之怡然渙然其戒色戒淫各節實出諸善書之上雖父兄之提命師友之忠告不是過也夫人於少年時血氣充足正當貢身社會以有所建樹然美色當前神移志奪潰名教之大防貽終身之隱憾亦不自解其何心無他理不足以勝欲也理之儲於心猶鏡之照夫影鏡本空明而拂拭之功有所懈怠則塵埃翳之浸而至於不見影人心天理之淵府也中材以下嗜欲之攻其心捷於塵埃之翳鏡此錄即拂拭人心之具而使如鏡之常明者也泰西生理之學列於普通之課程其於男女之生殖器言之綦詳而不以為媟誠以生死之機關疾病之緣起大都權輿於是必詳言之使人有所警惕而不敢肆中國侈言愛情少年子弟印入心坎卒至傷風敗俗之事敢冒不韙況滬地繁華甲於中土飽

煖淫慾。方且習見習聞於此時。而正本探源。非有以啟迪其心而使知寅畏焉則不為功。夫為父兄者、孰不求子弟之循於軌範。而墜入情網者、比比皆是。而其待字之嬌。專房之艷。又往往貽中冓之羞而抱無涯之隱痛。與其亡羊而補牢。何妨徙薪而曲突。吾願覽此錄者、廣為傳播。廣為分送。務使家喻而户曉。不憚口講而指畫。則非獨為世道人心之助。即其所以積福於家庭者、豈淺鮮哉。是編本非賣品、原書木版、付印重刊於京口某氏、現正從事調查、茲先鉛印千部、而述其緣起如右、

民國六年歲次丁巳仲冬

吳郡靜觀氏謹識

養生保命錄序

嘗謂人莫不貪生、而好色者必不壽、抑人莫不惜命、而縱欲者必傷身、譬彼樹木、根傷則枯、譬彼燈光、油盡則滅、此一定不易之理也、然而自古英雄、多困於此若夫少年子弟、精血未充、恣情色慾、尤易殺身、是皆不知養生保命之道、今有養生保命一書、言簡而意賅、詞明而法備、其喚醒世人之迷惑、直如平旦鐘聲、當頭棒喝、較一切勸善諸書、尤為明顯而易從、吾友和君致中、見而悅之、惜板存江西、不能廣為流傳、於是商之同志、諸君捐資重刊、以公諸世、惟願世之君子、遵信此書、節慾保身、同登上壽、豈不美哉、豈不樂哉、爰誌數語以弁簡端、時在

光緒庚寅端陽前二日京口懷鳳池春元謹序

[illegible] 一

重印養生保命錄序

人自賦氣成形而後最重者莫如生命然未能養生安知保命既知保命即能養生此不易之理也乃近世人心不古風俗澆漓其最足戕賊人之生命者要惟色為巨色猶刃也蹈之則傷色猶鴆也飲之則斃雖男女居室為人倫所不廢苟不知發情止義其中亦有殺身之虞而人顧甘之如飴漫無節制者何哉蓋由道德之心先亡而邪淫之念遂因緣而起當其年少氣盛留戀狎邪嘗以有用之精神消磨於婦人女子之手而不之惜甚至鑽穴踰牆視為韻事宿娼挾妓自詡風流其或對妻孥而誨淫向閨房而謔笑因斯門風敗壞倫紀喪亡中冓新臺貽羞內外然彼猶以為樂而不以為苦焉迨至陷溺已深精枯髓竭志氣因之墮落耳目因之瞶聾形骸因之瘠尫人格因之躬下而一切虛癆癱瘓之病又復乘隙而叢生以致一身無窮

之事業絶大之希望均消歸於何有卒之命殞中年名登鬼籙且或死不得所而害及子孫者要皆未節色慾之過也其真以生命為兒戲哉滬上淫風最甚予寓此有年嘗見青年子弟因色殞身者所在多有恒心焉傷之終愧勸戒之無術昨承友人某君以江西刊布養生保命錄見贈觀其遠色各節深切著明足補衛生家所未及以之棒喝色迷不啻暮晨鐘鼓誠濟世之寶筏也服膺者久之爰本原書重印千部以廣流傳竊願世之覩是編者身體力行破除癥結雖未足盡養生保命之道而於色慾一端誠能節之於始自足獲養生保命之益而有餘然則是書之成其亦修身之一助乎凡我同志慎勿以迂濶之言忽之則幸甚

時民國八年七月一日

石陽吳澤雲南浦氏序於申江旅次

養生保命錄目錄

遠色編

附

養生保命録

遠色編云、色、正色、妻妾謂之色、非妻妾謂之淫、妻妾之奉、雖非邪淫、亦宜能遠。方始有節。節者、如竹木之節。限而不過之意。近則無節。無節則好之。廢事失業。釀疾亡身。禍莫大焉。首重遠色。戒其近也。遠則不好之。不好、則有節。心可漸清。意可漸淡。以禮自防。不敢貪鶩者。清之本也。知色殺人。自覺膽寒者。淡之原也。細繹遠字。可以養生保命矣。

好色必不壽

樂圃朱善曰、閨房之樂、本非邪淫、夫婦之歡、疑無傷礙、然而樂不可極。慾不可縱。縱慾成患。樂極生悲。古人已言之矣。人之精力有限。淫慾無窮。以有限之精力。供無窮之色慾。無怪乎年方少而遽夭。人未老而先衰也。況人之一身。上承父母。下撫妻子。大之有功名富貴之

期小之有產業家私之授關係非淺乃皆付之不問而貪一時之晏樂不顧日後之憂危何喪心病狂至於此極也

色是少年第一關此關打不過任他高才絕學都不得力蓋萬事以身為本血肉之軀所以能長有者曰精曰氣曰血血為陰氣為陽陰陽之所凝結為精精含乎骨髓上通髓海下貫尾閭人身之至寶也故天一之水不竭則耳目聰明肢體强健如水之潤物而百物皆毓又如油之養燈油不竭則燈不滅故先儒以心腎相交為既濟蓋心君火也火性炎上常乘血氣之未定熾為淫思君火一動則肝木之相火皆動腎水遭鑠洩於外而竭於内矣男子十六而精通古者必三十而後娶蓋以堅其筋骨保其元氣近世子弟婚期過早筋骨未堅元神耗散甚至非法之淫損傷尤劇是未娶而先撥其根本既婚而益伐其萌孽不數年而精血消亡奄奄不振雖具人形旋登鬼籙

此固子弟之不才亦由父兄之失教今為立三大則一曰勤職業以勞其心二曰别男女以杜其漸三曰慎交遊以絶其誘誠如此、則内外交修德業日進而父兄之道盡矣

好色則精神衰弱必不能辦事

周思敏曰、人生天地間、聖賢豪傑、在乎自為然須有十分精神方做得十分事業苟不先於年富力强之時除去慾心節省慾事以保守精神築好根基則雖有絶大志願想做絶大事業往往形空質朽神昏力倦必至半途而廢一無所成矣

浮薄少年、好掩其惡、外强中乾、至精盡力虧、而始悔、然追悔已無及矣、可歎、

目下縱慾宣淫、莫甚於官場之浮薄子弟、聚談則無非閨閫、結伴則渭迹狎邪以縱慾喪身為趣事、視敗倫傷化若尋常、相煽成風、罔知

顧忌不知心無二用色慾情深必致抛荒正事蓋心力既分則精神必短氣血必弱事業必不成求名者因好色慾而名必敗求利者因好色慾而利必喪居家者因好色慾而家業必荒為官者因好色慾而官業必墮考之往古驗之當今有歷歷不爽者且淫心即衆惡之因也惡因日積罪孽日深顯則傾家蕩產一家之衣食無依陰則削祿減年一生之榮華盡喪甚至精竭髓枯神昏血盡百病叢起一事無成皆因好色一念害之也可不畏哉可不懼哉

色念尤足傷身

慾火焚燒精神易竭遂至窒其聰明短其思慮有用之人不數年而廢為無用皆色念慾火傷身之病也蓋不必常近女色只此獨居時展轉一念遂足喪其生而有餘故孫真人（名思邈唐時醫後登仙籍）曰莫教引動虛陽發精竭容枯百病侵此真萬金良藥之言也

凡溺愛冶容而作色荒。謂之外感之慾。夜深枕上思得冶容。或成宵寐之變。謂之內生之慾。二者糾纏染著。皆耗元精。增疾病。傷性命。必成不治之症。急須提緊。先將心內色念。斷除淨盡。再將身體保養。不令走洩。則腎水不至下涸。相火不至上炎。水火既交。自漸愈耳。故曰、慾海無邊。回頭是岸。全在自心把握也。

總之淫孽最大。不止邪緣。則妻妾色慾。稍過。或獨居未起時。忽心想色慾。亦謂之淫。皆足致疾害身。不可不戒。董江都曰。天地不致盛滿。不交陰陽。是以君子甚愛精氣。而謹遊於房。道書有曰。人生慾念不興。則精氣舒布。五臟榮衛。百脉。及慾念一起。慾火熾燃。翕撮五臟精髓。流溢從命門宣洩。而出。即尚未洩出。而慾心既動。如以烈火燒鍋。鍋內之水。立見消竭。未幾則水乾。而鍋炸矣。此色念尤足傷身之實據也。吾願世人自病自療。惟在正其源而治其本可也。

問正源治本如之何、答曰、人能於慾心方起時、趕緊用正念以照之、謂我何至忽動慾心、以致耗吾精、傷吾身也、一有正念、而色念即消。此為上等治法、其次則趕緊背誦經文、以正其心、另慮別事、以分其心、亦可除卻色念、始雖勉強、久則自然、若慾心不能除、以致慾火亦動、陽舉不衰、此如賊已入家、尤須速為堵禦、急急驅賊出門、方能安靜、趕緊披衣端坐、儼然如對神明、若有鬼神在旁臨鑒、令自心有所畏懼、自能遏滅矣、此係至要之事、生死關頭、不可忽視。

好色必多疾病

夫婦、正也、然貴有節、不節必病、少年尤須謹慎、大抵疾病皆因年少時不能節慾而起、年輕興高力旺、自謂不甚要緊、色慾過度、遂至氣血虧、精神弱、神昏力倦、易於感受風寒、漸釀大病、甚至夭亡、是向來以為不要緊而取樂者、即因以伏病根、種禍胎、而自取困苦也、前輩

每遇子孫知識開時必諄諄以此戒之

好色則子孫必不蕃昌

好色之人子孫必多夭折後嗣必不蕃昌何則我之子孫我之精神所種也今以有限精神供無窮色慾譬諸以斧伐木脂液既竭實必消脫故好色者所生子女每多單弱子每像父雖單弱而亦好淫再傳而後薄之又薄弱之又弱以致覆宗絕祀者不可勝數嘗見富貴之家祖父並無失德子孫每至夭亡即有存者亦多體氣單薄性質愚鈍不能務正遂至敗家皆由於其祖父好色縱慾有以自取也嗚呼人即昏迷不知自愛未有不念及子孫謀及血食者苟一計及則追悔不暇舉凡可娛之事皆為可哭之端有何快樂而尚思逞慾耶是在有志於久遠者以清淨為基恬淡為本堅忍為守持之以不動養之以湛如不看淫書不萌色念不交狎友不説邪談始由勉强久

則。自然色慾之心。既能擺脫淨盡。方能聚精會神。圖為有益。不但五、福之休。畢集我躬。（洪範、九五福、一曰壽。人有壽而後能享諸福。故以為首也。二曰富。有精神、方有事業也。三曰康寧。無疾病患也。四曰攸好德、能樂養生保命之道也。五曰考終命。不致夭折。順受其正也。）六極之慘。可以永免。（洪範、六極、一曰凶短折。凶者、不得其死也。短折者、夭亡也。禍莫大於短壽。故先言此也。二曰疾。身不安也。三曰憂。心不甯也。四曰貧、無精神則事業不成。財用不足也。五曰惡。剛愎狠厲。不聽善言也。六曰弱。氣體軟怯。精力衰弱。不能辦事也。）且生子既強壯。教子、有義方。可以成家。可以立業。可以承先。可以啟後。從此瓜瓞綿長。椒、實衍慶矣。豈不美哉。

夏冬尤須固精

人與天地相參。所謂人身小天地。天地以五行化生萬物。人受五行之秀氣以生。故五臟之氣。即天地五行之氣。順天者存。逆天者亡。一定之理也。天地之木氣。由閉藏而漸透達。是為春。由透達而漸發洩無餘、是為夏。火、陽之極也。陽極則陰生。夏令已含陰氣。三伏者、陰含於陽也人身交夏五臟之氣盡發洩於外內裏空虛僅有微陰為秋金收斂根本一經走洩必傷其陰人於此時宜順天時固精以養肺腎之陰天地之金氣由發洩而漸收斂是為秋由收斂而漸閉藏至密是為冬水陰之極也陰極則陽生冬令已胎陽氣九九者陽胎於陰也人身交冬五臟之氣盡閉藏於內外表空虛僅有微陽為春木透達生機一經走洩必傷其陽人於此時宜順天時固精以養肝心之陽

古人自立夏至立秋獨宿固精保養金水(肺腎)二臟以却秋冬疾病若不能然則夏時常致中暑發痧秋涼即成傷寒瘧痢古人自立冬至立春獨宿固精保養木火(肝心)二臟以却春夏疾病內經云冬不藏精春必病溫(即瘟疫也)蓋冬令真陽潛伏當保其真以為來春發生之本若冬令不能藏精則春氣發動必生百病冬則傷風咳嗽春則溫熱斑

瘮。

上哲之士。於夏令三個月。冬令三個月。斷慾嗜。固精髓。是以五臟平和。百病不生。身體康強。得臻上壽。其次則於建子、十一月建午、五月兩月內、勉力謹持。耐心靜守。亦可却病延年。再其次則於冬至夏至前七日、後七日、計共十五天。內獨宿固精。以求倖免疾病。蓋五月十一月。乃陰陽相爭之節。一有走洩損傷最重。古云。此兩月內有因犯色慾而夫婦三年內雙亡者。蓋陰陽相爭。五臟之氣斷而未續。適與觸犯其期約畧三年而死。如撻人正值致命。不必當場即斃。其有不死者幸未觸犯五臟斷續之期耳。可知人身氣血。原與天地節氣相應。倘冬夏之間。非時走洩。則氣血不能合度。其傷精損氣。實百倍於春秋之日。不可不於冬夏固精之理。篤信而謹守之也。

尤須謹避時日

一歲之中，有斷宜齋戒之日，益神明降鑒之期，而淫污冒瀆，有陰被譴責而不覺者。故世有循謹之人，而陽受疾病夭折之傷，陰遭削祿減年之禍，往往皆由於此。與其追悔而莫挽，何如遵戒以自持。更可慨者，閨幃不知避忌時日，以致所生之子，非愚即夭，非邪僻下流，即凶很惡逆。及至生子不育，或子大不才，每歸咎於命運使然，而不知受胎之時，有所干犯，實以自致之也。敬錄戒期，以免凶災而育貴嗣。

正月：初一（玉帝較正人間善惡禍福，犯者削祿奪算。又天臘）　初三（萬神都會）　初七（上會）　初九　十四　十五　十六（三元下降，犯者得禍。又十五上元節，諸神校會，犯者奪紀）　廿三　廿八（人神在陰，宜於廿七日先戒。廿七、廿八犯者得病，每月同）　三十、（如月小，以廿九為晦，犯者損壽）

二月：初一（月朔，每月同）　初三（斗母諸斗神降，每月同）　十五（月望，每月同）　十九（觀音誕）　廿七　廿八（同上）　三十、（同上）

三月：初一　初三（元天上帝誕）　初九（牛鬼神出，犯者產惡胎）　十五（玉帝誕）　廿七　廿八

三十

四月、初一 初三 初四犯者失瘖 初八犯者血死 十四呂祖誕 十五 廿七

廿八 三十、

五月、初一 初三 初五地臘 十三關聖誕 初五初六初七十五十六

十七廿五廿六廿七此名九毒日犯之者夭亡奇禍不測若十五夜犯者男女三年內必亡十六為天地萬物

造化之神犯者同上 廿八三十、

六月、初一 初三 初九準提誕 十五 十九觀音成道 廿三火神誕 廿七

廿八 三十、

七月、初一 初三 初七道德臘 初九大忌 十五中元節 廿七廿八 三

十地藏誕

八月、初一 初三竈君誕 初五雷尊誕 十五太陰朝元 廿七廿八 三十、

九月、初一 初三 初九斗母誕 十五 廿七廿八 三十、

十月、初一民歲臘 初三 初五下會 初十犯者得病 十五下元節 廿七 廿八 三十、

十一月、初一 初三 十一太乙誕 十五 十九太陽天尊誕 廿五掠剎大夫 廿七 廿八降犯者大凶 三十、

十二月、初一 初三 初七犯者得惡疾 初八王侯臘，又諸神降壇 十五 二十 廿三 廿四犯者促壽 廿五司命奏事 廿七玉帝三清同降 廿八 三十、除夕犯者必死

以上日期，每月中之一定者，更有四立前後共三日、二分前後共五日、冬至夏至前後共十五日、社日、下弦上弦日、三伏日、甲子日、庚申日、丙丁日、父母誕日忌日、夫妻本命日，宜查明清楚，於曆本上逐日註明，或暗用圈記，以備查點。是日即宜清心斷除色念，此乃要緊之事，不可忽視也。

房事禁忌日期，儒者未經道及，因是笑為迂拘，不知禮記所云：齋

齋七日，致齋三日。齋之日，不飲酒，不茹葷，不御內，即此謂也。少年性淺，往往不能自檢，今既不知古人齋戒之期，幸有此編，以為模範，即宜於曆本上開註，深信確遵，依日謹守，不畏人譏笑，不聽人搖惑，庶令此心常時敬畏，不敢絲毫放縱，則自有所管束，亦養生保命之一大端也。

又凡大寒、大熱、大風、大雨、大雪、大霧、日蝕、月蝕、地動、雷震，皆天忌也。日月之下，井竈之側，廟宇之內，墓柩之旁，皆地忌也。大醉、大飽、甚怒、甚憂、悲哀、愁懼、勞行、力乏、疾病初痊，皆人忌也。犯者損人致病，貽禍不淺。

尤宜謹守限制

孫真人曰：人身非金鐵鑄成之身，乃氣血團結之身。人於色慾不能自節，初無謂礙，偶爾任情，既而日損月傷，精髓虧，氣血敗，而身死矣。

蓋人之氣血行於六經。一日行一經。六日而週六經。太陽、陽明、少陰、太陰、少陰、厥陰。是謂六經。故外感之最輕者。必以七日經盡而汗解。蓋氣血一週也。人當慾事濃時。無不心跳自汗。身熱神迷。蓋因骨節豁開。筋脉離脱。精髓既洩。一經之氣血即傷一經。既傷必待七日。氣血仍週至此經之日。方能復元。易云七日來復。即休養七日之義。世人未及七日。而又走洩。經氣不能復元。一傷再傷。以致外感内虧。百病俱起。人皆歸咎時氣。指為適然之病。不知非一朝一夕之故。其所由來者漸矣。由於未能謹守七日來復之義也。今立限制。以為節慾保身之本。二十歲時。以七日一次為準。三十歲時。以十四日一次為準。四十歲時。則宜二十八日一次。五十歲時。則四十五日一次。至六十歲時。則天癸已絶。不能發生。男子二八而天癸至。十六歲也。八八而癸水絶。六十四歲也。女子二七而天癸至。十四歲也。七七而天癸絶。四十九歲也。天癸者。天一之水。謂精髓血脉流通。宣洩可以發生也。天癸絶。則不能發生矣。急宜斷嗜慾。絶房事。固精髓以清淨閉藏為本萬不可走洩矣以上限制日期專指春秋兩季而言若冬夏兩季一則火令極熱發洩無餘一則水令極寒閉藏極密即少年時亦以斷慾為主否則二十歲時或可十四日一次三十歲時或可二十八日一次四十歲時或可四十五日一次至五十歲時血氣大衰夏令或可六十日一次冬令則宜謹守不洩蓋天地與人之氣冬令閉藏至密專為來春發生之本尤重於夏令十倍也依此者可却病延年違此者必多病促壽

問人於多慾時走洩反不覺勞倦節慾時偶有走洩反覺困乏者何也答曰天下凡有餘者方能自知不足節慾而知困乏尚係有餘之時今以治產業者喻之譬一保家之子田產金銀時時查檢衣服箱櫃刻刻防閑深虞消乏不敢放縱或意外妄貪別致破財便覺心內不安歉然終日此節慾而知困乏之故尚係有餘也譬一敗家之子

朝鬻一田以資酒食暮質一屋以供狎遊甚至賣及小衣亦所不惜但求取携之便不顧家業之消並不自知其窘也一旦百物皆空而一蹶不可復振此縱慾亡身者當時反未覺勞倦之故及精盡髓枯而醫藥不能救命矣世人願為保家之子願為敗家之子可以憬然悟矣

又曰人於銀錢皆知吝惜不肯妄用獨於色慾則不知吝惜豈愛自身骨髓反不如身外之銀錢乎不知銀錢本於事業能辦事業方有銀錢而事業本於精神能有精神方成事業色慾者骨髓之漏卮也骨髓者精神之根源也保養骨髓方有精神精神强則事業成而財用足先須吝惜自身骨髓以節慾為本

父母必管教子弟節慾

父母愛子甚切自幼無不管教惟至色慾傷身大事則多不甚明切

訓誨推原其故蓋因未婚時以為子弟知識未開不可明言及既娶後又以子弟已壯兼礙媳面不便盡言不知子弟年輕閱歷未深凡古今好色必死之事未經目覩親見不甚相信又不能細讀遠色戒淫之書兼聽匪友荒唐之語動誇房事視若尋常遂至傷身斃命因以絕後者不可勝數良可嘆息而墮淚也為父母者須於子弟十四五歲時先於暗中察其動靜省其嗜好如知識已開則於易換衣褲時密為周視察有遺精斑漬急須援引古訓與之明言詳告以好色必死之理明證以好色必死之人令子弟自知畏懼即能保養精神及既娶後尤須不憚煩碎婉為開導父勉其子婆勉其媳急須將遠色戒淫各書為媳講解令媳私下規勸其夫萬不可懶於一時礙於面上而遺終身之痛也

妻必勸夫節慾

良人者、所仰望而終身為婦者、無不知之。夫多疾病。妻必受苦。夫或夭亡。其苦尤甚。男子疾病、無一不由於多慾。所謂傷生之事不一。而好色必死。今日恣情之樂。即日後致死之苦也。凡夫婦間。每因恩愛而不忍勸。又不明其害而不知勸。或博賢惠之名。任夫恣縱色慾。而不肯勸。或係剛愎成性。不聽人言。因而不能勸。又復不敢勸。及至氣血虧損。致病致死。已身獨守空閨。舉目一無依靠。悔既晚矣。為婦者、須以好色必死之害。時時勸誡其夫。篤守冬夏固精。以順天時。（見冬夏尤須固精節內）恪遵七日來復。以安經臟。（見謹守限制節）謹避時日。以守齋戒。不犯三忌。以合天人。（均見尤須謹避時日節內）即使夫怒難遏。夫興正濃。總須婉色和言。詳為規勸。持之以不動。惕之以危言。期於見聽而止。夫既見聽。清心節慾。自身即有依靠。齊眉偕老。豈不美哉。且婦人懷孕三月。即宜斷絕房事。生育自能容易。生子亦少殤痘。若將足月而猶犯房事者

必有產難致喪性命非專為男子保身實婦人以此自救也

惨氣而悔其教誨之不早乎

此一則為有子有女之父母所必讀

好色必死

名言有骨肉愛情者不可不一讀不可不常讀且讀之不可默默當常常說與親愛人聞之庶可養生保命也醫家之至理病家之良

傷生之事不一好色者必死此非游移莫決之辭乃的確不易之理凡外感之症從不斃命其斃命而死者無不由於內傷墻屋之傾也不傾於風雨而傾於基潰國家之亡也不亡於外患而亡於內亂人身之死也不死於感冒而死於臟傷蓋人全恃氣血縱慾耗精即傷氣血傷氣甚者多死於秋冬之感蓋秋冬以斂藏為令氣傷而無可斂藏所以死也傷血甚者多死於春夏之感蓋春夏以透發為令血傷而無可透發所以死也人但知失血癆瘵為因色亡身之明症而不知外感之死全由色慾內傷殊可歎也即如二三十歲時正在強壯果能色慾撙節自可百病消除今人每多腰腿酸疼脊肩僵痛背

良藥歷指外感，其實則內傷也，令人惕然，苦口婆心

心發熱咳嗽不止時而頭暈頭痛時而眼花眼痛秋冬則惡寒怕風手足發冷春夏則喉疼目紅腹痛閉痧正當年壯之時乃見種種不足之証推原其故無不因未能節慾而來其為病也由漸而深由微而著初雖所患尚小久則釀成大病不可不畏死而謹守於先也

盧真人曰世人動輒言命甚至縱慾至死亦指為命此大謬事所謂命者舉凡人力難為如機緣湊合等事是有鬼神鑒臨主之天定勝人是也凡自力可以作主者如定心志節嗜慾固精髓調氣血全在自身謹慎持之則不得謂之命人定勝天是也如專以天命而言不復謹修人事則以刀刎頸亦可不殺乎鬼卒尚未來勾自己先投到深可歎也

又曰多慾傷生斷非藥餌能補好色者恃藥以恣慾此亡身之本也草根樹皮之品萬難益髓填精其能滋補者不過偏陰偏陽藉以流

通氣血及氣血既虧雖藥石亦無從補救古云服藥百顆不如一宵獨卧慎無恃藥可補身而不謹慎於色慾也

少年中年俱以節慾爲本

少年力能節慾如富家先能勤儉不但田產租息日見贏餘兼可別置產業少年保養不但體氣充盈可免疾病兼且心思靈活氣足神完可以做出絕大事業亦如富家先儉更可積財也中年已不如少年然力能節慾尚亦未晚如富家已遭破耗非復舊規趕緊量入爲出去奢崇儉謹守餘貲雖比大富不如究勝貧者十倍中年及早回頭正在有爲之日可節則速節之可絕則速絕之雖不取效於一時自能見功於日後及至體氣已衰疾病時作則如既窮之後衣食漸虧急宜儉之又儉以斂財勤之又勤以生財方可度日方可救命凡於少年中年時自覺神氣疲乏精力不足即係體氣已衰之實據速

宜清心保養自延性命二十歲以外者能絶慾六個月不令走洩自然一切復元絶慾一年則更為强固中年能絶慾一年半不動慾心不洩精髓亦可精神復振事業必成絶慾能至三年則尤為健足此乃的確不易之理靈效異常慎毋游移以致自誤且人鬼分途生死岔路俱在此間不可不篤信謹守也若體衰而尚不能節慾則如貧窮無以謀生而又暴殄天物必至一敗塗地不可復救矣可不懼哉

得意時不可不節慾

得意之時事事稱心既無憂患每貪安逸因此恣情色慾不能自節者多矣不知今日之得意皆由從前艱難困苦深謀遠慮而得之得意而忘失意已非載福之相若不能節慾則精神一散事業即空將又要不得意矣故得意時不可不節慾

失意時不可不節慾

失意時憂悶無聊以色慾自娛者甚多不知所以失意者皆因精神疎忽不及防心思笨拙不及慮才至機緣阻事業敗而成失意推其所以疎忽笨拙之原無不由多慾而起今既失意肝木已鬱鬱極生火易動慾心速宜竭力防檢強持硬守庶可清心寡慾保養日久則氣血強精神足心思靈而機緣可以復得事業可以復興將又可得意矣否則始而藉以自娛繼即因以自殺不但事業無成而多病身亡終成失意矣故失意時不可不節慾

仕宦者不可不節慾

古人云心堅石穿精神一到何事不成又云萬物可愛惟精神人生事業無一不賴精神以成之而仕宦一途尤以精神為貴有精神方有心思精神足心思靈則事業成精神弱心思鈍則事業敗一定之理也嗜好之端如賭如酒如玩好如遊戲無一不耗神而敗事而惟

好色不節者為尤甚善相以面色光華為交運面色光華之現於外者乃精血充足之積中而發也即如未經得意之人舉止端重心思透澈言語和正神色煥采未幾即將得意矣既經得意之人舉止草率心思呆滯言語麤很神色晦暗未幾即將失意矣以此推之歷歷不爽益心無二用二則無成一心在好色一心在辦事是二用矣以我力之半當彼力之全已萬不能敵況再有甚者則更不若也仕宦最為險途精神一不周到即釀禍端人以全副精神辦事我以耗散精神當之則應前者不能前應避者不能避應慮者不能慮應防者不能防因而窺伺者有之排擠者有之陰陷密害者有之凡中途覆轍僨事者無不嗜慾害之也故欲仕宦者不可不節慾

治生者不可不節慾

治生之道以勤為本民生在勤勤則不匱筋力強體氣壯能起早睡

晚能忍飢受凍方能勤於治生而其原則總在少年早節慾中年早斷慾耳如或不然其因色敗家者固無足論即知勤謹之人未能節慾保身亦足害事不淺蓋多慾則傷生多病則廢事人能往我不能往人能為我不能為事事後人即事事折本故治生者不可不節慾

坤道尤不可不節慾

婦道無慾可節只在清心為最要事幽閑貞靜女德也心之不清不但誤夫兼致疾病鄉間力作之女四體疲乏終日勤勞上枕即眠無暇他想心不亂動病亦不多衣食稍足之婦常與疾病相連動稱肝鬱不知所鬱何事特醫者未便明言耳且清心則氣機調暢血脉流通女子二七而天癸至七七而天癸絕既不及四十九歲天癸早斷者清心之驗也經期既斷腑臟充盈雖有疾病亦無防礙否則自貽伊戚非但誤其夫也細玩色念尤足傷身各條可以知之

節慾須先清心

不但婦女以清心為上男子亦何莫不然大凡人之慾事必先有慾心而後慾事隨之先清其心清其本也清心之法勤四體則心有鎮伏勤職業則心有專一勤讀書則心有歸宿上床未能即睡則將晝之所為夜更思之某事合宜某事不合宜某事如何而成某事如何而敗推本窮源細心理會再則吟咏詩歌以恬養其心默數鼻息以調和其心自然沉沉睡去夜間偶醒則深思報應感召之理如有鬼神在旁鑒察以攝其心則自有管束早間一醒即速披衣而起不許片刻停留些須依戀此最足誤人不可不防日間心或偶動則速辦別事速思別事心之為用也最靈一兩次管束之後自能漸入規矩不致走閃始雖勉強久則純熟淫書萬不可看淫語萬不可聽淫事萬不可想即遇匪友強聒狎言既說過後不可再為深想留於心目

總以斬釘截鐵為要此皆清心之大端也心不清則少年時難以節慾中年時難以斷慾此乃人生第一緊要極大關頭不可不勉强而力行之也

節慾尤須淡意

淡意之訣惟在遠色二字色能遠則意能淡矣男女居室人之大倫人不能無色特不可近而好之耳近則好之好則必濃濃則必傷身斃命故清心寡慾者以淡為本深信好色必死一言而細推其理細繹其故考古證今潛心體察自知畏懼即可約束則自然遠而避之耳凡人之好色為可樂也不知可樂者在一時可哭者在一世深明可樂之事即可哭之事自然色心漸漸淡去毒藥置於美饌知者萬不敢嘗何也深知其必死而此心淡也總之人生世上專以事業為重濃於色慾必致懶於事業勤於事業即可淡於色慾得失成敗樞

機不可不察也。淡之之功，其初甚難，須於難處力加持守，始終不移，方可一生得力受用。今立箴言三則以自制：一曰看得破，二曰忍得住，三曰拿得定。看得破者，確信好色必死之理也；忍得住者，臨時力加持守之功也；拿得定者，凜遵始終不移之節也。能此者，方是真正英雄，可以辦大事業。

節慾斷慾以早為貴

篤守冬夏固精之理（見冬夏尤須固精條內），恪遵七日來復之義（見尤須謹守限制條內），謹避齋戒（見尤須謹避時日條內），不犯三忌（同上），乃節慾之實也。色心不萌（見色念尤足傷身條內），清淡自守（見先須清心尤須淡意兩條內），毫無慾事，乃斷慾之實也。少年急宜早節慾，中年急宜早斷慾。年少如已損傷，急宜斷慾一年或二年，以補其陷。中年體已覺衰，急宜斷慾三年，以充其體，從此永無色事，自可得臻上壽。蒲傳正知杭州，鄉老李覺來謁，年已百歲，色澤光潤有同嬰兒。蒲公問攝養之術，李覺曰：某術至簡易，但絶慾早耳。張翠九十餘，耳聰目明，尚能作畫。人問之，答曰：平生無他能，惟慾心淡，慾事節耳。包宏齋年八十八歲，拜登樞密，精神老健。首相某意其必有攝養之術，問之。包宏齋曰：予有一服丸子藥，乃不傳秘方。首相某欣然叩之。答曰：幸喫了五十年獨睡丸。益三十八歲而即斷慾也。

附　好色辨惑

禮云：飲食男女，人之大欲存焉。此葢就分內之色，好有同情而論。至於分外之色，不但不當好，究竟何必好？在好之者或謂見分外之色美，而不覺愛生。曾亦思面目有好醜之別，陰陽二物無美惡之分乎？古來美男如宋朝、潘岳，美女如西子、王嬙，至今只傳其面目可人，未聞其陰陽著美。可見陰陽二物，今古一般，固不因面目佳而佳，亦不因面目陋而陋矣。縱有素好邪色之徒，强謂陰陽二物隨面目以分美惡試問面目之佳顯在清秀而陰陽之佳果在何端即於無可佳處而誤認為佳亦未見定屬面目佳者況陰陽為至汚穢物自有道者目之即分內之色猶覺興味蕭然雖女嫁男婚從古視為大禮實不過為傳代起見而非藉以縱一時之樂也願世之好外色者當慾念起時舉此一段淡話思之斯心自恍然悟且淡然忘不以余言迂而近俗而置若罔聞也則幸甚

既然面目雖佳而陰陽二物無異好邪色者遇如花如玉之貌須以愛花愛玉之心處之目過而情不留不必因見其外貌可愛遂惑其陰陽而起淫心也

戒淫歌詳註

萬惡淫為首死路不可走

萬惡淫為首百善孝居先此千古不移之論也是故天道惟福善

而禍淫、蓋善為福路、福路即生路也、向生路走、不求福而福自來、所謂作善降之百祥也、淫為禍路、禍路即死路也、向死路走、不求禍而禍必至、所謂作不善降之百殃也、這個生死路頭第一要認得真的、不可走錯、守身之士、尚其嚴辨而決擇之、

天配男女緣。淫孽可造否。

男女陰陽、各有配偶、這個緣是天配的、以天配的緣。而以人欲亂之。天譴豈能逃乎、高忠憲公家訓云、自妻妾而外、皆為非己之色、淫人妻女、妻女人淫、夭壽折福、殃留子孫、皆有明驗顯報、少年當竭力保守、視此身如白玉。一失腳即粉碎。視此事如鴆毒。一入口即立死。須臾堅忍。終身受用。一念之差。萬劫莫贖。可畏哉。可畏哉。他女貌雖華。良心豈可負。

凡人見色起心。種種惡心都生。惡心生而良心死矣。惟於邪念動

制心之良法亦存心之正道

發不可遏抑之時思一死字或思己身所經患難疾苦事則必淡然止否則思此女死後腐肉朽骨臭不可近眼前色相無非幻境則必憬然悟否則思吾愛此女而毀其名節即穢同糞土全其名節斯珍如珠玉便當矜之恤之成全之愈愛而愈不忍汚如是則必肅然敬否則思吾圖片刻之歡娛而折功名削富貴奪紀算遺殺害斬嗣續敗聲名皆由於此如是則必猛然省即不然則思羞惡之心人皆有之女子失節只因一時之迷迨見惡於父母兄弟見棄於舅姑丈夫見笑於隣里親族每致悔不可追含冤殞命更或苟合墮胎母子俱斃冥冥中冤魂豈肯相捨如是則必瞿然驚又不然則思女子背夫外交夫且忍負很毒甚矣更何論乎外人便當作豺狼看作蛇蠍看作勾魂鬼使看作前生寃孽看如是則必惕然戒

此一則、曲折明顯。真是苦口婆心。使色慾薰心人。冷水澆背。好似毒熱中一場大雨。涼爽之至。

譬如己女妻。肯為他人有。

視人之女。要想如己女之惡人犯。視人之妻。要想如己妻之怕人汚。人當動念之始。深自警惕曰。我淫人之妻女。設我之妻亦被人淫。奈何。對面一想。則此心自然遏滅。此降火最速之藥。且犯人之女。己女未有不為人犯者。汚人之妻。己妻未有不為人汚者。不必證之於古。歷觀近時報應。天道真不差累黍。看已受報應的淫人。箇箇如是。便知未受報應的淫人。也是箇箇如是。前人歌云。勸君莫借風流債。借得快。來還得快。家中自有代還人。你要賴時他不賴。旨哉斯言。喚醒夢夢不少。

姦淫揚醜名。一口傳衆口。公婆丈夫子。心痛如刀剖。

纖德必彰、醜聲易播、蓋敗一人之節、遂使其家上而父母舅姑、中而丈夫兄弟、下而子姪媳女、一門中莫不恥懸眉頰、痛澈心脾。故古云、淫人一身。無異殺人三世。而吾謂尤有甚焉者。殺人者、只殺其身。加以殺戮之禍。尚屬可當。淫人者、直刺其心。加以淫汚之名。更屬難受。試看自古貞烈婦女。有猝遇强暴所逼者。寧殺身以全節。必不肯毀節以全生。則知淫人之流毒、實較之殺人更甚。而淫人之造孽、亦較之殺人更重。

陽律已難逃。陰譴還須受。

居家格言曰、語云、姦近殺。然言近、尚是緩辭、予以為、姦則未有不殺者。其夫知覺、忿怒操刀、則殺。同姦嫉妬、利刃相加、則殺。因姦致罪、則王法殺之。幸而漏網、則冤鬼殺之。數者、即免、色癆沉痼災患臨身、則司命又殺之。男子以有為之身、置之必殺之地、豈不愚哉名節。一生寶。何忍同破缶。每見犯此者。禍殃偏獨厚。

婦女一生大事。只重節字。亂了他。使他失節。瓦破豈能重完。歷觀鄉會題名全錄。與夫子孫昌大之家。稽其先世。凡屬節孝者居大半。可見天之報節孝者。吉慶加厚。則天之報破節者。宜其禍殃獨厚矣。餘姚葉母徐氏。青年守節。撫孫成立。孫重午。於道光甲午場前夢赴考點名。在八十一名。卷面寫　欽旌節孝徐太夫人八字。揭曉後中式。其名次果如夢中點名之數。又汪凝夫警枕錄云。場中果報。諸勸善書言之甚詳。大抵罪孽非一。而淫尤甚。道光甲午科。余在楚南襄校。於中秋前一日。喧傳簾外一士子。以火油傷卷被貼。其卷面詩云。千里來觀上國光。卷中旋被火油傷。半生只為淫三婦。七試誰憐貼五場。信是紅顏為鬼蜮。悔從黑夜結鴛鴦。而今謹告青雲士。休認殘花艷且香。天地間無時無地。不有鬼神鑒察、況棘闈中十目視、十手指、更有甚於暗室屋漏者、有文無行、淪落如此、播惡如此、可畏哉。約舉二事、一勸一懲、以為同志者警。

苦口說與君斷根絕情誘

一星之火、可以燎原、罅漏之水、可以決堤、吾謂淫念亦然、立地起念、即要立地一刀斬斷、著不得一些游移、容不得一毫繾綣、否則魔愈深、勢愈熾、不至殺身亡家不止。而其得力、則在平日賢父兄訓導有方。使其理明心正。更時加隄防、禁看小說、不近匪朋。居常內外界限謹嚴。男親女戚、不准無故往來。一切女婢僕婦乳媪、不論老少美惡、概不許近。以塞其邪淫之竇。並將先正格言、及古今明驗顯報、抄錄成帙。日置案頭、令其觸目警心、有所畏憚、以遏邪淫之萌。若論婚期、古禮男子三十而娶、女子二十而嫁。近今風氣浮薄。不必拘古禮。大約不可過早、亦不可過遲。總宜婚配及時。以杜其邪淫之漸。至於初婚時。少年血氣未定。不知撙節。每從數月、內。種下、一生、病、根。或成癆瘵。甚則夭亡。即覺而知悔。而元氣已傷。疾病時作。終身為無用之人。深堪悲憫。為父兄者、尤須申明利害、諄諄告誡。以閑其正色之情、惟是女之嫁期、宜更早於男、儘有名門閨秀、及笄不嫁、或成幽憂之疾、而夭殂者矣。或為狂童所誘。而父母見逼。使自盡。及夫家見棄終身者矣。一到此時、悔將何及。

淫言是病狂。淫書是毒酒。

淫言淫書、固宜深戒、然不獨淫言淫書當戒已也、近見樂善君子、著勸戒色諸條、其中裝飾麗詞、描繪盡致、忘其為言之津津者、予以為意則美矣、而法則未良也、即如小說淫書、及戲館淫戲、或理含警世、或意取譏時、何嘗不明列果報、若略其跡、而但取其意、直可作因果善證看、豈知上智難概、中下居多、觀覽之餘、未免意馬心猿、動心失性、而所列果報、竟置之而不在意中、今有以毒藥啖人者、而謂之曰、汝莫懼我、末後自有解毒藥、未及解而五臟已先壞矣、善書中、以刻淫書作淫戲者、為殺人不見血。不洵然乎。世之作過淫說、而裝飾描繪者、無非即景指點、實具一片救世婆心、但其意則規於正、而其跡實近於褻、嗣後凡勸戒色諸條、務取意警而詞質者為上。艷詞麗句、所勿取也、尚其切戒、尤勸善信人。廣為世人牖。

姚庭若曰、今人一身不淫、只了得一身事業、何如一勸十、十勸百、百勸萬千、並流布後世無窮、同證善果乎、猶如布種然、一升落地、報以石計、種無窮、生亦無窮、但須勤布、莫使田荒、又如傳燈然、一炬然、千炬皆然、燈無量、光亦無量、但自我傳。莫自我滅。人特未肯實心苦勸耳、倘謂勸人而人不應。是猶布種而種不生。傳燈而燈

常置此書一卷於案頭可作益友良師看待也

此苦口婆心人所以重刻是編而廣送之旨也

不明也有是理哉。

勸觀善書說

人心皆善根也、但終日間見見聞聞、安得皆善事、一有繫念、無見而有見、無聞而有聞、是牽牛以蹊其心矣、故人有餘閒、與其游蕩、莫若靜看善書、使耳目身心、有所管攝、且知其如何為白業、如何為黑業、始而懼生、繼而覺生、譬如慧雨沾灑、頓令心地清涼、況人當淫心煽惑、雖嚴父不能防閑、賢妻不能勸止、而惟善書足以點醒之、果能常看善書、受益不可限量、至於淫艷詩詞、邪僻小說、焚之必盡、勿使入目、尤為要緊也。

戒挾妓貽害說

顏光衷曰、少年慾竇、何所不至、譬如口腹嗜味、愈縱愈狂、力自簡制、則益淡將去矣、人謂挾妓無害、此言大誤、要知娼妓賤質、勾引之意、無非欲得錢財陷人鈎餌一中其計極聰明人亦被迷惑遂至亂其心志廢其正業破家蕩產流入匪類設遇尸瘵之婦瘡毒之妓小則痼疾大則喪命余所見聞有聾其耳者有半身不仁者有四肢癱軟膝直不可屈伸者有病久骨軟如綿者有病蠟燭瀉瀉去其陽者有痿其陽終身不舉者有種毒於妻終身不育者有毒發在喉聲啞無音者有額上開天窗者有爛去其鼻者有當頦下垂若瘤者有發魚口下體迸裂者有毒發在趾漸漸脱落至腰而五臟皆見者有惹毒於妻生瘡腋下而死者有惹毒於妻所生子女徧體無皮者種種不可勝計即良醫療治獲全性命而毒氣内傷多致不能生育縱有生育而先天毒盛往往發為異瘡惡疸以致夭折因此覆宗絶嗣豈惟不齒於正人見憎於妻子而已哉有識者其鑒之

勤職業説

近朱者赤近墨者黑一定之理

逆拗之人後悔已晚可為寒心

人情逸則思淫。勞則思善。本屬老生常談。但少年子弟。耽酒色、好淫樂、而無度者、非必其本不肖也。多由無業以消日。懶惰放肆。宴安鴆毒。遂走入荒淫一路。故欲戒邪淫。必先勤職業。一心專理正務。習久遂樂此不疲。邪念自然不生。而本事、亦出人頭地。不特可以遠邪僻。并可以致富貴。此真一舉兩得極妙之法。斷不可以為老生常談而忽之也。

謹交游說

友以義合者也。若與蕩佚之友相交。則出入於戲場茶館。往來於柳巷花街。終日嬉游。尋煙寮以談笑。互相徵逐。遇酒肆即流連。矢口絕無禮義之言。浪游悉是輕挑之舉。不知不覺走入邪僻一路去矣。故人欲戒邪行。必須嚴擇端方之士。親近之。然後德業日進。蕩佚之友疏遠之。自然匪僻潛消。自愛者尤不可不知也。

念報應説

天律於淫最嚴，人禍於淫最慘。小則戕生，大則絶嗣，近則削其福壽，遠則災其子孫。陽則受國憲之誅，陰則干神明之譴，鑑無或爽，數有難逃。況乎天道好還，淫人妻女，妻女必被人淫；壞人名節，名節必被人壞，理所必至，豈妄言耶？故欲念萌動之初，必如毒矢着身，惡蛇螫手，急須刮骨斷腕，始免裂肝腐腸。而士人尤宜凜凜。蓋天地間凡類於不德者，皆足以失科名，而莫捷於淫；凡類於德者，皆足以得科名，而莫捷於不淫。人若猝遇邪緣，分明是我造福積德之大機會，功名富貴，一與一奪，即在此頃刻間，淫不淫之所繫，誠大矣哉！夫古今來人才淪落，如秋蝶倦飛，寒螢失照，或飲恨窮年，老死牖下，或發狂致疾，猝殞其身，平日臨風痛哭，仰天椎心，歎文字之無憑，羡他人之通顯，怨尤交集，以為冥命不猶。設得通幽洞冥之慧眼，一燭其故，則其心多有不堪告語之隱方逃罪之不暇而敢以未成名為恨乎故不淫者求科名之捷徑也吾願有志之人思觀榜日於花晨月夕之中念進場時於楚岫巫雲之地過章臺若蹈虎尾渡洛浦若涉春冰澡身浴德種一生富貴之苗由義居仁積數世子孫之福諸先達懿行具在簡編芸窗披覽取而法之不勝翹祝

有子勿置妾說

娶妻為嗣續計也因妻無子而娶妾亦為嗣續計也至娶妾而妻惟望夫得子無妒忌心者此至幸之事不可必得若室有妒婦使生出無限煩惱幸而娶妾生子恃寵者漸萌爭勝之心懷妒者益蓄不平之憾終日勃谿室人交謫已非門庭聚順氣象矣然猶曰為嗣續計娶妾得子亦不幸中之大幸也至於妻已生子猶必娶妾甚至一而再再而三四即使正室不妒獨不思妾亦人女耳或父母為貧而割

余嘗目擊數家皆如此可痛也可慘也

愛或奸人為利而盜賣一入吾門尊卑分定何日舒眉況妖冶盈前衾裯迭侍豈能徧及徒作罪孽耳其寵極而驕者則怨望詋詛之言顯聒於耳精液内竭忿怒外激本以作樂反因受苦其究也必至成病其無寵而畏我者則幽恨憂忿之氣日積於中欲旁私則内外阻絶而不能欲守貞則恩義淺薄而不顧幽囚愁苦不得發抒其究也亦必成病試設身處地細察其心當有清夜不安者矣倘正室隱懷妒忌則存心至遠而設謀更酷妾寵則慮戀妾而棄嫡也妾多則慮愛分而情薄也生子則慮產晰而財瘠也庶多則慮己子勢孤而權不專也必思有以去之去之不能則毒加磨折猛施鞭撻或陰縱私情或誣成外好致之必死必賣而始快如斯罪孽更增十倍更有子年已長正室已歿己年已老而猶必娶妾固免妒婦之患矣然男女之慾彼此同情我既如此彼亦應爾若以少艾而嫁老邁必不能愜

其意設有不肖子姪無禮僮僕朝夕熟視未必不生邪念彼固小家女子本無識見豈能力拒少年而苦守衰老之翁哉且老年斲喪生機愈蹙自速其死百年之後其情事將有不可問者亦有老年無子多娶姬妾以圖嗣續原非得已之事顧積德者必昌後寡慾者必多男此理決然不爽誠能有鑒於前之所言而思患以豫防更積善以求嗣則中年無子者妻必得子正不可輕言娶妾則老年無子者一妾亦必得子更不可妄娶多妾也夫為嗣續計者尚不可輕娶多妾彼有子而輕於娶妾且娶多妾者此正所謂自尋煩惱自討苦喫也何不閱此說而細細思之

重避嫌疑說

禮別嫌疑所以防淫也古人同胞兄妹至八歲即異席而食況其他耶內言尚不出於外外言尚不入於內又況其他耶竊見近世人家

此二句即自治之道蓋用力以遏其私心曰制既遏之後其心持平則曰治

勸之不醒奈何

每有致犯淫穢皆由防閑不密內外不分男女混雜不嫌不疑以至釀成醜事敗壞門風殊可恥也蓋嫌疑二字本所以自制即所以制人家庭之間此為鎖鑰夫淫與水似稍不隄防則流溢矣既已流溢則必盈科而行因此及彼漸至汎濫而無極矣其法莫善於别嫌疑知有嫌疑則規矩肅然人自不得而犯無如各處風俗多可笑事如僮僕出入內房婢女乳母抱孩子出外遊耍做工傭人出入不禁表兄弟與表姊妹長成不避叔嫂姪嬸時刻閒談姊夫妹夫常見大姨小姨諸凡戚族隣里相與往來動引入內且有託為通家好友家中女眷一切相見而近時女子并以徑見男客為大方更以相聚賭錢為正務並肩雜坐不以為恥老者如是少者即從而效之不嫌不疑以至於此大抵男與女相見始則彬彬漸而熟習既熟習必有長談有長談必有笑語有笑語必生機趣有機趣便成勾引此後遂有不

有以男女無別為報德者其癡獸真不可及也

筆筆痛快語語金石惟癡獸不醒則無可如何

可知之事矣蓋人總因自己癡愚以為斷無此事而誰知竟有此事矣以為斷然不妨而誰知竟有所妨矣以為至親至戚斷不忍焉而誰知竟忍矣以為至好至厚斷不為焉而誰知竟為矣以為至卑至賤斷不敢焉而誰知竟敢矣嗚呼皆由不嫌不疑以至此極也所以人家規矩當極嚴門戶當極慎內外要分別早晚要留心忙時病時婚喪設酒時家主出門時生辰令節月夕花朝時皆有弊竇不可不審防閑檢點細察情形邪人遠之後僕逐之使婢大者嫁之三姑六婆絕之子弟時時訓誨之務杜其根而泯其萌至於婦女入廟燒香舟車遊覽觀燈看會踏月賞花尤宜切戒若妻既有子便不可置姬妾若家有嫠婦更宜加謹防範若延師課蒙及管理記室慎勿請浮蕩後生至於家中男婦各管職業勤習女紅音工勿令閒逸而本原所重莫先於自修其身自身既修則齊家之道不外是矣

戒聽婦言

先歷引賢婦言亦有可聽之婦言

有天地然後有陰陽，有陰陽然後有夫婦，夫婦乃人倫之本，風化之源，顧不重哉。自古聖后賢妃、哲婦淑女，或深宮輔治，或相夫成名，或教子有方，或持家有道，史冊昭垂，指不勝屈，婦言亦何可厚非哉。而無如時至今日，世風日降，婦道多虧，推其故，或姆訓未聞，不識三從之義，或魯愚成性，罔知四德之箴，遂至姑嫂妯娌之間，小有不和，亂進讒於枕上，或以脂粉布帛之細，所欲未遂，暗積怨於胸中，以不足之心，鼓如簧之舌。有時微言婉訴，虛浮者佐以實證之詞；有時急切直陳，假託者飾以真誠之語。總之不得於此，必尋於彼，此乃惡婦之常情，奸人之故態也。而為之夫者，茍聞而不察，即信以為真，初縱隱忍相安，終且家庭起釁，甚至等兄弟於秦越，視姊妹如仇讐，晰產分家，錙銖必較，娘情、爺面、肴顧毫無，任他鄉里譏評，亦所不恤，縱有親朋規諫置若罔聞總由偏聽於閨幃遂致乖離夫骨月(同肉)雖逞一時之氣忿難免異日之隱憂迨其後或遇病灾或遭禍患或一貧如洗或孤獨無依將伯徒呼斯人誰應至此而始悔曰當日若非聽婦言得罪於某兄某弟某姊某妹今日亦可為余知心亦堪為余援手噫聽婦言之害一至於此乎嗟乎知之晚矣悔何及也昔朱伯廬先生有言曰聽婦言乖骨月豈是丈夫旨哉斯言也吾故願世之為丈夫者當受室之初必先有以開導之教化之説長比短或云某婦如何賢淑鄰里稱揚汝宜效之某婦如何不賢鄰里唾駡汝宜戒之朝諷夕勸化其魯愚之性教以婦道之方日久月長雖鐵石亦當效靈而况人乎蓋凡事貴端其始當其初次進讒即當正言以拒如漢公孫弘之故事(昔公孫弘之弟射殺弘駕車牛弘回妻曰叔殺牛弘曰作羹稍時妻又曰叔殺牛弘曰作脯其妻慚而退後卒化為善)伐其萌杜其漸為無形之感格而後可否則秦檜之遺臭萬年者

未嘗非聽婦言之所至也（宋秦檜人本平常當道時遇事其妻從中煽惑如害岳飛即其妻計也至今鑄鐵形夫婦跪於西湖上岳墳之旁醜態留傳千古）假使檜妻能一言以止之或涕泣以導之又何至身敗名裂留千古不朽之罵名哉要之為丈夫者固宜勿聽長舌婦之妄言而為婦人者亦宜相夫於當道將見舉室相安雍雍睦睦太和之氣蒸為休祥子孫繁昌以光耀其門閭豈不懿歟豈不懿歟

訓婦要言

俗語云教子嬰孩教婦初來此言是説教婦人的人必於初來時教之蓋婦人初嫁到人家譬如孩童進書房讀書後生進店學生意一般初進去時無不循規蹈矩叫東不敢向西的那有纔進門便敢放肆的理迨其後過熟下來看見旁人放肆他也就漸漸放肆起來夫讀書的孩童學生意的後生果真不好尚可辭去娶來的妻子若是

活畫出一個潑賤婦來

不好、如何辭法、所以當初來的時候、就要教訓、世上的婦人、大約都是見識淺陋、度量窄小、不肯吃虧、好佔便宜的居多、再加小時未曾教訓、大來性情傲慢、以致粒米寸柴、一絲半縷、都要較量、何況大於此的、姑嫂妯娌、一言不能相容、何況他人、更有早眠晏起、好吃懶做的、說謊揑詞、瞞心昧己的、搬弄是非、使一家不能相安的、生事招非帶累丈夫受害的、甚有好奢好賭、艷粧治容的、猶不止此、也夫家貧窮、就冷言冷語、非要穿即要吃、不能如意、就怨天怨地、打雞罵狗、終日尋衅吵鬧、這叫做不能安貧的婦人、夫家富厚、就驕奢放蕩、趾高氣揚、穿綢裹緞、得隴望蜀、總不足以滿其欲心、這叫做不能耐富的婦人、他也不知這富厚、是翁夫辛苦多少年、方得有此今日、既有此富厚、更當操持家務、勤儉相夫、以增益其富厚、長保其富厚、他反說是我的命、好。我應該享此福的。家中事務、全不照應。生下兒女也不管束及至兒女放肆他反護短說別人不好你道這樣婦人如何會養出好兒女來這樣婦人可是興家的麽必定把家弄壞了為止兒女養不好又壞下一代去如此上行下效不知要壞下幾代方能得一好人重來振興你說婦人不教貽害至此可不怕麽總而言之為丈夫的不教婦人大約總由愛來因愛則不忍過於教訓愛極反形畏了因畏又不敢過於教訓遂受如此之害我所以勸人當初娶之時切不可愛其如花之貌貪其似月之容溺於枕蓆之歡隱受無窮之害必須要不辭勞苦不惜唇舌常將古人的道理說與他聽令人的行為指與他看教他如何孝翁姑如何敬丈夫處家如何和睦接人如何謙恭持家務如何勤儉養兒女如何管束久而久之自然將他驕傲乖僻之性化去就成一個賢婦人了却亦不可惡語相加以致反目如不然當初來時驕他慣他寵愛他聽信他他漸漸就放肆

起來及至放肆到不可收拾地步纔要來收拾豈不遲了麼我今將此利害指出是與不是我不敢知賞閱者自有定衡

興家敗家要説

古諺曰教子嬰孩教婦初來此眞金石言也夫嬰孩者受教之處良多自幼父母教入學師傅教習業執事東翁教余不復以爲憂所憂者初來之新婦耳世人昧昧莫知所教若教成賢孝則發福興家如失教則悍潑蕩產皆由婦人做出來也余願世人初婚者宜早知教妻之道毋失所教可免終身之憂兼免傾家之禍矣大抵婦人見識淺鄙量不寬宏狹私而不公平細故易於爭競因此必須善爲開導曲爲教訓初過門如穉子入學小官進店循規蹈矩未敢有放肆者何也因先生與執事無苟言苟笑臨之以莊致彼敬肅唯新婦進門憑媒聘娶一代爲媳世代宗支往往新來者循規蹈矩纔則小有不

遂漸至放縱無忌抑何前謹而後抗歟細揆其情皆緣娶妻色美狐媚感夫或為偽賢逞刁恃寵丈夫一入其彀則百弊叢生每見色優者德薄偽賢者多刁性暴虐而少涵容口貪饞而身尤懶做捏詞扯謊顛倒是非詩云婦有長舌為厲之階總因為夫者難明其弊溺愛偏聽舅姑指斥子為遮庇小姑小叔偶有諫諍兄出架抗一長其志膽大心粗漸凌乃夫夫反內懼夫綱一墜遂節效尤牝雞司晨河東獅吼實由此故凡有曖昧皆因夫懦遊蕩縱橫驕奢無度衣飾趨時不惜舊素肥己薄人自不知足氣傲心高得隴望蜀尋是招非無中生有讒言妄語見夫挑唆以致骨月忿爭闔家不睦翁夫家財勤苦得來不知節儉自為命好應享其福家務一切置之不顧子女頑疲不知管束品行不端反加偏護非愛子女實害子女溫氏母云訓子之權實專于母母能賢其子必善母能教其子必成鮮見護短逞長

頑疲成器者。良可嘆哉。古云、娶妻娶德、娶妾娶色、妻妾雖美。寵愛不得。枕畔私言。聽信不得。舅姑指斥。遮庇不得。初有口角。架抗不得。初言不遜。容忍不得。無理擅專。放縱不得。頻索東西。依從不得。銀錢任用。多與不得。出入賬目。含糊不得。衣飾未殘。更換不得。余擬此十、不得、乃教妻之常法、持家之要道也、諺又云、紅顏多薄命。福在醜人邊。每見醜婦興家。美妻蕩產。何也。蓋因貌陋者寡寵。失寵則謹慎克勤克儉。冀得翁姑之喜悅。丈夫之垂青。受屈未敢直言。言之亦不深信。所以含容隱忍。翁姑有命。何敢不遵。丈夫教導。側耳詳聽。日積月累。婦道堪成。經營毋怠。家業自興。貌美則恃寵。恃寵則輕狂。貪而浪費。丈夫容縱。公婆被侮。欺人反說被欺。懶費自稱勤儉。公婆飲恨。忍氣呑聲。丈夫圖歡。未敢聞問。日久月深。習奢用慣。前挪後空。家業凋零。所謂醜妻似寶。美色禍根。然無論醜美。非教不能。教必貴乎善。得善

歷述富貴中人之家女子之難教可見貧家女則易教也讀此則攀高親而後悔者必有之矣

此關打不破必成潑婦為丈夫者若能破此關臨婦自受教矣

教而道成若不善則傷情傷情則反目夫婦變成仇寇焉可教富貴之女多驕素號千金自尊自貴慣養性成不明大義奚能教中貧之女愚蠢蠻性天生不通情禮悍潑非常更難聽教每見稍受琢磨即欲床頭繫頸服毒投河恐嚇翁姑詭詐丈夫種種惡習筆難盡吐因懼人命傾家官司蕩產舅姑一味包容丈夫免與淘氣此等惡婦壽夭橫斃難得善終何也始則假做嚇人繼則疑心生鬼弄假成真自尋死路則害富翁為窮漢撇子女為路人貧士無資再娶抱恨終身家產蕩盡波及一門殃及兒孫惡婦死去定入十八層地獄教之不善莫測之處乃如此要知善教必效古人之殺狗勸妻鑄刀教婦福建婦忤逆變形江西嫗唆夫絕命以古比今而開導懺心切理以箴規初不從則寬之再不納則恕之三不聽則稟明父母請尊長以訓之再不受則通知外戚庶乎改必矣人非草木豈有教不回頭苟得

回頭自然賢淑咸歸婦道則家業興而執事勤謹奉親孝而教子有方嶽美揚於邑鄰休光延於父母而三代增榮矣余所訂粗言俚語將世間男婦互弊指陳了了既往者不諫未來者可追勿以言之瑣碎顧今世初婚者參透其中孔竅免蹈迷津早登覺路仿梁鴻舉案齊眉得郭氏兒孫繞膝妻賢子孝福慶綿長豈不快哉豈不快哉

此篇專為無家教之新婦而設新婦若無家教則待之之法必如此乃可成家若有家教者則人格不同道德自好翁姑客氣而婦益順從丈夫愛憐而妻能勤儉如此則一家興盛子孫蕃昌矣

光緒十六年歲次庚寅季夏丹徒里人史立庭謹識

上海新閘醬園衖青島路鑄記書局石印

養生保命錄書後

有心人讀此書竟而慨然歎曰嗟乎民國以來科舉雖廢而科學未興異學爭鳴而正學寖替是書之出也如撥濃霧而覩青天抉層雲而見明月雖未必能明道建業而自立之本生利之原不已悉具於此耶近年民智日開民德乃日喪甚至謗聖非孝并國粹而盡亡而誤會平等者欲登蕕以廁薰妄愛匪人者竟視蹠而如舜是亂天下之道也此編重避嫌疑一則闢其謬而歷指其弊蓋為誤會與妄愛者而發也僑居滬上凡此編所歷指者尤日日所習聞人人所共知非編書者所捏造雖西人之風氣不同而其防避嫌疑之處亦頗周密多閱譯書者皆知之不必親履異域而始諳其俗但西婦之程度高尚非如吾國無教之婦被下等人一誘即壞耳大抵中西人心好惡不異其有欲破男女之防者乃自便其私與冀逞其慾之徒耳苟非

童騃下愚斷不為婦女所搖惑未有不惡其妻女之邪淫而喜其貞一者是防嫌一層實人性之大同決不可忽畧寬縱而自貽伊戚矣惟編中戒期註內引玉皇斗母觀音諸神名拉雜釋道黠者以為迷信而嗤之不知常人心理對於事業上不為則已為則不可因畏懼而隳其功而對於色慾上則必使有所敬畏而始能遏抑彼未經教育者安有賢賢易色之人格今以神道設教正編者之因事制宜吾人擇善而從可藉此以收束一般社會之狂蕩不當指此為可毀之資況遵而從之實足養生保命乎嗟嗟人家多佳子弟每因父兄之告誡未及而為劣友及隨從人所引誘誤入邪途其身敗名裂後悔已晚者比比皆是彼家破人亡者無論矣讀者掩卷思之耳聞目見者必歷歷可數若已入迷途而尚可挽救者是書實足以懲之導而使至於正軌及時幡改精力健復猶可與有所作為之諸美少年角勝於實業之場爭能

於工作之地足為吾國民光有以副其賢父兄所期望豈不懿歟至若純粹英年精勤學子未經斲喪先事兢持美矣善矣而又心愛同人手援天下將是書義理為其交親子弟詳言之則不僅一己之品高尤能使一鄉之俗化是殆善與人同而合乎鼓舞新民之大旨推之四萬萬人皆具有自治之能力養精蓄銳以從事於生利之實業安見吾國之不能趋躍於世界又何患乎病夫之誚與貧且弱之受侮也夫

己未嘉平月　　歙曹志遠惟明氏

養氣煉心北美瑜伽學説

〔日〕忽滑谷快天　原著　劉仁航　譯述

商務印書館　民國七年三月初版

郯縣劉仁航著

養氣鍊心北美瑜伽學說

商務印書館出版

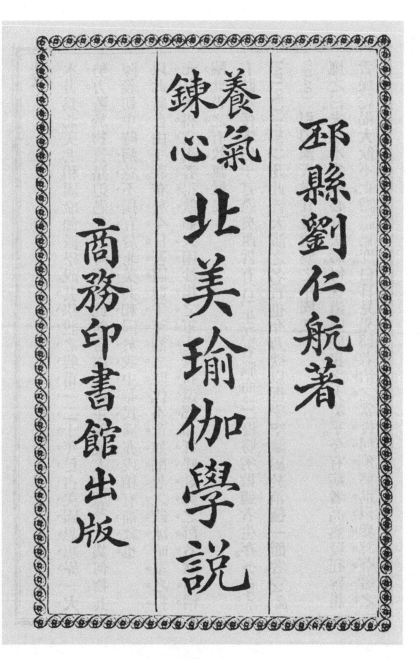

敍

本書爲北美共和國瑜伽派學說。其學說之興甫一二十年。已占美國思想界一大勢力。蓋於物質壓迫過甚之時。而得此新自由幸福主義。使人知「我」之爲何物。其陳義切中時病。豈不獨宜於北美共和國。於我中華民國亦或稍有補救也。以此新自由主義。布於今日吾國競爭至烈之時代。不啻如酷暑之飲冰。暗室之得光。飢者得食。渴者得飲。如久困沙場之軍士。驟得還鄉。如狂呼亂舞之醉者。驟得清醒。此書之有效無疑矣。

有詰不佞者曰。子言過矣。西哲有言「生活者戰而已」優勝劣敗。適者生存。(Survival of Fittest) 凡此皆天演之名言也。今乃欲以哲學空論屬於消極一面者。(Negative) 引導國人。豈宜於積弱之中國哉。

應之曰。夫削木爲楫。必有法焉。何況道國明民之大業乎。今有病者高熱發狂。唇焦舌燥。乾渴大飲不止。譫語無度。白日見鬼。醫者治之。當投何劑。將進以參茸苓蓍之補品耶。將進以太牢八珍之厚味耶。將授以兵式訓練鍛錬拳腕使距躍三百耶。祇速其死耳。此時惟有一方。卽清涼散是已。必先用此散使表裏兼清。邪熱退去。頭不熱。目不紅。口不渴。不發狂。不譫語。不見鬼。精神平靜。血脈調和。睡眠安帖。然後可議餘事也。病既悉退。乃議淸補。脾胃調和。氣力復原。乃議鍛錬體格。可赴戰場決鬬矣。今吾國情形何以異是。猶記一二十年前國民發憤救亡者。其精神常對外。而以「國」爲前題。其人多具良心。富熱血。口言救國而心亦救國者。頗有之。今何如哉。其精神常對內。而以「我」爲前題。心手相應者蓋寡矣。故今日眞救國之道。惟有不亂國耳。故今所希望救國者。惟在息爭。不必望吾國卽發憤爲雄。但求不自爭殺以速其亡耳。

故不佞今日醫國之方。以爲國本無病。其病在民。民亦何病。其病在心。心何常病。在不知「我」之爲何物。而妄執假我。生心而害政。王陽明曰。殺人從咽喉上着力。故不佞醫國從國民心病上下藥。

或又曰。此書頗有哲學宗教之語。子欲取以救國。何也。曰中國之教。先身心而後家國天下。昔柏拉圖亦言。不知哲學者。不可以治國。無哲理則無智慧。無信仰則無道德。我國之人正坐此病。若夫談理之各有得失短長。佛老孔耶本不一致。而救人則同。稻粱麥黍。各異其性。而養人則同。酸甘苦辛。各殊其味。而適口則同。卽在中國。楊墨孟荀程朱陸王。已同工而異曲。況今合五洲學說於一堂。可以一孔之見。繩之耶。我國民乎。苟服此清涼散而有效者。不佞將繼之以補劑矣。

中華民國六年六月靈華居士序於海上之維摩方丈室

養氣錬心

北美瑜伽學說目錄

養氣鍊心

北美瑜伽學說

下邳劉仁航靈華述

第一章　嗚呼我之眞自由安在

自由自由。此近世天經地義之美名也。幸福幸福。此近世志士奔走號呼之徽幟也。凡演壇所鼓吹。新聞所論議。法律條約所爭執。莫不以自由幸福爲前提。誠哉人之須有自由。猶魚之得水也。鳥之乘風也。生物之於日光空氣也。安可一日缺哉。吾常晨起安坐一室。空氣淸潔。室外樹木靑葱。流泉涓涓。好鳥時鳴。如聞天樂之音。則欣然自樂。比一入市廛。喧囂之聲震我耳。煤烟之氣熏鼻。試行通衢。則大車哼哼。飛塵撲目。試入劇場。則人聲浮浮。濁氣害肺。凡一切擾擾。無非損我自由幸福之事。某友甚博學。任報館主筆。一日出遊。被汽車碾斃矣。某校長熱心敎育。偶乘人力車。猝然車翻仆地。流血而死矣。昔余在某校。一敎員試驗化學。輕氣玻璃管爆裂。乃破其頭。月前上海大雨雹。各處玻窗俱碎。有貴人當窗。遽傷兩目。凡此偶值意外之事。苟稍一統計。歷歷在目。蓋吾之生與憂患俱來。一舉手一投足之間。禍福無門。殊難預料。欲求大自由眞幸福。不亦難乎。

此猶言其意外者耳。若夫日常之事不自由者亦極多。欲求自由。每窮於術。某名公爲余言。出遊甚不便。所至之處。輒有地方官吏迎接。警士護送。却之不可。應酬甚苦。本爲遊覲。轉成煩惱。然則大人先生不自由亦甚矣。又某公言。昔當重任時。甚苦會客繁忙。或抽暇假寐。而緊急電報又到。或腹苦脹滿。而酒食應酬同時數起。無已則走馬而臨席。又有時如廁。則防刺客。必有衞士荷鎗以夾隨之。其苦甚矣。每値辦公時間。身如機器。我之門閾。來賓有踐履權。無法律制限權爲我保護也。又公衆會議。水旱烟炭酸氣撲鼻。發言盈廷。口焦舌燥。腰軟股酸。互相爭執不下。滿腹苦衷。而同事者不相諒。解釋也。疏通也。終格格難入。事罷。強者以勢力相齕扼。弱者以輿論爲反抗。其下者。亦造作蜚語。毀謗之。笑罵之。或作插畫。或撰滑稽小說。以供人茶餘酒後之諸譴。或取名字相貌。製爲燈謎。添以鬚毫。播諸婦孺之口。凡余所苦心經營者。人或視爲一錢不値。而余所贏者。則每日爲電報賓客之奴隸而已。稍偷暇靜思之。天下不自由者。殆莫余若也。欲休不得休。盡喪自由之權利。無以似之。殆古所謂局促如轅下駒。相去無幾矣。

且夫不自由者。爲官是也。一事之成也。則僕緣而坐食者數十百人。一事之敗也。則惡名歸於余一人之身。上峯之責飭。反對黨之質問。輿論之沸騰。皆一身當之。常有什九。余欲奉身而退。被屬下慫恿。以固各人權利。吾先人有遺言曰。後世習醫者。非吾子孫。作官者。則非人也。回憶及此。誠有慨乎言之。達人白樂天詩曰。

賓客歡娛僮僕飽。始知作官爲他人。

嗚呼。斯眞有閱歷之語哉。

某優伶者。中國有數名家也。嘗對友人言曰。余每出臺。人多道好。實則余未嘗不以爲苦也。以余一人。月得數百千金。供余揮霍。似自由極矣。其旁觀嘖嘖。疑爲難得之幸福。然余困於應酬。窮於對付。所有薪水。皆被妻子兄弟戚友朋分而去。日不暇給。我則儉節。彼則奢豪。我獨勞苦。彼獨安逸。我每日登場之先。未嘗不慘淡經營。鈎心鬬角。沐猴冠帶。跳躍距踊。緩歌慢舞。始博座客之一笑。不知者以爲慷慨淋漓。極嬉笑怒罵之能。實則一言一動。皆爲買主顧顧顰笑。供人玩弄。求人歡悅。其苦不堪言也。余每月所得。盡被倚賴我者攫去。故不得不迫而出此。爲他人作嫁衣裳。僞啼佯哀。有如木人機關。一發全不自由。雖可取衣食之資。而清夜自思。不過一造糞機器。爲人作馬牛耳。故余之苦。實不堪言也。

由以上諸論觀之。則所謂眞自由。所謂眞幸福者。果安在乎。

雖然。此皆中國人之心理也。意者眞自由眞幸福之說。來自歐美。彼歐美人士。必有眞自由可享受者。試一考之。

歐美所矜之自由幸福者。在機器物質也。於是一國之中。農有農機。工有工機。商有商機。坐有機器也。臥有機器也。食有機器也。便溺有機器也。管理一機器之針者。自朝至暮數十年守此一針尖爲管理一機器之齒者自朝至暮數十年守此一齒縫爲作數學者送其生命於幽玄之數理數十年桎梏於鉛筆之下究生物學者疲其目力於精微之實驗數十年牢籠於鏡片之中交通便利矣倫敦市中每年軋死者千四百人學戰劇烈矣德國學校中學生自殺者比比也不觀夫帶金錶者兢兢然守貴重之時刻乎彼何以守此時刻之命令如軍令耶此卽其最不自由之鐵證聽機器針齒之驅迫鞭策故耳夫自由者謂由己也非由人也謂由我也非由物也今時鐘一動自由全失矣電報一到自由犧牲矣捨其己之所有數十年守此一針一齒一鉛筆一文簿以送其生而促其壽昔年英人統計人壽平均祗三十一歲今美人又統計平均祗二十四歲也汝者誰耶二十四歲之幻影也我者誰耶卽二十四年中機器之奴隸也嗚呼自而不由幸福何有

夫倫敦者戶口七百萬天下第一大都會也而烟突林立空氣穢濁素衣爲緇乃肺病最良傳習所也其府樓複道雖通衢中不見天日所謂文明人者常處於洞室中

如黑淵之伏蟄罕見日光如地獄之陰鬼化日白晝而必借電燈爲生活以云衛生翻其反爾欲於倫敦市中呼吸自由空氣甚不易矣

乃若美國號新大陸事業進步甲於世界鋼鐵大王煤油大王託拉斯大王嘖嘖於世然各大王之幸福亦豈有他哉居不過一室臥不過一榻坐不過一椅食亦不過數片麵包而已其二十四歲中所消受麵包無難屈指數也彼號稱爲優勝者亦不過日爲電報之奴隸帳簿之僕役爲天下先令、辨士、噸磅、作走役耳彼諸大王從生至死不出一算籌之下晝夜焦勞夢中譫語均服從先令辨士噸磅漲落之命令而兢兢乎不敢或違也自則無權由於何有

夫美國民族至雜矣鬈髮赭面之意大利人與金毛碧眼之英人同席而食面色逾鐵之黑奴與洋服紫額印度人共車而遊黃面矮身日本人栽培之花草移售赤顏長髮美人手中由大聖梭格拉底名國所來盜賊驚破英雄拿破侖同鄉良民之膽堯舜後裔聖人之氓與亞伯拉罕先覺末葉同來託庇美人市廛而競刀錐之利焉

加以世變孔亟議論愈雜奇怪驚異之事新僻可駭之論騰於報紙君不知美人腦力受傷卽由自少至壯多閱報紙新聞受其刺激所致乎。

故美國者。思想最新之國也。而其思想界之複雜。較諸種族之複雜。亦不相上下。其民地位異。觀察異。趣向異。是非取舍好惡亦迥異。決不可以一孔之見。一偏之論。論美國國民性也其無政府主義與國家主義者連牆而居唱利己主義與持人道主義者并肩而立平和論與戰爭論者接踵而步唯物論與唯心論者抵足而眠於厭世觀者四鄰有積極洒落之樂天學派於無神無靈草無鬼論者室側有能與幽靈通信之神學家蓋美國物質發達。臻於極盛。思想自由亦達於極盛其爭愈多其苦愈甚其欲望愈高其煩惱愈深互相糾纏互相執著若無根本解決之學說其精神常沒於困苦中不自由亦甚矣。

第二章　新自由眞理之發見

一、權利學說之三大反動

夫時有冬夏運有陰陽值有正負數有乘除一切學理皆以反對而建立故美國物質主義競爭劇烈之反動精神主義乃乘時而起其大派有三一爲新思想派二爲耶教理學派三即瑜伽派也新思想派者乃有志之士對於美國現勢滔滔之功利主義金錢主義所生反抗思潮鼓吹精神主義樂天主義唯心主義殆如所謂天民派者逍遙高逸以求其志旣適中人心之需要其著作發行於各書肆勢力殊不可侮也

耶教理學派者爲一婦人所創設主張爲非科學之迷信而傳播迅速一瀉千里一切學說莫敢攖其鋒且其中亦多有學識弘通之士從根本原理說明其所主張及進步方法焉

至瑜伽學說之勃興在一千八百九十三年於芝加哥市世界宗教大會議開其端爾來日增月盛僅二十年間已於康乃加德州有多數產業紐約芝加哥二市皆設出版社大布其學說以超絕之一元論與神祕冥想論浸灌北美共和國上下各級

之人心而袪濯其惡俗改善其風化無論耶教理學派。新思想派。瑜伽派。要莫不含有精神主義眞自由主義眞幸福主義此三派大致所同也

甲、新思想派之自由眞理說

新思想派之主張曰。

簡易生活長生之道也清淨生涯不老之術也高尙性行不死之藥也人欲長壽必有希望絕望者伐壽之利斧也彼法國婦人。每夜必用羊脂以塗澤皮膚。努力保持其美貌然吾人則有更妙羊脂以塗吾身此無他卽喜悅之情操優美之思想常時少壯之希望也然則此羊脂塗摩之法如何。曰放下而已矣

毋勞爾身放下而已矣　毋勞爾神放下而已矣

汝何爲憤怒放下而已矣　汝何爲憂愁放下而已矣

汝何事追悔既往放下而已矣　汝何事苦慮將來放下而已矣

誰能爲汝親愛放下而已矣　誰又爲汝怨敵放下而已矣

汝爲誰忙放下而已矣　誰爲汝忙放下而已矣
汝貪虛榮何用放下而已矣　汝盛虛飾何用放下而已矣
汝營利祿何用放下而已矣　汝留惡癖何用放下而已矣
宇宙幻也放下而已矣　生死幻也放下而已矣
得意一夢也放下而已矣　失意亦夢也放下而已矣
汝鬓已白矣放下哉　汝齒已搖矣放下哉
汝之慈親不已沒乎放下哉　汝之故人不多凋喪乎放下哉
汝營營者將何所求乎放下哉　放下哉　放下　放下　放下
要而言之凡生存競爭權利名位等之無欲於受川妨吾幸福增吾煩惱者一切放下而已矣一切放下夫然後吾人之負擔減少負擔減少此得快樂之秘術也此眞自由之眞理也
汝若有過去之失敗乎過去已過去矣放下哉汝若有將來之缺乏乎將來尙未

至也放下哉不快也苦痛也煩雜也忙碌也何爲其然也直忘却已耳善忘者莫大之幸福也善忘者莫大之自由也若不善忘則爲當境之束縛而自由全消汝一面勤劬一面叫苦胡不知善忘之樂乎

有一事業失敗之士流落無偶牧羊於野一日歎曰予終日憔悴行吟何不學彼羊耶彼等能如是滿足者何耶農夫答曰牛羊無欲惟以食草爲樂故耳曰然然則吾人之苦在多欲耳非境之苦而自心之苦耳若者憂前若者慮後蝸角虛名也蠅頭微利也以喪吾千金之軀吾其愚乎吾其騃乎吾何不自愛乎有一田翁性蔡慳吝積糞盈門風起糞臭充其家過者掩鼻其家人食不下咽嘔吐欲死汝知之否吾之煩惱吾之焦慮充於腦中者田翁之糞也是糞者害於吾身憂於吾心誤吾一生豈不哀哉去之而已矣吾求快樂去吾心糞而已此法至簡也至易也至速也無求於人無待乎外言下大悟可直行之去吾心糞使吾安樂去吾心糞使吾快慰去吾心糞使吾精神靜平心情調和無人憂無鬼責放下哉放下哉

放下者。吾人解憂之甘露。飲而快樂之無盡藏也。

新思想派所以發明新自由眞理。而指導世人爭權奪利。墮於困苦大坑者。略如此。瑜伽學派。亦大致同調焉。

乙、耶穌教理學派權利眞理說

耶穌教理學派以眞神爲基礎。而說明自由眞理。其言曰。

神者。吾人生命之源泉也。神者。吾人意思之大本也。神者。吾人智慧之明珠也。長生妙訣。在以神爲歸依。強健祕術。在以神爲祐助。然則神安在乎。曰汝之心靈。卽神。汝之慧命也。卽神之慧眼也。汝雖欲不信神。寧不信汝之良心。汝之天良。卽神所畀汝意識上之慧根也。神所賦汝之寶鑰也。應遵神之法。擴汝慧源。培汝慧根。神則福汝。其道無他。在勿狃惡俗之見。力除不良之習。屏爾邪思。袪爾妄見。開發爾正智。提醒爾良知。效忠眞理。實行博愛。此爾良知之命令。卽神之命令也。神、普遍也。神、善也。善卽精神。神者。精神之普遍者也。故無所謂物質。神卽生命也。

全善也。全能也。故若病、若死、若惡、若罪。皆不許存在者也。

God is all in all. God is good. Good is mind. God, Spirit, being all, nothing is matter. Life, God, omnipotent Good deny death, evil, sin, disease.

按中庸下卷。於天道鬼神。頗極反覆咏歎之致。子曰。鬼神之爲德。其盛矣乎。視之而弗見。聽之而弗聞。體物而不可遺。使天下之人。齋明盛服。以承祭祀。洋洋乎如在其上。如在其左右。夫微之顯。誠之不可掩。如此夫。又曰。

天地之道。博也厚也。高也明也。悠也久也。如此者。不見而章。不動而變。無爲而成。

天地之道。可一言而盡也。其爲物不貳。則其生物不測。又曰。

大哉聖人之道。洋洋乎。發育萬物。峻極於天。悠悠大哉。又曰。

肫肫其仁。淵淵其淵。浩浩其天。

此皆以人合天。所謂與天地參而貫通天人之故。試一反覆其趣。則覺有彌綸六合磅礴宇宙之概。殆儒教思想之泉源矣。

又周易乾卦象辭曰。剛健中正純粹精也。六爻發揮。旁通情也。時乘六龍以御天也。雲行雨施。天下平也。

又易之繫辭曰。成象之謂乾。效法之謂坤。極數知來之謂占。通變之謂事。利用出入。民咸用之之謂神。

帝出乎震。齊乎巽。相見乎離。致役乎坤。說言乎兌。戰乎乾。勞乎坎。成言乎艮。

又曰。神也者。妙萬物而爲言者也。　天之所助者順也。

又曰。天一地二。天三地四。天五地六。天七地八。天九地十。天地之數五十有五。所以成變化而行鬼神也。

蓋大易以神道設教。用陰陽八卦之理。以卜筮者尙其占。往往有奇效。用於常人。有守分安命之功。用於上智。有樂天知命之妙。觀孔子繫辭。反覆贊歎。試玩其辭旨。足發人幽玄深遠之想像。簡易淸淨之胸懷。或爲神祕之前知。或爲性理之說明其究也。知者見之謂之知。仁者見之謂之仁。精義入神。樂天知命。故曰絜淨精微易教也。其所言帝言神。與中庸一致。則又頗與西方耶教合矣。

而美國耶穌教理學所說明眞神之理。更進一步爲純粹之樂天觀。并不知有憂患也。彼以神爲全善、全知、全能。而凡一切疾病、邪惡、死滅等。不幸之境。絕對不知。但感謝神之恩惠。而毫無怨尤者也。其視萬物皆發實色。大塊卽樂園。不知有苦痛也。有樂而無憂。有愛而無憎。有友而無仇。有麟鳳而無豺狼。有芝草而無荊棘也。有歌聲而無哭聲。有笑顏而無淚痕也。有強健而無疾病。有永生之樂而更無死亡之苦也。故彼於一切疾病傷害。皆主無藥療法。而不用藥品。雖死尸橫於面前。而自彼之慧眼視之。則并非死滅。此耶教理學之特色也。此耶教理學所誇示之眞理也。此耶教理學之眞自由也。此耶教理學之眞幸福、眞權利、眞永生、大自在也。此耶教理學所驚嘆、所踊躍、所贊美、所吟詠。謂神者妙萬物而爲言。自天祐之垂示下民者也。其文詞常反覆低徊。纏綿精一。而長言之。詠嘆之。以發揮其眞神妙趣。終篇結論有曰。

病也。罪也。惡也。死也。決非全善全能之神所有。神、生命耳。精神耳。神靈耳。決無物質之存在。精神者全善也。全善卽神。全能卽神。

Disease, sin, evil, death deny Good omnipotent God, Life. Matter is nothing, all being spirit, God. Mind is Good. Good is God. All in all is God.

按此理我國人驟聞之若難信。但與孔子繫易所謂。

仁者見之謂之仁。智者見之謂之智。百姓日用而不知。

其意差近。孔子又曰。

繼之者善也。成之者性也。成性存存。道義之門。

又其所謂全能爲神者。非卽易所謂利用出入民咸用之之謂神。中庸所謂體物而不可遺者乎。特彼之說明。更涉跡象耳。

上述耶穌教理學之眞自由眞幸福主義略如此。而瑜伽學派。亦大致與此同其旨趣。於次章述之。

丙、瑜伽學派之眞自由觀　精神主義

瑜伽學派。較之新思想及耶教理學。尤爲鞭辟入裏。其哲學之精淵妙明。如桶脫底。其實行方法。亦與禪甚似。常爲宴坐靜觀。靜而後慮。慮而後得。必使身心妙入正定。與淨合一。乃達眞自由眞平等眞幸福大自在之域焉。有馬克爾智所著「心靈之自覺」一書。其言曰。

恒河之畔。大夏美都之庫哇近處。有古稀一老仙。赤體裸然。不掛寸絲。從晝至夜。端坐一處。安住不動。如須彌山。瞻其容顏。則生意盎發。有如嬰兒。目光炯炯。有如明星。其廣額高聳。脣吻固閉。仙骨稜稜。仰望德輝。使人之意也消。彼安居此處。已歷八寒暑矣。雖値炎炎盛夏。爍金銷石之日中。烈烈隆冬。寒風徹骨之深夜。而端坐不起於三昧。其左右常有弟子數百。圍繞頂禮。訴精神之煩悶。以乞救濟。而彼之回答。僅略一點首。或得其一盼。其每日食品。僅果實數枚。飲少量之乳。有餘。則以布施貧民。彼無言也。不笑也。兀坐如泰山。而凡得親近供養彼者。忽如春風吹

其面秋水洗其目煦然而百花開朗然而宿垢淨一與之接頓如磁氣吸鋼鐵電光曜昏夜洵乎一靈哲也已

此靈哲者榮光輝輝肌膚若冰雪綽約若處子水不能濡火不能熱兕無所投其角兵無所容其刃雖烈風雷雨曾不變其心易其慮何者彼已超越肉體解脫人欲滌除凡情而入於不死之域以言自由此非眞自由耶以言幸福此非眞幸福耶不言權利而權利無上不言物競而泰然自足沛乎有餘且無言語豈用理智又況塵俗擾擾者耶

瑜伽學說所主眞自由眞幸福其精神主義略如此然此不過一種外道禪尚非如來正傳之淸淨禪也此乃北美共和國思想開發之新天地而爲二十世紀眞自由眞幸福之大導師者下章試述其來源與其內容并商榷其得失以貢諸當世焉

第三章　瑜伽學派之自由說　我爲主勿爲奴

瑜伽學派所最重者我之主要意志也我之意志我之眞自由也故我

意志所在。則直下命令。令我百骸四肢。遵奉而執行之。若天君下令。而百體不服。則我爲大失其自由。而損我主權。喪我人格矣。故我之意志既定。則肉體不可不服從。心者我之眞也。意志者我之主人公也。肉體者。我所用之器具也。故主人公須常超於肉體之上。決不可奴隸於肉體。體之下。質言之。卽我之心爲主我。爲眞我。而我之肉體。則須聽我指揮役使。耳苟指揮官下一令。赴湯蹈火。猶可。而況其他乎。故四肢百體。須任我心意而鍛鍊之焉。（注意此全書主旨）

瑜伽「主我」所用鍛鍊「僕從身體」之方法。有八十四種。今舉其一二三。

（一）坐法

亞痕耐大(Abheananda)著「瑜伽行法。」其言曰。

先踞牀上。以左足安置右股上。次以右足安置左股上。頭與身體爲一垂直線。右手握右大趾。左手握左大趾。兩手交叉。

又 Ramacharaka 雷姆哈克氏所著「王瑜伽」謂端坐時。在使筋肉和緩。神經調適。全體安靜云。由此觀之。其坐法與正傳之禪結跏趺坐殆無大差。又其坐之目的。亦與正傳禪宗在身心輕安者無殊也。

(二)身體之鍛鍊

一、全身踞於牀上。如上述坐法。兩足合組。腓與股中間。插入兩手。兩掌著牀上。

二、坐於牀上。兩脚伸成一直線。不屈膝。以兩手握其大指。

三、如前二式。更以額觸膝。

四、如前二式。更以左手握左大趾。右手握右大趾。引之至耳邊。恰如弓形焉。

五、兩手按地。兩臂與腰密接。以兩臂力支持全身。使兩足向上。與頭部爲同一水平。

六、以中腹着地而臥。伸兩腕於頭上。又伸兩脚高起。使全身如弓形。後使手脚俱下。乃以背臥地。伸兩腕於頭上。其掌背面接地。而兩脚向上直起。恰如帆船然。

此外尙有多種繁複方法。要不外以身體爲「主我」之附從物。使任「我」意自在動作。其終極目的在滅去一切寒暑飢渴睡眠之嗜慾克去愛惡憂喜之妄念不用藥石而自愈疾病又可免精力銷耗而克全天年以至競爭消釋百憂盡除安樂壽考不老長生得大自在入眞自由獲眞平等享眞幸福其修行深者遂發生不思議之神通力焉。

（三）鍛鍊之效果

亞痕耐大所著瑜伽行法之宣言曰。凡爲哈脫瑜伽行者。其食量皆極少。彼等常絕食數日、或至數月、有至十二年不眠者、亦於身體康健。殊無所害。余（亞痕氏）常見人一晝夜中。僅食麵包一片。雖嚴冬時。幷不着棉衣。勞動於道路。毫無倦容此眞俗世日夜奔忙爲食色奴隸之人所無從夢想也又有一人。曾四十日安坐於一箱中。不飲。不食。不眠。不呼吸亦毫無所損而復甦也。余有一學生、名林登叢、蘭人也、年二十歲、今年三月來遏樂天修養館就學、惟着單衫一件、外只圍一單被而已、每日只午間一食、沐浴飲用皆自來水也、有時天氣驟變甚冷、彼殊不覺、據言冬日幷不着棉、自在高等小學時已然矣、其人

（亦并不虛也、）

瑜伽行者有天眼通。彼等不但能見遠地之物。且可於黑暗中拾細針。又有他心通。見人之眼光。則洞知其心所想念焉（此類事、今東西出版書極多、不勝枚舉、上海有所謂通神會者、各國人皆有之、）

（二）行使主權征服肉患之切要

瑜伽行者之目的。在於尊重「眞我主權」而恥爲「肉體之奴隸」也。然一旦肉體反抗我之命令。則我忽喪其天賦人權。消失「主人公」資格。一任肉體之要求而作此動物軀殼奴隸矣。故欲行使主權。必先征服肉患。征服肉患。奈何。即征服肉體。永遠勿使反抗天君命令。必奉我爲「主人公」是已。故征服「肉體」者。瑜伽之大要事也。嘉拉爾亦曰

人決不可聽血肉情慾所指揮之命令

瑜伽行者。在欲行使我心靈之主權。而降伏其軀殼。故須用嚴格之鍛鍊。以征服肉體。哈脫瑜伽行者。有爲除頭痛。由鼻孔而飲冷水者。或由鼻孔通絲線而至口內。以

洗滌鼻孔污穢。或以線由右鼻孔入。從左鼻孔出。又或由左鼻孔入。右鼻孔出。或呑食細長三寸之末士令劑。以掃除食道。或因下腹大腸不潔。從直腸灌水以洗滌之。或飲多量之水。由直腸放出。以洗食道而治胃腸病。最奇者。或翻捲舌上部而呑之。凡此謂足鍛鍊忍耐。克勝飢渴睡眠等嗜慾。而却除世間煩惱免老死病苦云。

(二)呼吸法

正傳之禪。有數息調息法。人所熟知也。至瑜伽派之呼吸法。殊嫌太嚴密。如前所記諸種鍊身法。若不與呼吸法相伴而行。則亦無效。終不得達所期目的。故哈脫瑜伽。分呼吸爲四種。

一、高呼吸　二、中呼吸　三、低呼吸　四、瑜伽完全呼吸

一、高呼吸者。名曰鎖骨呼吸法。使兩肩與鎖骨肋骨高起。同時腹部少下縮。橫膈膜向上。以吸入空氣。更與此爲反對作用。使兩肩與鎖骨向下。而呼出空氣。此人所共知之最劣等呼吸法也。（此又名肩呼吸）此高呼吸。努力甚大而所獲利益甚少。

二、中呼吸者。名曰肋骨呼吸法。使橫膈膜向上。腹部下引。肋骨微向上而行呼吸。此法可使胸腔稍開。然仍不能吸收空氣十分完全。

三、低呼吸者。名曰腹式呼吸。或深呼吸及橫膈膜呼吸。使橫膈膜向下。腹膨脹。胸腔擴大而行呼吸。西洋學者。以此爲最良呼吸法。然此諸瑜伽呼吸法。仍爲不完全也。

以上三種呼吸法。所以不及瑜伽者。第一高呼吸。但活動肺臟上部而止。第二中呼吸。但活動肺之上中部而止。第三低呼吸。但活動肺之中下部而止。皆不能活動身體全部。而得宇宙大氣中之婆羅那(Prana)也。

(三)瑜伽完全呼吸法

此法爲集前述三種呼吸之大成。先直立。後正坐。由鼻孔吸入空氣。充滿肺臟下部。使橫膈膜下壓腹部。向前方膨脹。次以空氣充滿肺臟中央。而擴大胸腔。後於肺臟上部。吸入空氣。使上部六七對肋骨擴張。最後稍縮小下腹。而支持全肺臟。充滿空氣於其最高部。如是吸入之空氣。不緩不急。綿綿若存。熟習此法。可於二秒時間。充滿全肺量。一洗全體之濁氣而清淨新血輪爲如此吸入之空氣。以二秒時保存肺中。閉氣不放。經二秒後。徐徐縮小下腹。稍向上方呼出空氣。乃弛緩其胸腹。

如此完全之瑜伽呼吸法。若確實繼續行之。可以除感冒疾。全治肺病。強健心神。增長腦力。調和消化機關。使周身元氣充實爲此其效也。

(四)他種呼吸法

瑜伽行法。尚有清潔呼吸法。神經強壯呼吸法。調聲呼吸法等。皆完全呼吸法之變化應用也。清潔呼吸法者。於完全呼吸法吸入空氣後。保持肺中數秒時。用上下兩唇突發響聲。如吹口笛。強將空氣呼出。此呼吸法。可治疲勞。清潔肺臟。與全身細胞以刺激之力。又神經強壯呼吸法者。於完全呼吸法吸入空氣後。暫不放出。由口中猛力蹂呼出之。同時兩腕向前後運動。握固兩手。使神經緊張。又調聲呼吸法者。完全呼吸法吸入空氣後。保持逾數秒時。大張其口。而將所有空氣。強力呼出之。用此

方法。可調和聲帶。使音聲強壯。（按凡軍人用口令者、及教師與政客演說家宗教家、皆宜練習、甚有益也、）

（五）瑜伽派之經行

瑜伽學派行者。亦略與正傳之禪。有同一經行。其方法如下。頭直上。兩肩引向後方。正步徐行。心中計算一二三四五六七八。凡行八步爲一吸。吸入後。從鼻孔呼出空氣。更計算一二三四五六七八。凡八步爲一呼。呼出後距離之時間。亦心計一二三四五六七八。而行八步。再爲第二次吸入。如此步行。至有感覺疲勞之時。則休息。再行。一日可數次。

（六）定律呼吸法

瑜伽行者之數息法。以心臟鼓動之度。爲計算單位。其法如下。正身端坐。頭頸胸部皆在一直線上。兩肩稍向後。兩手緩置膝上。以全身重量支於肋骨。身體泰然。滿氣丹田。以行數息。（按此法甚似日本岡田氏靜坐法、所論支持重心之理也、）入息徐徐。須經脈搏跳動六次。保持其息。留於胸間。凡經三脈搏。再徐出息。又經六脈搏。前息已出。後息未至。中間復經三脈搏。再行入息。（按此法出入息之時間相等、不與日本藤田氏靜坐法同、藤田氏入息時間短、而出息長也、）

數息雖有次數。然以不疲勞爲限。若欲中止休息。則行清潔呼吸法而終了。

數息熟時。其出入兩息。可延長至十五脈搏時間。但兩息中間。常以占其時間半數爲定則。（按此即藤田之停息、中國道書謂爲閉氣也、）

數息時不可但以使出入兩息延長時間爲目的。要在使息有定律。故其第一義惟在調息。

如前所述。瑜伽行者。處置身體。求安心快樂之法。比諸正傳禪法略同。特於養生上更注意焉。

第四章　瑜伽大自由生活

（一）食法

夫人每日食品。大有關於生理心理。如飲酒可使人心神顚倒。作事錯亂。遺傳不良。

服豬足令人發汗。是故行禪觀者。常注意選擇食物。諸書於食品制有定律禁戒。今之行無藥療病、催眠術等。亦皆然。其原理同也。而瑜伽行法亦準此理。凡辛酸刺激強烈品皆所不食。若酒類、咖啡、鳥獸、魚肉、蒜、葱、蘿蔔、凝乳、油果等。皆避而不用。食物之冷而再熱者。亦不食。不消化物亦不食。食以米、大麥、小麥、牛乳、砂糖、蜂蜜等爲佳。又甚主菜食主義。爲最宜衛生也。

（二）浴法

澡浴之事。自來禪家所重。而瑜伽行者亦然。

每人每日必澡浴一次。時間則以清晨爲宜。夕浴亦無不可。惟食後不宜卽行之。浴後以粗布摩擦全身。與皮膚神經以刺激。促血液之循環。

身體冷却時。不可卽行冷浴。冷浴之法。先須運動身體。使熱度增高。若欲全身浸於水槽。先以水濕頭部。次濕其身。次濕胸部而後浸全體。

冷浴以後。以兩手強摩擦全身使熱。乃著衣服。　浴以用冷水爲適則。入於水中。

以兩手用力摩洗全身。次以布巾擦洗。是時亦可實行定律呼吸。浴以後。必爲一定之運動。使體溫增加。

以上冷水浴之法。有益養生。兼療諸病。固今日東西人士所共知而實行者矣。（拙著有冷水浴、商務書館出版、）

（三）健腦法

北美瑜伽行者。在數息觀之定律呼吸同時。又作神祕力想像。因收種種效果。健腦法其一也。

健腦之法。使脊柱直立。而端坐。開眼注視前方。手安置股上。用定律呼吸法。先以姆指壓左鼻孔。單用右鼻孔入息。又以指閉右鼻孔。用左鼻孔出息。次手指不動。由左鼻孔入息。復以指閉左鼻孔。由右鼻孔出息。如此左右交換行之。當此行法時。須更作神祕力想像。

此卽北美瑜伽之祕術。使頭腦明晰。思想調和。健全神經之妙法也。

(四)血行變換法

定律呼吸。有催促血行而變化之效力。故患頭痛及四肢易冷之人。最爲有益。其法端坐或橫臥。爲定律呼吸。使氣息達於平時血行不及各部。當送血液行於下體時。脚部。增溫頭腦。冷靜。殊生美妙之感。

血液循環可以一己意志。用定律呼吸之力而變化自由。此行者所確信也。

(五)婆羅那 (Prana)

婆羅那者。北美瑜伽。自梵語譯出。所謂「無上勢力」是也。行者以爲此無上勢力。下至亞米巴之劣等生物。上至人類高等有機體。莫不具之。爲一切生命要素。不但有機體也。若空氣中、水中、食物中、太陽光線中。無不存在。一切萬物活動之勢力與生命。莫不淵源於此。此無上勢力婆羅那者。其性普遍而周流。變動而不居。故爲宇宙間一切運動之本質。若重力、引力、電力、磁力、惑星之經行。生物之活動。皆賴此以潛運之。一切萬物在大化內。水所以溼。火所以燥。聲所以應。氣所以求。山所以峙。川所

以流焉得之以飛魚得之以躍花得之以開草得之以青物得之以茂人得之以靈

吾人既靈長萬物更從大化中得其最精純者乃成人類非偶然也。

但此無上勢力婆羅那者。在人體中。非無定所。即吾人後腰背面神經叢（Solar Plexus）之處。西人稱之爲腹腦是也。由白色質及灰色以成。此神經叢爲人身最要機關。有統率內臟之能力。在普通生理學者。僅以爲網狀交感神經。而北美瑜伽行者。則以爲婆羅那之源泉。性命之根本焉。

按較而觀之。其對於萬有之婆羅那觀。近乎吾國周易所謂太極。老子所謂一生二。二生三。三生萬物。天得一以淸。地得一以寧。與今物理學者所假想之以太。及愛涅爾其相似。即不可思議之宇宙勢力耳。其對於人身之婆羅那觀。則近乎吾國道家之丹田說。而丹田則在前面下腹。又近似醫家之命門說。而命門乃不言靈智。又似耶教之靈魂說。而靈魂未指定所。此爲瑜伽學派之所獨有矣。

（六）婆羅那生成法

瑜伽行者。既以婆羅那爲藏於人體。於是乃進而研究其鍛鍊增長發達生成之法。蓋人既稟賦此靈體。若不善利用而修持之。則與動物等耳。修行之法。須有一定規則。

法於牀上安臥。使渾身筋肉弛緩。兩手輕置鳩尾上。（鳩尾者、在人胸腹之間、七大健康法中、岡田式靜坐法論之最詳、）行定律呼吸法。呼吸既調。則徧滿宇宙之「無上勢力」隨吸氣而來入體內。以培養周身神經。此時最要者。須作無上勢力已收入神經叢中觀念。覺入於體內之婆羅那。當呼氣時。周布全身若各機關。各筋肉。各血管。各細胞。由頭至踵均浸灌徧滿精神。澡雪耳目。發皇焉。

行者爲此定律呼吸觀念時。足使周身元氣充實。疲勞恢復。生意盎然。

(七)心理大呼吸法妙境

心理大呼吸法。於呼吸法中最爲有效。其法如下。

靜臥橫身。行定律呼吸。此時覺吸入之氣息。通入兩脚骨節。又透過骨節而呼出之。次覺氣息通徹兩臂、兩腕、指尖各骨節。又由頭骨出入氣息、又通入胃腸、生殖部。出入上下脊柱間。最後則覺全身毛孔氣息周流。芸蒸霧散。其妙難言。（按此即藤田氏所言之體呼吸詳見身心強健秘訣）以上各法皆以作此種觀念爲要由此而行定律呼吸婆羅那可通徹流行周身。而入於七部活力中樞。所謂七部活力中樞者。

一前額。　二後頭。　三腦底。　四腹部神經叢。　五脊髓下部。　六臍輪。　七生殖部。

凡此七活力中樞。既經婆羅那流行周遍。從頂至踵。無不徹照。乃爲淸潔呼吸法。以四成之。於是行者全體充實生氣。忽焉入於美妙世界。歡喜贊歎而說偈曰

眼前無限樂　妙妙匪夷思　仙鶴翔空處　神龍戲海時
仰天觀皓月　隨地種靈芝　宴爾塵勞客　營營自擾之

（八）大自由精神之奇象

瑜伽行者。應用大自由之精神心力。至於超自然界。其特異現象。種類綦多。今姑舉

一二。

一、沸水術

法取盛水之玻璃盞。捧於兩掌。使觀客遍觀之。毫無特異裝置。任意取普通清水傾於盞。彼乃爲定律呼吸。集中其精神。如注入一種勢力於水中。逾數分時。水中發生微小泡沫。宛如沸湯。凡其沸度漸次加高。恰如增添火力然。全盞中升騰不止。次以玻盞取置几上。則其沸騰次第而止。恢復淸水原狀。惟小氣泡存於盞側。據實驗者自言。盞中之水。溫度幷不升高。僅踴躍而非眞沸騰。但此術人多疑其詐。或疑其於水中投有藥品所致。乃爲預防。不用術者自有之玻盞。由觀客取普通常用者自行注入清水。又防其投入藥品。特用有蓋盞而使試驗之。其結果與前沸起現象。亦毫無所異。又將其水用化學分析電學分析。一切無異常水。絕無藥質電氣之存留。或人以爲沸騰前之水。與沸騰後之水。溫度必加高。然就術者掌中所得溫度。用寒暖計實測之。亦無大差也。

由術者所自述。彼用如何勢力以使水沸騰耶。亦不能自知。惟由先師所傳授方法。運用大自由之精神。集中其心力。注於水內而已。要之。卽以定律呼吸所發生之婆羅那無上勢力。由心力分子集中。遂使水分子爲活動現象耳。（此例今東西國新實驗者甚多。異日述之。）

二、發芽術

發芽術者。亦由意思集中力與定律呼吸法。而使婆羅那活動。遂致種子頃刻發芽焉。

其法。術者取易於生長之植物種子。加些須之土。握於掌中。半時間乃至一時間。用定律呼吸。集中心力。以注婆羅那於種子。於是種子次第發芽。抽綠莖於土中。長可數寸。試取發芽種子視之。與平常自然發芽者無異。種子一部。尚附著軟芽。下部生纖細之根。

此術亦似有施詭計之餘地。或由其自揀特異種子與土質。然於試驗後。分析其土質。亦無異狀。故無可詰難。要之。當由婆羅那之無上勢力與太陽光線。有同一不可思議之結果焉。

三、科學說明之不可能

除以上奇術外。瑜伽行者常以手加於歐美白人皮膚上。其手忽變黎黑色。似久受日光曝晒者。又可以魚類卵子。盛於器中。置之掌內。僅半時間而孵化焉。

夫所謂婆羅那無上勢力者。不過印度人一種假定存在說。然至實驗結果則令一切科學家窮於說明。吾人亦無如何也。意者今世界精神科學之進步。心靈學神通力等之發明。日有所聞。將來吾人所意料不及之新理。尚多。故未能於不可解者強解之而遽斷其爲未有。爲虛僞。少見多怪。見駱駝謂馬腫背也。

至此類奇術。不獨於吾人非所必需。即在瑜伽行者中。亦未嘗以爲無上妙用。然其可以示教吾人者。大自由意志之雄偉。精神心力之奇效。誠爲可驚。而吾人不可自甘暴棄。喪其靈明。大贅爲血肉奴隸。枉被機械物質桎梏一生也。

第五章　我之大自由觀

(二)「我」者宇宙之中心

前既述瑜伽之坐法、行法、調息法等形式。今更進究其精神心象內容。卽瑜伽觀法是也。觀法云者。不可於心思紛亂時爲之。紛亂時之心。皆妄想也。故第一須靜坐而深慮冥想焉。凡後所發揮大自由觀。皆由靜觀冥想而出者也。

瑜伽行者之言曰。人莫不求自由。自由者誰耶。自者我也。我者非外物也。我非外物。故凡外物爲我之自由妨礙者。則驅而逐之耳。何所遲疑乎。夫人行路時。鞋中忽入礫塊。直脫鞋而去之可也。何所徘徊乎。「我」大自由者也。凡害「我」大自由者。皆我敵也。「我」必克治之。「我」必征服之。「我」必脫離之。我不能脫離。是自「奴隸我」也。是故我欲恢復「我」之大自由。第一祕訣。在克治妨礙我之肉慾。而修鍊我之心靈。以血肉之慾。決非眞我。而我之魔敵也。眞我者靈明也。智慧也。自由也。實在而非假設也。廣大而非狹小也。與天地兮比壽。我乃不朽。與日月兮齊光。我乃滿足。我之本來固如此。致廣大而極高明也。不知我有大自由而自小者。是下愚也。知我有大自由而不恢復其主權者是奴隸也。

（二）「我」者一切萬物之中心

「我」者意識之中樞。自覺之源泉。思想之中心。勢力之中央本部也。天地一指也。萬物一馬也。泰山大乎。我不知也。秋毫小乎。我亦不知也。一切比量。盡妄念也。一切計較。盡魔緣也。一切勞勞。盡自縛也。一切語言。但有聲音耳。一切文字。但有空名耳。呼牛牛焉爾。呼馬馬焉爾。是皆不著痛癢者也。皆與「我」無與者也。是皆外物妄象。而非「眞我」也。夫我者「我」也。「我」者必自覺。「我」者必自悟。「我」者必常惺惺。夫然後。「我」爲主而非奴焉。「我」乃自由而無桎梏焉。然此境非但可說食求飽。須靜觀冥想。乃識「我」之眞耳。

（三）我之尊嚴

我者「我」也。「我」之位置雖至賤。「我」之境遇雖至困。「我」之資財雖至乏。「我」之學識雖至淺薄。然此特我之一小部。而決非我之全體。夫所貴乎爲「我」者。爲其決非他人也。世雖有高貴之人。幸福之人。聰明之人。富厚之人。博學之人。遠勝我十百千倍者。然斷不願以全體之我。與彼交換。雖偶有羨慕彼等之心。然不過羨慕彼之享受。而非羨慕其我。夫羨慕他人之我而願與交換者。天下無一人也。何以故。使「我」若爲他人者。則「我」已滅亡故也。

(四)我之本來面目

我自昔曾爲一嬰兒矣。俄而爲幼童。俄而爲少年。俄而爲壯年。漸成熟而爲人格。然我之肉體。雖刹那變化。而此中大有不變者存。其變者已非我。而不變者卽眞我也。（楞嚴經卷六波斯匿王與佛問答語同此）是故不變常在者。我之本來面目也。我之一點靈光也。惜哉滔滔世人。但以飲食牝牡之事。人類較動物爲少進。遂認爲「我」亦如是。一大動物而已。嗚呼。坐守窮簷而不知中有寶藏。是自喪其「我」耳。

(五)自家屋裏主人公

古來自覺達人。多用自呼己名之法。以自提醒。其益甚大。瑞巖禪師。常有主人公一

公案。每自呼曰。主人公主人公。又自答曰。諾。又常自警曰。惺惺著。莫被他人瞞却。此皆先哲提醒眞我之方便法門也

按朱濟道從陸象山游。常贊美文王。象山曰。須是識得文王。不可輕贊。朱曰。誠然。某何能便識得。象山曰。識得朱濟道。便是文王。李中孚與王心敬書曰。識得王心敬。纔算王心敬。

而瑜伽行者亦然。其所倡大自由主義。在脫離一切外物束縛。而以我爲意識之中樞。思想之中堅。勢力之中軸。宇宙之中心。自思自考。自覺自悟。自鞭策自惕勵。務使剝膚見骨。剝骨見髓。明明白白。不掛寸絲。其法則常於靜觀冥想。自呼己名焉。

（六）「我」與肉體截然兩人

庸愚之人。常認血肉之體爲「我」。此大謬也。肉體者。我之衣服耳。彼受我主宰。而奉我命令者也。若喪失我之主人公。而受肉體壓制。終無爲瑜伽行者之資格。故我不可不於此爭自由。爭主權焉。肉體者。我之奴隸也。我之器具也。我之旅舍也。我不可

不離肉體而獨立不可不脫肉體之羈絆苟遇衣服妨害身體時則脫除之可也肉體若妨我自由時解脫之可也要而言之我者我也雖去其衣服而我無所失彼肉體者每七年則全體生理革新一次不過我之一蛻皮耳

(七)「我」之解脫

「我」者至尊嚴也大自由也決非蟄於七尺血肉籠中一囚犯也是故血肉者主人公之居室主人公對於肉體可以自由改造之修繕之整理之血肉不過從細胞元子而集合恰如房屋從木石梁柱而構成方圓形式可任主人公之意而改良之故我於肉體慾望等亦可任我意而整理之若使之健康、強壯、高尚、安樂、清潔、是也。

雖然。瑜伽行者之本意。決非蔑視肉體者也。特主人公超然於肉體之上。有自由權命令之、鍛鍊之、修整之已耳。不覩彼主人公之治家乎常使內外整潔培其花草而掃其庭除或入此室處矯首望雲憑欄觀月身在室中而神遊天外乃主人公之大解脫而幷非與居室絕緣寄神形骸決不爲形骸累也若夫終日奔忙費衛于茅堊其乘屋則非主人公而厠役耳又或自壞其垣鑿壤以遁亦非善居室者也是故瑜伽派亦有馳於極端苦行者而自無上瑜伽眞義律之則偏激而非正軌矣

（八）「我」之不死不滅

「我」之不死不滅非故爲自慰之語而理勢自然者也何也人自想像其爲死故歸於死如以肉體化爲死屍血肉腐爛骨節散亂身體四大全歸於空是已雖然肉體之死我得想像之我之死誰得而想像之且我得想像此死者非卽由我自覺之存在乎我不存在知死者誰故我任有如何心境而我仍爲心想之主人決不變滅無可破壞此卽我不死不滅之本性也常人或疑我睡眠時應無感覺然若無感覺何以一呼卽醒可知形骸雖息識性自完（此意程明道亦言之、見宋元學案卷十三、余嘗常於無意中、以詢余妻李君、眠後是否尙有識知之性、李之答與程意同、）故夢中之我儼然存在也又或疑酣醉昏迷後我應無知然此其回復依然清醒可知昏迷者外來之酒清醒者本體之心（此意明儒學案卷二十七有之）故醉中之我依然不滅也而昧者不自覺以爲我可滅可死是大愚也是自棄其莫大幸福也自

喪其莫大權利也自外於大自由天性者也

(九)「我」之不可侵犯不可傷害

我之大自由性已不滅矣常存矣則不可不守此妙觀察須知我之大自由性不可傷也不可害也入水而不濡入火而不熱大浸稽天而不溺大旱金石流土山焦而不枯是故「眞我」者如大鵬之逍遙九天如以太之刹那萬里無能阻隔莫之夭閼也何以故水火物質之力僅能犯肉體而決不能損靈性我之靈性翱翔太空出入自在如風吹光如刀斷水無能爲礙者也夫然後我乃如金剛不壞而與神明俱矣

(十)大勇猛大無畏（此節以說明權利故用中國古語）

瑜伽行者以爲我之大自由性既遺肉體而獨立不可破壞無有生死湛然常在作此妙觀遂生大效舉世非之不加怒舉世譽之不加喜則韓退之所以頌伯夷之清聖也世無洗耳翁誰知堯與跖清風洒六合邈然不可攀則李太白所以贊許由魯仲連之高節也利害毀譽稱譏苦樂八風吹不動此陸象山所以稱釋氏也勘破名

利。之。夢。拔。出。權。利。之。窟。超。出。生。殺。恩。怨。摧。破。報。復。網。羅。不。忮。不。求。不。怨。不。尤。物。莫。能。害。邵康節詩曰

生平不作皺眉事。世上應無切齒人。　顏斶對齊王曰。

晚食以當肉。緩步以當車。無罪以當貴。淸淨貞正以自娛。

嗚呼。自由由己而由人乎哉。

抑所謂自由性不可破滅者。非但爲消極雌伏偸生苟活而已。當其靜也則恬淡寡欲而高尚其志。及其動也則蹈勵風發而不變其節。何以故。「我」者不可滅也。不可死也。不可壞也。無所求也。無所畏也。苦樂如一。生死不二。老子所謂天下之至弱。馳騁天下之至強。無爲而無不爲。泰山崩於前而不變。麋鹿奔於左而不動。不可以威刼。不可以勢動。不可以虛名餌。不可以財色誘。一任鼎鑊當前。而冥然罔覺。雖入百萬大軍而前。無一物。獨往獨來。無恐無怖。上天下地。惟我獨尊。是故孔子曰棖也慾。焉得剛。必如此。解脫一切者。「我」乃可得大自由。大勇猛。而無所畏矣。

要而言之，我者不死不滅也，常在不變也，老子所謂無死地，死而不亡者壽也。「我」者湛然妙明，與大化靈光一體，而超然於色聲香味觸等粗濁血肉之上也。夫「我」者爲意識之中樞，思想之大本，勢力之中軸，宇宙之中心，一切萬有，皆任「我」轉移者也。是故孟子曰：至大至剛，塞乎天地，萬物皆備於我矣。

第六章　大自由精神統率法

（一）動物心

前既述我之爲何物，使眞我爲主人，而指揮肉體，抵抗肉慾，以得精神之大自由矣。雖然，此精神者，如何而統率之調整之耶？瑜伽行者更進一步，爲嚴密觀察，不但肉體非眞我，卽常人觀念之精神，亦與眞我尙隔一間。蓋精神者，仍我之器具耳，供我之使用耳。夫「我」者乃眞我，而我之精神則供我用，「我」決不爲精神役使也。更分析言之，吾人心理，有種種作用，其第一爲本能心，又名動物心，自人以至下等動物所共有也。此種心理極單簡，在吾人體內，僅足維持動物之生活，若消化，若血行。若排泄。皆爲此精神之所司。又如各種衝動性能。粗濁嗜慾。若動物爭鬪心。動物情慾。及憎惡嫉妬等卑劣習癖。皆貯藏此中。

（二）動物心之內容

「無上瑜伽」一書。曰動物心之內容。以食欲、情慾、本能、感覺、諸低劣感情爲本。（如蠻人生番等）饑渴、牝牡、仇恨、惡意、復仇等一切妄情及感官之物慾皆屬之。予不欲過指此類動物心之非。蓋當進化初步。人與禽獸本不相遠。又値今物質發達時代。生活上亦不可少。特須不失其正耳。若失其常軌。而以「我」爲動物心所主宰。則失「我」爲人之資格。而淪於動物。殊屬危險。今茲所論。亦不必批評動物心之當否。特明動物心爲「我」所屬耳。蓋動物心本非眞我。而爲我所有。受我節制者也。

（三）智能

精神作用之第二類智能是已。無上瑜伽曰。智能者。爲推理分析思辨等心理作用。亦如前述動物心。本非眞我。而供我節制調度者也。智能才技。亦我運用之一器具耳。讀者所最當注意。卽在分析心理。認明「我」與「我心」之分別。所貴乎我者。爲心之主而非其奴隸也。此我之大自由權也。學記曰一年視離經辨志、陸象山見初學者一月、只曰辨志、王陽明亦然、孟子所謂人之所以異於禽獸者幾希、庶民去之、君子存之者也、

(四)最上心

第三之最上心。卽靈明不昧之心也。此心爲天才靈感等之源泉。居吾人心理中最高位。一切理想。由此胚胎。正誼、人道、博愛之情操。宗教之意志。慈悲、仁義等同情。皆由此發。可使人尊重道德。有惻隱羞惡辭讓是非諸良。較前諸心理爲精矣。然此心、、、、亦非眞我。仍爲我所屬耳。

(五)大自由精神統率法第一

前既分析吾人心之作用。則最要者。不可不明統率此心之方法。吾人既知「眞我」離肉體而獨立。同時又爲肉體主人。則我雖有感情、思想、意思等集合體。而此決不可認作我之眞面目。蓋我爲運用諸心力之主人公。而主人公決不爲彼諸感想所

束縛者也。

夫與我肉體關係最密切之感覺。莫饑渴苦樂若矣。但饑渴苦樂。自饑渴苦樂。「我」自「我」。決不可混同。彼不過附於我身體之一事耳。凡此種感覺。雖不能使與我絕緣。要必部署有法。勿使損我主權。乃不失「我」自由。故統率精神之法。遇飢渴時。須捨去「我飢」「我渴」之觀念。而視若他人飢渴。恰如牛馬立於我傍而訴其飢渴者。時時作此觀想。庶統率有方矣。

苦樂亦然。我不感苦痛。我亦不享快樂。感苦樂者肉體耳。肉體者本「非我」也。「我」見肉體快樂。恰如觀鄰人之喜慶耳。「我」見肉體苦痛。恰如至醫院而見諸病人耳。雖與我不無多少關係。然可安靜調處之。正當措置之。凡使精神平和。萬物不動其心。而不致畏苦貪樂。趨利避害。陷於過度之弊也。

大自由精神統率法第二

次則自己於憤怒、嫉妬、憎惡諸感情起時。亦善自觀察其起原。而善處理之。最要者。

亦作爲他人感情觀念。如心理學者。研究他人心象變化之態度然。如此觀察。則當一感情生起時。措置安詳。不失精神統一。無倉卒危險之虞。大抵吾人感情勃發時。忽然忘其爲「我」而憤怒嫉妬等熱烈暴情乃入「我」室操「我」戈張脈僨興驅迫「我」鞭策「我」於是諸感情爲主人而我不免爲其奴隸生心害事患莫大焉瑜伽行者對於此時精神統率法則不作我觀而作他人觀曰此憤怒者非我而他人也此嫉妬者非我而他人也我可以安靜而觀察之研究之批評之循其所自起而窮其所自止焉作此觀時暴烈過度之感情忽雲收雨霽而「我」之大自由恢復矣雖然若盡去一切感情則槁木耳死灰耳亦非其正也惟易一身以冷觀之靜察之鍛鍊之使得其平利用其有益而除去其有害取舍自在歸我主權此我之責任我之利益也所貴乎有我者如是而已

大自由精神統率法第三

夫智勇辯力理性才能本爲我之一長然運用不良則心勞日拙後必有災小有才

而不聞大道不爲我益而反爲我害如蠶作繭適以自縛故我雖有智能須善分析之解剖之考察之運化之我之自觀察恰如觀彼植物之花若何發芽若何成長若何含苞開花結果凡此善運用我之智能者乃我之最大武器而決非我也我若誤用不啻盲人之舞寶刀自殺而已矣故非但不可誤用感情尤不可賣弄才智徒擾亂我精神之平和我不可不爲理智之主人而愼用之焉巧召殺枝召殺天之道也我之小慧非我幸福也天下本無事庸人自擾之歷觀古今英雄豪傑幾人不作法自斃者比至其時悔之晚矣

大自由精神統率法第四

更就我最上心而觀察之分析之究其所起而窮其所止其法亦須作觀察他人心狀者然當此之時須以最上心置於下位而以我超然居其上如日照高山萬物皆相見也故此最高心亦唯爲我所屬而非眞我爲我所統率云爾

瑜伽以爲我者普遍者也存於一切衆生心中下至無意識生物上至人類無一不

含有我之光明。特所異者。漸至劣等生物。爲身體感覺等種種外皮所翳蔽。而其光明不外現耳。譬古鏡雖明。障於塵垢。電燈本明。覆以黑幕也。然一旦除去其障礙。則內部精瑩照耀。宛然存在。夫彼下等生物。不能除其障礙者。限於識也。若我等人類。欲蛻去此黑暗皮殼。而恢復其光明本體。自易易耳。此黑暗皮殼。惟何。不外肉慾感情等無理要求過分妄想耳。如唐神秀大師偈云。

身是菩提樹（菩提即光明智慧之意）心如明鏡臺。時時勤拂拭。莫使惹塵埃。

瑜伽氏所以統率大自由意志而發其光明者與此同也

（六）我

由以上心理分析。自吾人肉體爲始。逐步推究。若感覺。若感情。若智能。以至最上心。悉爲「非我」。夫凡「非我」者則拋棄之已耳。然則我者果何物耶。若吾人除却眞我。尙可認識非我耶。此殆不能之事矣。何以故。今日吾人可除却生理諸機能作用。而認爲非我。又可除却精神作用。而想爲非我。然此能認非我。能想非我之我。誰乎。吾人可以除却否耶。是不能矣。

按楞嚴經卷二云。阿難言。若我心性。各有所還。妙明元心。云何無還。佛告阿難。汝應諦聽。今當示汝無所還地。阿難。此大講堂洞開東方。日輪升天則有明曜。中夜黑月。雲霧晦暝。則復昏暗。戶牖之隙。則復見通。牆宇之間。則復見壅。分別之處。則復見緣。頑虛之中。徧是空性。鬱埻之象。則紆昏塵。澄霽斂氛。又觀清淨。阿難。汝咸觀此諸變化相。吾今各還本所因處。云何本因。阿難。此諸變化。明還日輪。何以故。無日不明。明因屬日。是故還日。暗還黑月。通還戶牖。壅還牆宇。緣還分別。頑虛還空。鬱埻還塵。清明還霽。則諸世間一切所有。不出斯類。汝見八種見精明性。當欲誰還。何以故。若還於明。則不明時。無復見暗。雖明暗等種種差別。見無差別。諸可還者。自然非汝。不可還者。非汝而誰。則知汝心本妙明淨。汝自迷悶。喪本受輪。於生死中。常被漂溺。是故如來名可憐愍。

以上佛詰阿難八種還法。若外界紛紜塵影。一切除去。其最後一念不可除者。卽我。之。妙。明。元。心。也。而、瑜、伽、逐、層、分、析、心、理。不、見、有、我。惟、至、最、後。此。分。析。心。理。之。心。任。汝。如。何。分。析。擺。脫。不。去。此。乃。眞。我。矣。宋儒司馬溫公解大學格物致知。以格爲捍格之格。謂捍格而去外來物欲。則知致矣。其意亦垢盡本明見也。老子言惚兮恍兮。其中有象。恍兮惚兮。其中有物。冥兮窈兮。其中有竅。窈兮冥兮。其中有精。其精甚眞。其中有信。蓋老子所謂恍惚窈冥。即司馬溫公所謂應捍格之外物。佛所指之八可還。而瑜伽分析去之非我也。老子所謂精眞。即司馬氏所致之知。佛所謂不可還者。而瑜伽所謂能識一切非我之我也。夫。能。識。非。我。之。我。此。眞。我。矣。識。此。眞。我。者。不。得。不。謂。爲。我。之。大。覺。也。此。眞。我。者。永。無。變。異。不。可。破。壞。此。眞。我。者。不。死。不。滅。宇。宙。一。閃。之。靈。光。心。法。無。邊。之。大。海。而。慧。命。滙。然。之。淵。泉。也。妙。哉。眞。我。（此我不可壞滅、而可移轉、即用催眠術亦可試驗而略知之、往者梁任公新民叢報曾談及此、本樂天館有借尸還魂相片可證、伍秩庸先生、有在美洲所照之鬼像、其移轉即投胎也、佛說有識神移轉、經在大寶積經第一百九卷及十卷、）

（七）我之獨立宣言主權恢復

由前所述。則知人各有二我。一為外殼之假我。一為內部之真我。真我精靈美妙而假我溷濁粗惡。真我安詳清淨而假我塵務擾攘。真我常樂而假我常苦。凡為真我累者皆假我也。貽真我以煩惱者皆假我之皮殼也。夫戴盆之人何以望天。我戴此假我之盆。何為哉。此假我之盆。真我之敵也。假我之皮殼。真我之枷鎖也。要之假我者。真我之仇敵也。今日之事。有我無卿。假我乎。自今日始與汝脫離關係。我乃宣言獨立。恢復我大自由主權。

大自由主權。恢復者。我之天賦人權也。我之無上威嚴也。我之永遠榮光也。不自由毋寧死。苟汝假我。復乘隙來侵。率我蟊賊。以來騷搖我邊疆者。我將曜知慧火。仗明利劍。斬盤亂絲焉。嗚呼。我之大自由萬歲。

（八）真主人與真奴隸

愛瓦德加盆特氏。(Edward Carpenter) 常訪問瑜伽行者。其所答如下。

人生斯世。常為煩惱所困。此乃難免之事。例如明日須赴法庭訴訟。則今夜不能眠。

此誠可憫也雖然誠以達人慧眼觀之抑又何難例如吾人行路鞋中忽入一礫石致吾足痛則直脫鞋而去其礫石可耳夫人於足下礫石則知脫去之心中煩惱則不知去之何也若某事使吾煩惱則直拋却可耳放下可耳將所有頭中痛苦心中煩悶紛紜雜念一齊放下斯已耳有何難哉汝能將汝心中煩惱脫去斯大自由矣眞獨立矣得天賦人權矣非然者則汝終不免奴隸而已矣

且所貴乎人者何爲也哉人亦有言人者萬物之靈長也自然界之霸王也進化之優秀者也汝心中煩惱尙不能自己除却時時使汝歎息時時使汝皺眉時時使汝迷悶然則所謂自然界之王者安在哉嗚呼奴隸而已矣靈長優劣安在哉蠢物而已矣

不見夫今所謂文明國民乎家號素封鋪設張皇揮霍任心意氣揚揚而默察其獨居深念每顏色憔悴意志沮喪中夜長歎此其故何耶彼常爲貪欲淫志之暴主所驅策所鞭笞所役使而奉命唯謹棲息於此暴主之軛下奔命不遑甚於鬻身之黑

奴絕似負軛之牛馬。漂溺煩惱苦海中。永無出期。尙以夸嚥壯語。覥然誇於衆曰。我自由之民也。不亦大可憐愍乎

是故無上瑜伽大自由之眞義無他。卽在使吾人脫其外屑假我之皮殼。去其心中煩惱之礫石。扎硬寨。打死仗。破除妄想之賊巢。犂掃貪慾之魔窟。夫然後河山再造。日月重光。不爲奴隸而爲主人公矣。主人公常惺惺。則可對此八萬四千僕從。指揮之。駕御之。天君泰然。百體從令。誠一雄偉莊嚴之偉人。不愧靈長萬類也

雖然。食說食不可獲飽。爲主人公、必有家法焉。必練習馭下之方、調御之術、要在集中精神、而改良習慣。恰如一大機器。一輪一條。位置得宜。運轉靈活。呈效確實。又不爲無用事業而妄耗其力。若不用此機時。則善保存休息之。管理機器既然。管理我之身心亦爾。除必須生活執業外。則使精神安然休息。不追悔既往。不苦慮將來。但以眞我存於意識之奧。臥於靈妙之安宅焉。其大自由爲何如矣

欲修習此事。亦稍須練習。如他種藝術然。勿助勿忘。熟能生巧。先須袪其妄想。淸其

渴慾。捐其驕態。刳其淫志。休汝營營之機械。使頭腦平靜。靜極則明生矣。一面恢復精神之疲勞。一面涵養胸中之元氣。貞精瀰滿萬象在旁優游自得忽登彼岸而自接貞我曙光人生妙境所謂踏遍芒鞋無覓處得來全不費工夫則亦并無何等祕訣也。

（九）約言

以上所述。約言之。

「我」者實體也。肉體精神。不過我所用之器具。

「我」者獨立乎精神以外。非依精神而存在。

「我」者決不可爲肉體或精神之奴隸。而爲其主人公。爲其帝王。

我之器具若感覺、感情、情緒、欲望、知識、才技等。一切精神作用。可以我之大權拋却。於「我」以外。

「我」者決不能拋却。何則。貞我者永久不變。不死不滅。常存在者也。

當爲此觀想時。則喜怒哀樂生死憂患。不足以動其心而得發揮心之本來面目矣。於此應注意者。瑜伽所信之不死不滅。甚近耶穌敎之靈魂不滅。而與佛祖正傳禪宗。尙隔一間也。觀夢窗禪師之夢中問答、道元禪師之正法眼藏可知。（夢窗日本之國師、道元日本宋元時中國禪師、避元亂入日本、爲日本宗匠也、）

第七章　我之主權擴充

（一）萬物一體觀

前既述我之爲何物。而認爲常存不滅矣。然此仍指個人小體之我。尙未入於雄偉壯大之我也。仍狹小之自由。而尙非大自由也。本章乃由小我而進述大我。若能爲大我自覺。則於萬有一體之大眞理。根本貫澈矣。此與儒敎周易所謂與天地合其總。與日月合其明者略似。而與禪宗之萬有一體觀亦合禪宗之理。詳於陽明與禪一書。玆不贅。（陽明與禪亦此書作者所著原名逸聽與陽明）

（二）我與造物

周書曰。惟天地萬物父母。惟人萬物之靈。張子西銘曰。乾稱父。坤稱母。予茲藐焉。乃混然中處。耶教亦有上帝造萬物之說。是皆以天地爲父母。而人爲天地之愛子矣。此實人與大造之分也。由此之論。似乎儒教耶教。對於大造同有赫赫在上之觀。尙未認人與所謂眞神者平等無二。然而瑜伽學派。則爲竿頭進步。無物我。無小大。渾然一之。其言曰「我者卽神也」此誠打破一切之藩籬。入於最高唯心哲學之域。較東西宗教更爲透闢矣。

若揆諸佛教正傳禪法。所謂衆生本來成佛。一切衆生。具有佛性者。其圓滿美妙達於極端。今瑜伽之論。亦酷與相似。則瑜伽哲理之精深。盡脫羈絆。亦可想見矣。

（三）我與外界

瑜伽以爲普通世人所自視七尺之軀。稱偉然大人者。渺乎小哉。實則我者。決不如此微細也。何以故。我一面雖與萬物接觸。而引爲同類。一面實與大靈同根。而超軼一切。以宇宙。生命。爲「我」。生命大化活動。爲「我」。活動太空之光明榮耀爲「我」。光明。榮耀「我」者其本質與神同一者也。

此非徒理想之言也。亦有其實驗。我之肉體本與世界同一元質。外界元子。新陳代謝。變化不絕。我之肉體。亦新陳代謝。變化不絕。我與外界關係直取之外府而藏之內府耳此非外界大我與內界小我同爲一體之確證耶。至此可憶及陽明諸儒之語。

陽明曰。風雨霜露日月星辰禽獸草木山川土石與人原惟一體。故五穀禽獸之類。皆可養人。藥石之類。皆可療病。只爲同此一氣。故能相通耳。（王文成全書卷三）

又魏校曰。一呼一吸。未嘗不與大化相通。（明儒學案卷三）

又鄒元標曰。仁本與萬物同體。只爲人自生分別。所以小了。古人天下一家。中國一人。非意之也。其心量原自如此。今處中國。只爭個江西。江西又爭個吉安。吉安又爭個安福。安福又爭個某鄉。某鄉又爭個某里。某里又爭個某姓。某姓又爭個某房。某房又爭個某祖父。某祖父位下又只爲我一人。（按一人身中尚可爭個某部頭目手足、某部中又可爭個某筋血皮膚、又可爭個某毛孔、某毛孔又可觀轉爭至無窮、耶先生言尙未盡也、終身營營。不出一身一家之內。此豈不是自小乎。故善學者。愈充之則愈大。不善學者。愈分之則愈小。明儒學案二十三

蓋恐人自相分裂。則一身四肢可以麻木不仁。而手足可以互毆。智者神與化遊。則呼吸直通帝閽。而萬物本來一體。宇宙間類聚群分。雖萬殊而實一本。爲我等活動生力之婆羅那。普徧萬物。周洽四滿。無我無物。皆同一渾元性海也。

（四）大我之大自由

吾人身體與生力。爲宇宙物質生力一部。我之心靈。亦宇宙大心一體。故吾人思想行動。亦宇宙大心思想行動之一體。宇宙全體大心。絕對無上。無始終。無內外。不變不易。永劫不滅者也。則我占宇宙一體之心。亦在此全體中。而永不可滅。

又吾人生命從宇宙來。活躍吾人內界。當生命發動時。與吾人心靈密接而不可分離。生命心靈常不可離。則吾人生命乃非吾人一己生命。而宇宙全體大生命之一體耳。夫宇宙大生命者。不增不減。常住不滅。故一切衆生生命。皆於宇宙全體大生

命中分占其一體。如一人之耳口手足。一切衆生意識。亦於宇宙全體大心中。分司其一體之感覺。如人身中之一感官耳。其脈絡貫通。痛癢相關。外雖區分。而內實一體也。

西國學者。多僅從一面觀察。以個人精神身體銷散時。判爲死亡。謂吾人生命。遂於此結局。此誠大謬。蓋祇宇宙一小體之精神物質。歸於全體耳。譬諸一人資財。從內府發出。移諸外府。可謂其耗散銷失乎。況小體精神生命。歸於宇宙全體。尙非僅由此移彼之比。毋寧謂爲小已生命精神之大擴充大膨脹也。

（五）變化無限

今夫吾人肉體之一部。其數日前。或從一植物變化而來。數日後。又或爲一礦物變化而去。又吾人此時吸入之氣。不知遠自數千萬里而來。俄焉呼出之氣。又不知遠向數千萬里而去。此一秒間。以太元力之波動。不知從無數億萬里而感於我身。次一秒中。以太元力之波動。不知經我身。又感動無數億萬里以外。是故任何大化中。

一元子皆宇宙公同轉輪作用若欲私爲己有誠不可能之事物質分子事實且然何況心靈感應速於電流者乎譬如一樹而萬花齊發一枝而百果同熟心心相接發自同性息息相通了無所礙物質也生力也心象也何往而不然抑此公通共有之中亦有我獨到者存而不變不亂者卽所謂「我」是已除我以外皆受宇宙公同變化者也。

（六）天地一大生物也

由此無限變化以仰觀俯察可悟大塊之間無一死物不過其生活運動形式各殊耳。若者爲脈搏。若者爲呼吸。若者爲頤動。日夜相代。方死方生。而無一秒之停。蓋森羅萬象實無非生物也鳶飛戾天魚躍於淵風來花舞春入鳥言木欣欣以向榮泉涓涓而始流無論動物植物礦物若於大化中求一無生機無變化之物終不可得也。彼其物質各元子。各有其活動。各有其勢力。各有其生命智能。卽各具不思議之本性云耳由此觀之可知萬物一元之秘機而一切時一切處無非生命之普遍存

在也。（此條非讀周易不能明、拙著有周易通類略舉之、）

（七）我之歸一觀

萬化一元也萬法歸一也所謂八萬四千毛孔同一鼻孔出氣三百六十骨節節節痛癢相關我與萬物宛如百川匯爲大海大海流爲百川已耳哀哉執著小我而喪其大我者是自以左手擊其右手無端支解者已

（八）物質勢力同一觀

夫物芸芸各歸其根孰主宰是孰綱維是不可致詰故混而爲一一者難名字曰靈氣（Akasa）其性極微凡五官所可感覺者皆靈氣粗疏之外形耳故欲加以推究必由粗入精由外入內先於一切物質用化學元素分解法元素一一分解之究竟歸於一亞加薩（微子）由亞加薩振動多少而元素乃生差別凡此開闔摩盪不過亞加薩運動之多種現象而已此如活動電影五光十色之從一電機出者有以異乎。

是故愚者但見其異則肝膽成楚越智者默觀其同則萬物爲一體同一亞加薩（一卽靈氣）之勢力運動散則爲氣聚則爲液凝爲山岳流爲巨海鼓則成風靡則成火蒸則發熱激則生電觀彼火山噴則爲火融則爲水燒冷之後復成土石其動爲力其化爲氣反射爲色靡盪爲聲擴散爲味靜成虛空變成世界風雲變態氣象萬千譬一機輪發動萬軸詰其根元畢竟一體差別盡去自然平等妄想全消乃見大同物我相忘乃眞自由味此不察舍本齊末比而同之烏乎可哉

（九）萬物同胞觀

吾人恆言若者爲高等生物若者爲劣等生物但此不過吾人類主觀云爾若就其靈性一體觀之日月無私照雨露無私潤無不持載也無不覆幬也且不特此一小世界飛潛動植同居鴻濛一氣之中卽虛空諸天諸星亦何嘗不與吾人同一法界則幽闢明月我之妙眞如性也無限宇宙皆我大好家居也我誠偉大哉我誠莊嚴哉我誠宏麗高妙哉我誠榮幸福樂哉嘻、此眞我之大自由

(十)約言

就以上瑜伽之旨約言之。

物質窮極。必歸於一。勢力究竟。必歸於一。精神本質。必歸於一。

物質由勢力生。勢力由精神生。精神者無所生。自然耳絕對耳。

吾人身體與宇宙物質爲一。吾人生力與宇宙勢力爲一。

吾人精神與宇宙大精神爲一。吾人生命與宇宙大生命爲一。

絕對者神靈而我其表現者也。故我與神靈同一者也。

故我體中有靈性本質。故我情中有神聖之慈愛。

故我知力中有神聖之智慧。故我能力中具神聖之勇。

故我中有無盡寶藏。無盡光榮。

無盡幸福。無盡自由。

無盡權利。無盡之我。

妙哉我乎。

（十一）略評

瑜伽以我之肉體爲有變化。而我爲無變化。（此理參觀楞嚴卷二波斯匿大王白佛節最明、）以我之生力。刹那變化不住。而我則永劫不變。又我之精神亦變化無常。而我則常在不變。故所謂我者。非物質非勢力亦非精神而一種靈性耳。

然於他面又主物質勢力精神歸一說以宇宙爲實在以我與物質爲同一。二說似乎矛盾然實非矛盾蓋一心二元論也。

物質與精神本難嚴爲區別。生命與精神亦然。故其萬物一體說。誠爲不可易。瑜伽所謂我。甚似正傳之禪所謂佛性。其所謂神。甚似法身佛也。（此節法身佛云云、乃圓敎了義、甚難譯解、）

第八章　我心之狀態

（一）心理與疾病之關係

前既述瑜伽觀法。及鍛鍊精神方法。然則其精神運用時如何。夫人之身體精神本不可分而爲二。若滯於一偏。則不完全。如心情調利時。百脈亦暢適。悲愁憂鬱。則食不下咽。恐則面白。怒則面赤。懼則四肢厥冷。喜則精神活潑。此皆吾人所常經驗而知者也。

據沙米由撒加氏言。非洲一地方人。每起猛烈之憤怒悲哀等感情時。必發熱病。以爲常。

又李加德生氏曰。若人精神激動時。易起糖尿病。此可知精神作用。爲疾病起原也。

又孫支帕皆德氏曰。予屢次實驗結果。癌腫病皆由幽憂而起。無一爽者。

又姆爾氣令氏曰。凡罹初期癌腫之肝臟病者。其病原皆因憂悶哀痛而起。若以偶然之理解說。誠不當也。

又司那氏曰。癌腫病大都由憂愁而起。若婦人乳癌、子宮癌。尤然。

又伍爾金氏曾報告黃疸病由精神失常所致之實例。加爾通氏亦舉由於憂鬱之實證。馬鏗支氏謂精神激動故。生危險之貧血症。亨太氏報告咽喉炎症。由感情過激所致。

李加德生氏曰。精神過度緊張時。則皮膚發疹。若癲狂尤爲顯著。

該德氏曰。由予所實驗。憤怒恐惡憂鬱等心情足造成身體組織中有害分子。若愉快樂天等心情則生富於滋養之化合物。可刺戟細胞而發生勢力。

秋克氏當精神治療法西國尚未大行時。曾著精神病論。歷舉由恐怖而生之各種病症。若狂亂、白痴、黃疸、白髮、禿頭、落齒、子宮病、中風、小膿胞、皮膚病等、當傳染病最盛行時。最須堅定意志。蓋恐怖心者。實足於無病人中造成大多數病人。而使輕病者速其死亡。此吾人所實驗者也。

讀者應熟記心者力也。

（二）瑜伽之心狀

據以上理由。故瑜伽學者。於身心修養。最爲致力。精神之靜平也。心情之安和也。血氣之調適也。時時注意。乃可常全其天。而具剛強無畏之勇氣。行此精神鍛鍊。至於純熟。其心安詳。其氣深沈。其意強固。平如鏡。明如水。無往而不大自在。故瑜伽心法。在於歡喜快活滿足幸福。不使一毫不平苦痛失志諸念存於中。荀子曰。美意延年。其此之謂與。

(三)身體休息法

平和者。養生之妙藥也。休息者。却病之靈丹也。瑜伽行法中。說其身體休息法。曰以背向下而安臥。將全身筋肉弛緩。用心觀察。從頭至足。一一筋肉。若覺有一處筋肉未弛緩者。則當弛緩之。務使一切筋肉皆弛緩。一切神經悉休息。由是泰然安臥。行深呼吸數次。終後。卽轉身以右爲向下而臥。使全身弛緩。自然休息。行深呼吸。繼則更轉身易左爲向下而臥。以緩和全身之神經筋肉。行深呼吸。當安臥時。心中作觀想曰。牀柔如綿。予臥其上。身體手足。其重如鉛。予重如鉛。予重如鉛。反覆念之。一面舉手而弛緩其筋肉。俾因其重量自然下傾於身旁。其法先舉右腕。則右腕因其重量而下傾。次舉左腕亦然。復次同時舉兩腕試之。兩腕既傾。乃舉右足以及於左足。又同時舉兩足試之。然後舉頭。俾因其重量而下傾。如是數次。乃安然平臥。此時心中當念。全身重量皆支於床。

此法乍見有似可笑。實則不然。何者。由生理心理上論之。若臥時不以全身重量。委於牀上。則體部硬固之筋肉。支持其身。眠不得安。惟以渾身放置牀上。如小兒之熟睡。自忘我身。此休息法。足以恢復疲勞。增加新生機。忽若化爲他人者然。

休息法所最要者。在使自體如意安排。享受安寧平和之幸福。

(四)精神休養法

身體休息。則影響精神。精神休息。則影響身體。此人所共知也。故瑜伽又特重精神休養法。

法使筋肉弛緩。神經休息。靜坐或安臥均可。此時心不外馳。迴光返照。又力避刺激精神之事業及思想。但以全力集注精神於奧區。默念曰。我之精神。由肉體獨立。我之精神自在。我之精神安樂。如此爲極滿足之觀念。使生意盎然。好整以暇。

更爲默念曰。我爲十方法界中心。上天下地。一切任我回轉。我者大自在也。大自由也。

我者絕對神靈之一部也。我者宇宙大生命之表現也。故我不死不滅。我與神靈。圓融渾一。無二無別。我之周圍常發燦爛之光。我之中心常含皎潔之月。我之靈覺常生淸澈之慧。我無時不遊極樂大妙之域也。妙哉我也。幸福哉我也。

是故觀瑜伽氏之說。可憶及正傳禪宗永嘉大師偈語曰。

一性圓通一切性　一法徧含一切法　一月普現一切水

一切水月一月攝　諸佛法身入我性　我性共同如來合

第九章　北美瑜伽學風之來源

(一)亞化之西漸

北美瑜伽學風之盛行。至今不過二十餘年耳。然則其來源如何。亦讀者所亟欲聞也。蓋此非美洲固有文化。乃亞洲之種而開美洲之花者也。此學倡自印度而播於北美新大陸。蓋亞化西漸。更進以歐美新科學智識耳。我國之人。方崇歐化。慕歐洲文明。而歐美人。則崇亞化。慕亞洲文明。我國之人。今方以歐洲興盛故。而崇拜耶穌。而德國某學術研究會綱領第一條。卽引孔子之語以冠之。固人性之好異哉。亦東西文化潮流。接合之良機也。東方傾慕西方文化。在其船堅礮利。食腥衣毳。而西方慕東方文化。乃在免物競劇烈之苦。冀欲解脫。却病而延年也。故美國物質競爭。精神煩悶之焦點。而印度瑜伽學風。遂乘時西被。人之仰之。如大旱之望雨澤。暍煩之得甘露。昏夜之瞻明星。務人之投旅舍也。其披靡一世。誠非偶然哉。

(二)印度者世界哲學宗教之母國

印度者。世界最奇特之一國也。西儒馬尼愛。威廉母氏曰。「印度人者。先乎斯賓那莎二千餘載。已唱汎神一元論。先乎達爾文數百年。不特進化論尚未發明於歐洲。卽進化論之文字語言。尚未入於人類口耳時。印度學家。早發見進化學說」。故印度者。世界哲學之先河也。世界宗教之母國也。世界思想之故鄉也。其宗教。其哲學。

實包含人類所有思想。若汎神論。若一神論。若多神論。若無神論。若唯物論。若唯心論。上自康德、黑智兒之超絕哲學。中若士維登保派之神祕說。下至惡魔崇拜。生殖器崇拜之陋想。無一不備。可謂世界奇觀也已。

印度者。思想界之熱帶國也。熱帶國中。一切生物無不繁育。象馬牛羊。蛇蟲、蚊虻。美果芳草。嘉卉棘刺。美惡好醜。燦然并茂。吾人對於此繁富文化之採取。如登高山者、舍其碔砆、採其瓊瑤、涉大海者。納其珊瑚、去其泥滓耳。此非獨吸收一國文化有然。吾人任吸取古今中外文化。皆須準此例也。

又印度人之特長。與西國迥異。何者。歐美國民。終日勞勞。疲於物競生活中。以爲得其自由。而精神方面轉失自由。印度人反之。於強權一面。若失自由。而精神方面轉得自由。蓋歐美社會。雖言尊重個人自由權利。而每有新思想、新主義、新信仰發見。自其歷史觀之。不遭孥衆危害者蓋鮮。往往迫不得已。則犧牲其生命以殉之。自大聖梭格拉底以來可見也。（註、耶穌被害、蘇非歐人、而於歐風關係極重、世所共知、）而印度人不然。雖於制度上。

未能脫除階級而於精神方面絕對享受自由故有哲學意見毫無忌憚而公布之新宗教思想亦毫無躊躇而宣傳之未有嫉妒加以危害者如此自由日光以化育思想界生物誠哉印度爲氣候之熱帶又爲哲學宗教思想之熱帶也

第十章　瑜伽行者之神通

（一）印度國民之特殊心理

瑜伽行者所稱爲奇術師者。大抵有祕訣。使觀客發生一種幻覺。由其集中心力。而利用婆羅那。可與地球重力相抵抗。使重物上升。又或稱游動術者。可使其身體浮動於虛空。又若傳心現象。於印度特易行之。故多數男女可習以心傳心之奇術。若西洋人腦力心力究不能習之。下記各幻術。除印度人以外。殆未易學習而得之焉。

（二）印度人奇妙之傳心術

印度人之大多數。其心狀與他國人迥異。且經數百年之遺傳與社會薰習。故有易於感傳他人思想之能力。恰如無線電之受信器。由空中而感受電浪然。此種傳心奇異現象在印度則爲普通事實。人無以爲異者。故每有一新聞。僅數小時頃而遍傳於印度大陸。其迅速殊難思議。英國人所熟知也。印度莽莽大陸。交通不便。僻遠之域。汽車輪船電信電話。一無所有。然或新宗教家發見眞理。則不日之間。可以傳遍全國。凡此奇異心理。常令英人驚愕而無從說明焉。

(三)幻術之可能

印度人既有此特別心狀。能以己心感傳他人之思想。是故瑜伽行者乃利用之。先集中其心力。以自己思想波及於羣集之觀客。使皆起幻覺。此決非難事。行者於此。必須積久研究磨鍊。固不待言。而其足使觀客起幻覺者。初不限於印人。若西洋人與其列時。亦自然受其傳心力之波動。同起幻覺。其原理殆近似催眠術。使公衆同時受其暗示。發生幻覺而變易心狀。又由觀客預期作用而相合成者也。行者有使自己思想。爲幻化物體之魔力。又能使觀客移易其心想。乃以此其體幻象。傳送於群衆之心。遂如見實物然。

按幻化之事。吾國自古相傳。從西國來。所謂吞刀吐火者是也。列子。周穆王第三曰。周穆王時。西極之國。有化人來。入水火。貫金石。反山川。移城邑。乘虛不墜。觸實不硋。千變萬化。不可窮極。既已變物之形。又且易人之慮。穆王敬之若神。居無幾何。謁王同遊。王執化人之袪。騰上中天。及化人之宮。構以金銀。絡以珠玉。耳目所觀聽。鼻口所納嘗。皆非人間所有。王自以。數十年。不思其國也。既寤。自失者三月。而復更問化人。化人曰。吾與王。神遊也。形奚動哉。王大悅。

又曰。老成子學幻於尹文先生。三年不告。老成子求退。尹文先生揖而進之於室。屏左右而與之言曰。昔老聃之徂西也。顧而告予曰。有生之氣。有形之狀。盡幻也。知幻化之不異生死也。始可與學幻矣。吾與汝亦幻也。奚須學哉。老成子歸。用尹文先生之言。深思三月。遂能存亡自在。憣校四時。冬起雷。夏造冰。飛者走。走者飛。終身不著其術。故世莫傳焉。

以上係節略其辭。類此之例甚多。觀西極化人來。老聃徂西諸說。意者。道教亦自古從西來。亦若巴比倫文化向西去也。而印度實近帕米爾高原。蓋古代一切道術所淵源。故今尙稱爲世界學術之母國也。然若能以舊種接合新枝。則必開美花矣。此吾亞化先進之責也。可與一商此義者。亦有其人乎。

又幻化之事。佛典中引之最多。觀佛所降伏之九十六外道。往往有大幻師。與佛鬬法而失敗。乃降服爲大寶積等經載之甚詳。觀佛之降伏大幻師跋陀羅。與之授記。文理事情俱妙矣。故諸大幻師。亦常謗佛爲幻術家。實則佛法眞諦。幷不重神通幻術。然即此推之。凡佛經序品中所陳列之天龍八部、無量世界神魔龍畜、護法等事。向稱最難思議者。似亦可知其意也。

(四)大蟒出現術

凡幻術皆於戶外行之。擇空曠平地。行者先於中間。結跏趺坐。整威儀。瞑目。使觀者聚集周圍。立於一定距離。不得近接。行者之身。以待幻術實現。費時頗長。此時有助手少年兒童等。打鐃鈸。鳴鑼鼓。其音極低。多爲單調。似若催人睡眠然。是時行者於此聲中誦咒文。其咒文語尾。皆帶烏母之音。蓋亦單調也。以此定律音樂與咒文之聲。振動空氣。其術法次第成熟。忽來一時機。助手少年。於壺中或箱內。取出小蛇數頭。放而出之。其蛇乘音樂聲。東西蜿蜒而走。俄焉身體膨脹。蛇首尾延長。遂成大蟒。而至觀客之前。一時觀者戰慄。於是行者揮手。樂音變化。大蟒之身。次第縮小。至全然消失。

（五）幻繩術

幻繩術者。行者起身。取助手所持纖長之繩。於一端作結。投之空中。數分時。繩自然次第升於高空。所結一端。全不可見。而下端尚餘數尺。垂於地上。上端久懸空中。恰如懸於鈎上然。

復次。行者命最幼助手兒童援繩而上。其行迅速。直至空中。兒亦不見。此時行者拍手。繩忽消失。數分時後。上繩之兒。忽走入人羣中。恰如行遠路者。狀甚疲倦。又有時上繩之兒升高空中爲一小點。次第降下至地而止。

按夢溪筆談。言唐明皇從葉法善入月宮。聞霓裳羽衣曲事。亦此類耳。

(六)幻芒果術

幻芒果術。旅行印度者多實見之。其法行者先聚土爲小山形。山中置芒果之實。次乃鳴鐘鈸與鑼鼓而誦咒文。時以手蓋小山。數分時後。小山上已抽綠色軟芽。俄焉成長而爲小芒果樹。漸發達而爲大樹。枝葉扶疏。開花結實。於觀客面前。其實成熟。使衆人羣集食之。逾時。行者以法力。使大芒果樹漸次縮小。成爲小樹。復縮爲軟芽。又成一果實。從小山取出之。有時行者分配成熟芒果於觀客。使堅握不釋。然至大樹消失後。觀客手中芒果亦必同時失去。

按此類幻術。歷代史方術傳往往載之。神仙傳等書。亦常言之。聊齋有一篇。記仙人取桃事。即其類也。今世江湖當尙有其術。特或未入妙耳。記韓愈與姪湘。有一軼事如下。

愈姪名湘。不嗜詩而學道術。韓愈諭以仁義之道。湘曰。大道廢。有仁義。吾優游無爲。壺藏天地。巧奪化工。安用此糟粕爲。公空誤一生耳。愈曰。有徵乎。湘默然。即取玻璃盆一盤。視之中生碧玉牡丹一枝。愈驚視之。花中金字。書一聯云。

雲橫秦嶺家何在　雪擁藍關馬不前

愈讀其詞。不覺嘆美。俄焉花不見。嗣愈以諫憲宗迎佛骨事得罪。貶潮州。出京師。途次藍關。大雪滿山。日暮馬疲。進退無計。忽見其姪湘飄然來。愈大喜。因感賦詩。足成前聯曰。

一封朝奏九重天。　夕貶潮陽路八千。　欲爲聖明除弊政。　敢將衰朽惜殘年。

雲橫秦嶺家何在。　雪擁藍關馬不前。　知汝遠來應有意。　好收吾骨瘴江邊。

此事眞否未可知。要之湘習道術。殆傳之非無因耳。試一閱此詩。朝夕俯仰間已、不勝富貴春夢之感。又何待神仙幻化哉。

(七)幻兒術

幻兒術者。行者取小兒旋轉之如陀螺。其轉漸次加速。因之小兒自轉不止。遂至離地。上升空中。不可復見。行者一招手。小兒復現於空中。殆如一小點。漸次下降。復增大而爲人形。落於地。旋轉力漸弛緩。以至停止。小兒毫無障礙。安然歸於行者身傍。

(八)幻蛇術

幻蛇術者。行者以小刀切斷長繩爲數小條。各於一端作結。拋於地上。乃鳴鐃鈸及鑼鼓誦咒稍時。以手指繩。繩忽活動。變爲蛇。其所結一端爲頭。他端爲尾。張口吐舌。其勢猛烈。奔於觀客之前。人皆怖走。而行者以手麾蛇。蛇卽回轉。復變爲繩。

按舊約摩西以手中杖指江河水。水盡爲血。又能使大蝗遍於國中。因得出埃及。其卽此術矣。

(九)空中遊行術

空中遊行術者。行者起立。以身體向背後傾倚。兩脚由地向上騰起。漸上漸高。遂遊行空中。恰如泅泳者之浮水。然有時往來於羣衆頭上。數次周行。而復歸本位。有時於觀客中。取其小兒。擲以同遊空中。或使在空中消失不見。又能使地上物品。浮動於空中。任行者之意。上下自在。

按佛經佛大弟子目連。有神足通。常遊於他方無量世界。而耶穌亦能與弟子遊行海中。皆此類耳。

（十）幻椰果術

幻椰果術者。行者先取空虛之椰樹果殼。以示觀客。表其毫無作僞。然此空殼置於地時。俄焉清水滾滾湧出。乃取盆壺杯等器盛之。一器既盈。復用他器。可取至數石之水。復次。行者更取盆壺杯中之水。注入椰殼中。數石之水注盡。亦毫無漲溢。殼亦空空。并無一滴之水。且依然乾枯。如其本來也。

按此類之術。中國歷聞有能之者。特未目見耳。若佛經則論此類事極多。蓋在印度極平常事。人所共知也。經云。於一毫端。現寶王刹。於微塵中轉大法輪。又言。一塵含世界。世界歸一塵。一塵不增。世界無減。蓋世尊一大事因緣。純爲點破衆生肉眼妄見也。

（十一）行者之祕密

以上述行者有種種幻術。但其行此術之方法。十分祕密。除其師友外。餘人一毫不得聞知。西洋人或其外之印度人。常欲知此祕密。啖以大多數之金錢。然不值彼一顧。蓋彼等除由其本師以口訣傳與弟子外。決不妄傳與他人也。彼於初學時。應有嚴守祕密之誓約。不許為金錢而洩露。若違其誓約則有不利。（蓋一妄洩即失其效力也。）而行者習此祕術。殊非易易。需久長之歲月。師事先輩。（觀前老成子學幻尹文子可知）其習得以後。亦無多改良。不過遵古法而施行耳。

（十二）幻術者幻覺耳

彼為此等幻術。果含有何種物質的要素乎。實則一無所有。純屬幻覺耳。何以故。此等幻術中所有動物等象。若用照相器以攝取之。唯見行者坐於中央。集中其精神。瞑目凝想而觀客所見之大蟒大蛇芒果等。無一落於鏡中者。

著「印度宗教及哲學」之某君曰。予嘗於其試演幻術時。帶照相器爲數次之攝影。然其不思議之現象。毫不現於鏡中。又若幻兒術。幻蛇術。鏡像中實無小兒無蛇。祗一行者端坐而集中其精神耳。

由種種試驗結果。可知幻術不過一魔圈。在其圈內者。卽生起種種幻覺。足發起種種喜怒恐懼等心情。而一出圈外。則毫無所見。又觀客與行者最接近時。則無所見。最遠時亦無所見。又有人在屋頂高樓望之者。亦無所見。可見者惟在施術圈線內之人也。

然則施行幻術之方法究如何。吾人尙不能知。要不外精神鍛鍊之結果。卽西國科學。亦無從窺測之。祗得謂由神通力作用耳。

（十三）約言

要之。幻術行者。但以精神集中之力。使人五感顚倒。睹種種不可思議現象。其術極祕密。然由精神力作用。固可逆料也。

（十四）評論

瑜伽哲學。關於神通力之主張。與正禪之意見異。卽瑜伽學派。甚稱讚神通力。其所謂大宗匠。既得神通。則公言之而佛教正傳禪宗。殊不以神通爲貴、不許昌言。蓋瑜伽爲神祕主義、而禪則悟道主義也。（按佛法中法門無量、若密宗（卽眞言宗）又未嘗不貴神通也、以主卽身成佛故、今蒙藏二族密宗、傳者尙多、）下舉數例。以示禪宗對於神通之意見。

仰山寂禪師。一日。忽見異僧乘虛而至。作禮前立。師問。近離甚處。答云。早晨離西天。師曰。何太遲也。答遊山玩水。師曰。神通妙用非無。闍黎（師也）佛法。却須還老僧。僧云。特來東土禮文殊。却遇小釋迦。遂出西天貝多羅葉。與師作禮。乘雲騰空而去。（按此可見神通與佛法不必爲一事、外道往往有神通、而正道不限於有神通也、楞嚴卷九十斥五十種魔皆指其有神通也、）

西京光宅寺。慧忠國師。越州諸曁人。姓冉氏。受心印。居南陽白崖山黨子谷。四十餘年。不下山門。道行聞於朝。唐肅宗上元二年。敕中使孫朝進。賫詔徵赴京師。待以師禮。敕居千福寺西禪院。及代宗臨御。復迎至光宅精藍住止。共十有六載。臨機說法。時有西天大耳三藏到京。云得他心慧眼。帝敕國師。使之試驗。三藏纔見。師便禮拜立於右邊。師問曰。汝得他心通耶。對曰不敢。師曰。汝道、老僧今在什麽處。三藏云。和尚是一國之師。何得却去西川看競渡。師再問汝道、老僧即今在什麽處。三藏云。和尚是一國之師。何得却在天津橋上看弄猢猻。師第三問。汝道、老僧即今在什麽處。三藏良久罔知其處。師叱曰。這野狐精。他心通在什麽處。三藏無對。

由此觀之。可知正傳之禪。不貴神通矣。

按慧忠國師所以折伏大耳三藏者。以慧忠國師。道行高。鍊心入定力強。故大耳無從窺破。此與列子載壺子之折伏神巫季咸。其事恰同也。

道元禪師曰。西天之五通六通。尚不如此土薙草種田都無所用。故震旦以東之先德皆不力修五通六通。以非切要故。

然則禪家神通妙用如何。龐居士蘊公者。祖席偉人也。不僅於江西石頭兩席。都有參學。凡有道宗師。大抵接見。其言曰。神通幷妙用。運水及搬柴此又一例也。

按此即尹文子我與汝皆幻也安用學哉之意。

洞山悟本大師。初侍雲巖時。雲巖曰。如何是芥子神通妙用。時洞山叉手立近雲巖前。雲巖又曰。如何是神通妙用。洞山珍重而出。

臨濟禪師曰。色。聲。香。味。觸。法。不受其惑。是爲六神通

大智禪師曰。不爲一切有無諸法所礙。亦不依知解而住。名爲神通

此可知外道神通。與正法禪道所謂神通。大相懸殊矣。

第十一章　北美瑜伽與印度瑜伽之殊

(一)亞化美化之調和

瑜伽者。亞洲文化也。今東西交通。一切文化。有互相灌輸之勢。各棄短而師其長。夫生物配合之理。異種動植物。交接而生新者。其繁滋必過於所從出。文化亦然。哲學宗教。無一不爾。故印度瑜伽。至北美而發生一種新光明。應用西國科學。濟以最新

智識。致面目一新。大影響於美國思想界。亦固其所也。然美國關於瑜伽內部思想之根抵。亦未能深入而駕乎其上。惟應用一面融洽西方智識。殊見有新生氣耳。抑瑜伽中宗派亦不一。北美瑜伽。關於維登大瑜伽派。而潤色以巴登加理派。又附以新科學解釋。特非純爲西國哲學。仍主瑜伽根柢之理耳。是以欲究北美共和國瑜伽學說之淵源。不可不知維登大派與巴登加理派之要旨。

（二）瑜伽之意義

由來瑜伽一語。從耶穌教理學所云「由支」(Yuj)二字而來。爲結合之義。羈絆之義。絕對與相對結合。天人合一。是其旨也。「瑜伽行法」書中。曾舉瑜伽意義含十一種之多。

一兩物結合。　二一物與他物混合。

三協動二因所生一果。　四軍人之武裝。與他職業人之禮裝。

五關乎發見眞理之推理、辨別及應用。　六表示特殊意義之音響。

七保存所有物。　八一物形體變爲他物。

九靈魂與宇宙心靈之結合。　十心力注於外物之狀態。

十一由冥想及思力專注等之精神統率法。

以上十一義。其範圍甚廣汎。而瑜伽哲學所用。則在冥想、思力專注及結合之三義也。

(三)維登大瑜伽創立者

北美瑜伽以維登大之哲學爲根本。此派相傳爲大聖維亞薩（Vyasa）所創。然初未有確據。多數學者。皆以巴達雷那（Badarayana）爲開祖。并無異論。此學派發生年代。雖不能明確推考。要在釋尊出世已前。則無疑也。當僧佉哲學創立時代。（約當西曆紀元前七百年頃） 維登大派立義。於吠佗經中之教儀、禮式、崇拜等。非其所重。而於發揮經中精髓。所謂維帕夏都哲學者。乃極深研幾。期探究絕對神靈之眞相。及由絕對所生相對界萬有差別之原理。蓋維登大派不重形式。而重眞理。主順乎人心之自然。而解釋一元與多元。平等與差別。神與人之關係。實在與現象之底蘊。而依維帕夏都論。從哲學科學二面以攻究之者也。是故此派學說。亦非開祖一人之力。而漸次於印度思想界發達長成者耳。

維登大學派之特色。在其根本立義之含弘。爲大思想家所尊信。其占領印度之思想界。上下及二千年。特其最大發展。乃在西曆紀元八百年頃。即佛敎衰頽以後也。

(四)維登大派與佛敎

「印度宗敎及哲學」之著者曰。佛敎開祖釋尊。出世於西曆前六百年。其宣傳福音。大變印度之人心。破壞舊式之信條。然釋尊之敎。傾於消極。偏於空論。彼對於精神思想追求不已之印度人。殊不以此爲滿足。於是維登大信者。大鼓吹維帕夏都哲學。其寬容度量與含弘之精神。遂使人心風靡。取佛敎而代之矣。

維登大書籍最古者。曰梵經。(The Brahma Sutra) 其註解由敍理聖克加 (Shri Sankaracharya) 之大手筆。而現於沙里黑沙 (Sarirak-Bhasya) 焉。

敍理聖克加者。西曆八百年頃之偉人。不但爲維登大學派說明家註釋家。又爲其重要組織之人。而世界最大哲學宗教家也。凡研究維登大派者。無不尊敬焉。

(五)巴登加理派瑜伽

北美瑜伽。一面祖述維登大哲理。又一面應用巴登加理之瑜伽。而說明其實行法。巴登加理之瑜伽。於西曆紀元前三百年時。由哲人巴登加理氏所發揮。大抵改良自來僧佉哲學。其思想與僧佉哲學同。惟加入人格神之信仰。說明養氣煉心工夫。爲其特色。其煉心工夫。使行者發達精神力。而啟發靈界神祕。爲此修煉工夫。即名之曰王瑜伽。或曰無上瑜伽。(Raja yoga)於是巴登加理派哲學。得瑜伽派之名矣。

(六)瑜伽之分類

巴登加理哲學。其實行方法。即用王瑜伽。(無上瑜伽)但瑜伽實不限此一類。有維登大派者。即良智瑜伽。(Gnani yoga)主開發良智而證解脫。蓋純憑理性之力。用眞實推理思索方法。而解決最後生死。此一派也。又有保守舊習之信者。用業瑜伽法。(Karma yoga)一本諸因果法則。重儀式。行禮拜。修善行。積善根。由清淨生活。以證解脫法門者。此又一派也。又有所謂一神思想者。用敬神瑜伽法。(Bhakti yoga)以神為具形狀相貌。有人格。有徽號。有顯現。超然於宇宙之外。崇拜一神。而欲得解脫者。此又一派也。

以上諸派瑜伽。各有特長之點。而今北美瑜伽學派。則於諸家。取其長而去其短。抽其精義而除其繁瑣。又加以新大陸科學哲學之說明。新智識之調和。運用嶄然成一新學說矣。故較諸印度本國瑜伽。大有逕庭焉。

按由上觀之。文化演嬗之故可思也。仲尼師項橐。項橐不必賢於仲尼。中國發明羅盤針。西國得以航海。猶太人倡耶穌教。歐洲得以統一其國風。王陽明生於中國。而其學說乃強日本。禪學亦發達於中國。而亦為日本學家大利用。蓋青出於藍。後來居上。不必其己出也。嗚呼。中國比諸日本。可以豪矣。亦可以愧矣。

第十二章　瑜伽哲學

（一）絕對神

以前各章所述。皆瑜伽實行方面。然則其學理內容。何如者耶。故不可不於形上學方面研究之。前已言北美瑜伽。與巴登加理瑜伽異。其根本思想乃由維登大派脫化而來。故須於其所以采用維登大派學說者。一研究之。

第一須注意者。維登大派之絕對觀念也。彼所引古訓曰。

絕對者。永久也。不變也。無色、無聲、無臭、無味、無觸、無始、無終。常超越一切緣起原因。能知此者。得免死苦。(Kathopanishad)

按此與中庸卒章上天之載無聲無臭至矣。老子十四章視之不見名曰夷。聽之不聞名曰希。搏之不得名曰微。此三者不可致詰。故混而爲一。易繫辭神無方而易無體之意。全同。佛說亦多有類此者。

先聖有言曰。不可以眼見。不可以舌語。不可以心思。我不能知之。又不可以傳人。蓋絕對者。遠離乎知與不知也。(Kenopanishad)

按此與老子開卷第一章。道可道。非常道。名可名。非常名同。故佛法究竟入於不可思議解脫門。如維摩經尼乾子經等是、莊列亦屢明不可告語目擊道存之理也。絕對者。非此非彼但以「不」示之耳。(Brhadaranyakopanishad)

按此與前舉中庸老子易繫辭之不字無字同。又說卦之乾爲天爲圜等無數爲字。其理亦同。蓋易經之無方無體。無思無爲。又八卦之無數爲字。與佛言「卽」言「非」正等也。老子曰。無爲而無不爲。亦然。佛經應用最多者。爲四句離。如起信論云。

非一相。非異相。非非一相。非非異相。非一異俱相。

非有相。非無相。非非有相。非非無相。非有無俱相。　又無量義經讚佛偈云。

其身非有亦非無。非因非緣非自他。非方非圓非短長。非出非沒非生滅。

非造非起非爲作。非坐非臥非行住。非動非轉非閑靜。非進非退非安危。

非是非非非得失。非彼非此非去來。非靑非黃非赤白。非紅非紫種種色。

三十二相似可見。而實無相非相色。無相之相有相身。衆生身相相亦然。

楞嚴經卷五、須菩提白佛言、我證空性、解脫性空、諸相入非、非所非盡、旋法歸無、斯爲第一、

又法華經曰。止止不須說。我法妙難思。蓋凡言說相。皆是虛妄。此臨濟禪宗。所以每遇來請法者。輒與以一棒吃也。

夫佛所以用「非」以示正法者。因法爾當然。又卽息爭之第一義。蓋天下萬事莫不始於生分別之見。起諍論之心。初生於心。終害於政。初爭於口。繼爭於手。終爭以水火刀兵毒藥。大哉。我佛爲破有法王。使世間永息諍論也。昔劉海峯覘漢宋學之異同。乃作息爭。使其生今日。覩內外之爭。何如哉。自非破有法王。孰能息之。破有者何也。精思前舉諸不無非等缺性名詞。則諸毒箭自息。毒箭息。夫然後身安而家國可保也。

實我者。存於東西南北上下徧一切處。無乎不在。(Chhandogyopanishad)

按此與前言之非。爲一負一正。當易之「爲」與佛之「卽」也。

雖睡眠中亦出諸想。常覺醒者實我也。不死也。全法界保於此中。一切萬物不能超越。

按楞嚴卷六。文殊揀觀世音菩薩。耳根圓通法門偈云。

無聲號無聞。　非實聞無性。　生滅二圓離。　是則常眞實。　縱令在夢想。不爲不思無。

汝之實我。究在何處。汝應實知。見汝之見。聽汝之聽。思汝之思。知汝之知。此乃眞汝也。此乃汝之實我也。實我常徧一切。非實我者皆歸破滅。(Brhadaranyako-panishad)

按此卽所謂收視返聽。廣成子告黃帝之旨也。又楞嚴卷六。文殊讚觀世音菩薩偈云。

我今白世尊。　佛出娑婆界。卽吾等世界、　此方眞教體。　淸淨在音聞。欲使心淨、用聞音法、

欲取三摩提。卽大學所謂靜定也、　實以聞中入。須用返聽、　離苦得解脫。　良哉。觀世音。觀世

（上一切音聲、皆由自心妄想、乃得解脫、非迷信之觀音菩薩也、）得大自在力。（妄想去、故大自在、）無畏施衆生。（妄想已去、）

（知足寡欲、故無長、多求則多長、）妙音觀世音。（觀世音提倡返聽返觀自性、以救人、故號之爲觀世音、）梵音（淨也、）海潮音。

（大也）救世悉安寧。（妄想去則不爭、爭息則安寧、）出世獲常住。將聞持佛佛。（此俗人但知念佛名也、）

何不自聞聞。（即聞汝所聞、返聞自己聽性、）見聞如幻翳。（一切皆妄想也、）三界若空華。（欲界天、色界天、無色界天也、）聞復。（返聞悉性旣得、）翳根除。（妄想滅、）塵銷覺淸淨。淨極光通達。寂照含虛空。（大學所謂明明德、光被四表、格於上下、）却來觀世間。猶如夢中事。（華封人頌曰、千歲厭世、去而上仙、乘彼白雲、至於帝鄉、黃帝乘龍而去、不戀天子位也、莊子所謂逍遙遊、聞在宥天下、不聞治天下也、）成聞明淨妙。明極即如來。（人皆可以爲堯舜、）反聞聞自性。性成無上道。過去諸如來。斯門已成就。未來修學人。當依如是法。我亦從中證。非惟觀世音。（文殊爲佛之師、自言亦由反聞法證悟、）誠如佛世尊。詢我諸方便。救諸世間人。觀世音爲最。

以上乃文殊奉佛命。揀選二十五聖修心之法。文殊獨揀觀世音菩薩。返聞法門。爲最宜也。不知其原理者。則求諸廟中。知其原理者。求諸自心。則知觀世音

敎苦敎難者實非迷信而有最精之理也然若常人不識字者難與言理則制之於外以安其內重儀式行禮拜亦方便法門矣彼天主敎非亦有儀式哉

「彼」遍滿大地而超越大地大地不知「彼」而地爲「彼」體「彼」由內部而制馭大地「彼」爲汝之內我常恒不滅「彼」遍滿水中而超越乎水水不知「彼」而水爲「彼」身「彼」由內部而制馭水「彼」爲汝之內我常恒不死…「彼」爲不可見之見者不可聞之聞者不可思之思者不可知之知者此外無見者此外無聞者此外無思者此外無知者「彼」爲汝之內我常恒不滅餘物皆死滅也(Brhadaranyakopanishad)

按此與禮記言無體之禮無聲之樂相近中庸上半言費言行持方法下半言隱言天道皆此類也此段言地言水等卽中庸今夫天今夫地今夫山今夫水皆論至及其不測之意也

「彼」不可以言語述然依彼而一切言語發「彼」不可以心思然依彼而心得思

「彼」不可以目視。然依彼而眼得見。「彼」不可以耳聞。然依彼而耳得聽。「彼」不可以呼吸生活。然依彼而呼吸以生。故汝應知此為無上。而非世人之崇拜者也。(Kenopanishad)此即中庸視弗見、聽弗聞、體物而不可遺之意、

善男子。「彼」者始為絕對。一而非二。

實我者。全宇宙之橋梁也。支柱也。微此則無宇宙。此即易不可見而乾坤幾息之意、(Chhandogyopanishad)

實我者。全知也。全心也。全生命也。全眼。全耳。全地。全水。全風。全以太。全光明。全黑暗。全欲望。全平和。全怒。全靜。全宗教功德。全宗教過失。全一切也。(Brhadaranyakopanishad)

有一光明赫赫者。潛在萬物中。此即詩經明明在上、赫赫在下之意、

「彼」無形無象。無可比擬。而其超越之力不可思議。「彼」者。全知全能也。「彼」性周徧。(S'vetasvataropanshad)

「彼」非生者。不睡不夢。常覺常醒。無所不知。無所不思。無名無字。無以名之。(Gaudapadacharya)

無上者。不生不死。不出不沒。不生不滅。永久不變。獨立無侶。不與形骸俱滅。非能害。非被害。非能殺。非所殺。二者皆不可知。

其大宇宙莫能容其小微塵不能擬常現於一切衆生心中（此卽孟子所言夜氣也、人皆有之、）(kathopanishad)

實我者。全幸福也。眞實在也。大覺也。(Atmapurana)

按此卽中庸言大德者必得其位。必得其祿。必得其名。必得其壽。洪範之五福六極。休徵咎徵。皆同此理。聖人行之故休徵現。壽富康寧好德而考終命。狂者悖之故咎徵現。兇短折、疾、憂、貧、惡、弱、矣。此六極者。今吾國殆全備哉。不務修德息爭。但動殺機。以造六極。試觀近數年來。爲暴惡於天下者。幾人得善終哉。孟子所謂盡心力而爲之。後必有災也。又所謂眞實在者。卽中庸所謂惟天下至誠。大覺者。即中庸所謂惟天下至聖。洪範曰。睿作聖也。

「彼」如日之常明。而無晝無夜也。(Upadesasahasri)

按此周易離卦之義也。大象曰。明而作離。大人以繼明照於四方（繼明、即明明無盡、以釋卦之離上離下也）、古來世界宗教。拜日者甚多。雖或不拜日。而無一不極讚光明者。其公例矣。若佛法各派中。以祕宗大日如來爲最尊。亦含此義也。

(二)絕對者之屬性

由上所述。瑜伽所謂絕對者。即神（Brahman）（直譯爲婆羅門、意爲清淨也）、之爲何物。可見一斑。今更分析此觀念。以供讀者參考。

一、瑜伽所以稱呼絕對者之語。皆曰彼曰其。而不曰神或梵天。（梵亦淨也）、此其所以爲哲理而非宗教也。此絕對者所以爲絕對者也。何則。神不可名。不可狀。除用其彼等代名詞外。實無以名之也。此與禪宗之「這個」「那個」「一物」「本分」「本來面目」等。皆同例。

禪家龜鑑云。有一物於此。從本以來。昭昭靈靈。不曾生。不曾滅。不可名。不可狀。故絕對者。除稱爲絕對者外。言語道斷。心行處滅也。

按此例於老子常見之。其第一章云。以觀其妙。其徼。十四章曰。視之聽之迎之從之。二十一章曰。其中有象。其中有物。皆是也。易繫辭亦然。曰雷以動之。風以散之。雨以潤之。日以晅之。艮以止之。兌以說之。乾以君之。坤以藏之。之者何物耶。亦非乾坤。乾坤其後起耳。皆與此同。

二、瑜伽所表現絕對者。文法多用消極語以冠之。（即缺性名詞）若云不生不滅。不死不變。不易不二。不可見。不可聞。不思議等是也。此亦與正傳禪宗慣用語同。龍樹菩薩曰。佛性者不大不小。不廣不狹。不死不生。所謂四句離百非遣。乃得中道者也。（按即詳前）

三、絕對者。若用譬喻表示時。皆以光明明之。亦與禪宗常言昭昭靈靈者同。

四、絕對者。爲徧滿宇宙萬有之實體也。亦與禪云「徧界不曾藏」之那一物同。

五、絕對者。超越時間空間。禪云。縱窮三世。橫亙十方。

六、絕對者其大無外。其小無內。禪云。細入無間。大絕方所。

七、絕對者爲全知全能之神。此觀念正傳禪宗未言明。

八、絕對者。宇宙之大心靈也。正傳之禪。亦說明宇宙大心。臨濟禪師。所謂心法無形。貫通十方。明教大師。所謂細貫隣虛。大包虛空。此外不可枚舉也。

九、絕對者。宇宙大生命也。此觀念。正傳之禪未言明。

十、絕對者。超越也。「靈之自覺」之著者云。絕對者超越時間空間以上。遠離原因結果。超絕明暗二邊。及一切相對境界。

按周易一書。純取二卦相反對以成。故其卦序。自首至尾。全係對待。而中庸則但言中。又易亦言中。卽二與五是。其理全通。猶佛法之中邊論也。

「瑜伽行法」曰。主客二觀。卽絕對者一質而二面也。所謂神與人。造物與物。不外一實在之具異形狀耳。

十一、絕對者。非如耶穌教所主創造萬物之神。又非有人格之神。此極宜注意者。

十二、絕對者。雖可與以萬有本質之名。而非萬物之創造者及管理者。蓋酷似佛說之眞如。而甚異一神教也。

由此觀之。瑜伽哲學。所以爲一種超絕之唯心論矣。

按此可知佛法以眞如爲根本者。絕無迷信也。須取大乘起信論、及楞嚴經六祖壇經等觀之、而迷信者由方便法門之像教。流傳失眞。忘其本來故耳。天主教亦像教、拜偶像用香燭、與佛教儀式同、

第十三章　絕對與相對之關係

（一）疑問

前已言之。宇宙萬有之本質。絕對者也。大生命也。大精神也。無限也。平等也。唯一也。光明也。雖然。凡此諸點。其原理如何。萬象何以生起。何故一化爲二。何故平等又生差別。何故絕對又爲相對。何故精神成爲物質。何故無限復爲有限。何故生命至於死滅。何故光明復有黑暗。要之。不生不滅存在者。何故生滅現前乎。神者何故爲個

人性靈。宇宙現象乎。此實古今哲人難以解決之大疑問也。

（二）解答之困難

瑜伽對於此難問。其答如下。

維登大派曰。瑜伽者以梵神(Brahman)爲唯一。實在。不變。高明。悠久。不可分析。是以惟不可分者方爲唯一實在。若分則有差別。於論理上爲不可。然則吾人所見相對之現象果何物乎。蓋非眞相而假象。反映於人心目中者耳。（按此與佛說略同）

維登大之論絕對者曰。絕對之本質。超越一切屬性。超越主觀客觀。而爲生存、知能、福祉之本源。精神物質之本。造物與物同爲一體。能動所動。具於一身。既自爲原因又自爲結果。於非實在宇宙中。乃有潛在眞理。若現在。若未來。一而已。獨立無伴。無比無偶。一而已。

絕對者外。更無一物。故我人之我。與絕對者之我。不可不同一。而人常以各各差別之我。認爲實有。此乃惑於假相耳。瑜伽此論。實達人類可能哲學思想極點矣。席來克爾云。希臘哲學家之唯心論。在歐洲思想爲最高度。然若比東洋哲學之唯心論。則如日下孤燈。一則光輝昱曜。一則半明半滅矣。馬克米由爾曰。維登大派以自我本性爲基。與神性結合。而以爲絕對者。純潔完全。不死不變。唯一不易。在歐洲思想。雖拍拉圖、斯比那莎、康德、黑格爾、張本華等。尚未達於如此高度也。……歐洲哲學者。若海拉克理士、拍拉圖、康德、黑格爾等。曾無一人敢登此高塔。此高塔者。風雨不能犯。雷霆不能侵。雖一層一層層層有級。然始於一。終於一。曰我曰神。名異而實同也。

按此可知佛說衆生與佛同一性瑜伽之尤關妙矣、

抑此思想。誠爲哲學之最高塔。以最高故。登臨者少。空氣稀薄。膽小者一觸高峯寒氣。不覺肌膚生粟。立此高塔之頂。而俯瞰下界。凡城邑聚落人畜田舍。皆常人肉眼所未曾見。然若再降於下界乎。殆有不可能之感。此無他。即所謂不變不可分之神普徧無殊之靈者。必以此概念爲立腳地也。對於萬殊差別。將如何解釋之乎。世人於此。不免大有爭論。然哲學思想。終必達此高級。亦勢之自然者也。

(三)某派之解答

雷馬那格(Ramanuga)一派。中此義曰。絕對者。在自己內界有相對元質。其元質表面上雖有差別。而實與本來之神。爲同一實在性。猶之人身。各各細胞。雖似有差別。實與人體同爲一原。故絕對者中。個人靈性。雖似有差別。而實則同出一本也。由此派之論。現象界所謂個人靈魂。乃由不能見絕對之眞相。所生妄境。此靈魂。爲無明(Avidya)所惑而由「妄覺」(Maya)所生。妄覺者。乃生起現象差別之原因也。若借佛教語以說明之。眞如界雖無生滅。然吾人所以不能見眞如平等眞相者。乃爲無明所惑。故現生滅差別之妄境也。按三藏十二部經、都說明此原理、甚繁不能備舉也、

(四)解答之難明

以上解答。論理上雖爲正當。絕對者不可分也。不變也。唯一也。無始終。無內外也。而根本觀念。乃漸變更。從不可分無差別之內界中。生出差別相對之元質。於是由一元論而變爲二元論矣。夫與絕對者同一妙覺之個人靈魂。何故惑於無明乎。彼無

明一物。與絕對者關係如何。無明一物。與妄覺關係如何。均未明瞭也。

按此即孟荀所爭之性善性惡論。耶教之人祖造惡說。天演論之人本禽獸說。而佛經佛與衆生之分界也。大乘起信論。楞嚴卷八。圓覺維摩諸經。佛與各大弟子往復析辯。皆明此義。

(五)他一派之解答

又有爲說明者曰。絕對者與個人靈魂。如火之與火花。火花散亂。恰如各各別異。實則花不離火。個人靈魂火花也。宇宙絕對者大火也。又有一論者曰。絕對如花。靈魂如香。香味擴散。似與花殊。而本來同一。又有論者曰。絕對者如太陽。靈魂如光線。光線雖有一一差別。不能離太陽光源。凡此說明。皆謂現象界從實在界流出。然祇言其能流出耳。至若何流出。則不能知也。

按此理最細。佛多以海水及金礦等爲喻。大乘起信論云。如大海水。因風波動。水相風相。不相舍離。而水非動性。若風止滅。動相則滅。溼性不壞故。如是衆生自性淸淨心。因無明風動。心與無明。俱無形相。不相舍離。而心非動性。若無明滅。相續則滅。智性不壞故。（濕喻絕對不變、海水喻法界物我全體、風動起波浪、喻差別妄想恐懼也。）又入楞伽經卷二曰。猶如猛風吹大海水。心海亦爾。境界風吹。起諸識浪。相續不絕。又曰

譬如巨海浪。斯由猛風起。洪波鼓溟壑。無有斷絕時。藏識海常住。境界風所動。種種諸識浪。騰躍而轉生。靑赤等諸色。意等七種識應知亦如是。譬如海水動。種種波浪轉

又六祖壇經。六祖說明淨土宗念佛原理。而破除迷信。其語尤深切曰。

自性迷。是衆生。自性覺。卽是佛。慈悲卽是觀音。喜捨名爲勢至。能淨卽釋迦。平直卽彌陀。人我是須彌。邪心是海水。煩惱是波浪。毒害是惡龍。虛妄是鬼神。塵勞是魚鼈。貪瞋是地獄。愚癡是畜生。

又黃帝陰符經曰。九竅之邪。在於三要。天發殺機。移星易宿。地發殺機。龍蛇起陸。

人發殺機天地反覆

由是觀之則觀今日爭名奪利擾擾生殺致天地反覆者皆由心中妄想孟子謂生於其心害於其政汎濫中國民無所定佛言猛風吹大海水者也願國民自反焉

更由瑜伽上溯古德之說其言曰

「彼」意（神也）以爲予將爲多體增其數量乃以自體化生萬物陰陽變化輾轉無窮（Taittiriyopanishad）

以是因緣故善男子譬如猛火數千火花飛散四方是故一切衆生由彼常住不變而出復入其中（Mundakopanishad）

夢見車馬寶則非車非馬又毫無車轉之軌凡此諸物皆由瞬時唯心所造非可喜悅非可娛樂無有幸福皆自心所見即如山河湖沼河既非河湖亦非湖惟有心耳

一（即絕對者）亦如是由其創造力中化生萬物種種差別（Yogavasishtha）

有大覺者。知己心中生一切物。高下大小。如於夢中與諸同儕歡樂嬉笑。又如夢中見諸異物種種恐怖。(Brhadaranyakopanishad)

按此種人生觀莊列所常言。若夢蕉下鹿之類。佛經言此理尤多。而詞人詩歌中亦往往及此。若各種小說起結。亦多用夢。蓋人生誠如是也。

李昌齡樂善錄。淳于棼嘗晝寢。忽見紫衣吏。引自宅南古槐下入。俄至一城。重樓傑閣。金題其榜曰大槐安國。既入城。又見一吏迎揖曰。駙馬遠來。且少憩於此。此東華館也。居數日。王引見。一見大悅。卽以公主名瑤芳者妻之。未幾。出典南柯郡。政大舉。王甚禮焉。在任凡二十年許。生男子五人女子二人。無何。主卒。方悲慟間。忽然驚覺。乃知是夢。立命發掘其槐下。果有二穴。中有一臺。色赤如丹。二大蟻處之。卽所謂大槐安國都邑也。又窮其穴。直上南枝。卽棼所典南柯也。棼大駭異。復命掩之。

由此觀之。蓋人一生。富貴窮達。幾何不與淳于棼之南柯駙馬等耶。將軍也。都督也皇帝也一如是焉已耳且求若其二十年之太平未易得矣昔蘇子瞻南謫行於田中遇一婆謂之曰內翰昔日富貴一場春夢耳人因呼之為春夢婆

噫、智者善觀夢境則於息爭之道亦得其半矣

試觀蜘蛛由體出絲自由作網經緯萬千百萬植物花果樹林五穀藥草皆從地生觀人一身乃有百骸筋膂血流髮生毛長故彼宇宙由一真常化生萬類此即中庸天地之道、可一言而盡也、其為物不貳、則其生物不測之意、(Mundakopanishal)

譬如有人黑夜見繩誤以為蛇人自迷惑不見真繩妄見世界乃有無量差別諸法(Gandapadacharya)

如一婦人由其親屬關係之異乃有衆名或以為妻或以為女或視為姊妹或尊為母然彼婦人之自身一也(Panchadasi)

凡此以上所用夢境網蛇婦女諸喻要皆明法惟心造之理佛教惟識論所常用也

按金剛經偈云　一切有為法　如夢幻泡影　如露亦如電　應作如是觀

他之論者。又設喻曰。神與個人靈魂。恰如太陽之影。照千數百萬水滴中。無數水滴中。一一皆含太陽小影。然而太陽無少變化。

（六）用譬喻說明之

此如佛家偈語云。

菩薩（大智大勇之號）清涼月。畢竟遊虛空。　衆生心水清。　菩提（光明智慧也）影現中。

以真如比月。心比水。月影如悟道也。瑜伽譬喻。又少與佛異。而以實在比太陽。個人靈魂。比太陽之影。水滴比妄覺焉。「良智瑜伽」之著者曰。

水泉隨山脈　分流入百川。

以水比實在。百川比衆人靈魂。山脈喻妄覺也。此語亦與禪家最似。

按蘇子瞻詩云。云何見祖師。爲識本來面。飲水能自知。指月無復眩。

又唐李頎題璿公山池詩曰。遠公遁跡廬山岑。開士幽居祇樹林。片石孤雲窺色相。清池皓月照禪心。指揮如意天花落。坐臥雲房春草深。此外俗塵都不染。

惟餘元度得相尋。余亦有句云、對鏡憶前事、觀花悟夙因、

又宿鎣公禪房聞梵云。花宮仙梵遠微微。月隱高城鐘漏稀。夜靜霜林驚落葉。曉聞天籟發清機。蕭條已入寒空靜。颯沓仍隨秋風飛。始覺浮生無住著。頓令心地欲皈依。音歸

蓋妙理入微處。超絕言議。無可比擬。無可解說之餘地。不能用哲學論理以推論之。惟有用詩歌詠歎淫佚使慧心者俯仰大化中點頭自悟耳

按孔子之教。始於詩。終於易。詩可以興。可以觀。皆比興體。比興卽借物以悟理者也。至於易象。仰觀天文。俯察地理。純爲取象矣。故易多贊歎韻文。自來列聖有憂患者。無不學易也。惟其詠歎反覆。故可悔往悟來。困而亨。否而泰。蹇而解。剝而復。豈若兕暴崛強者。納於罟獲陷穽之中。至死而不悟哉。故孔子曰。天何言哉。四時行焉。百物生焉。家語載孔子觀水。觀欹器。觀金人銘。皆觸物有悟。自淨其意。故達於不怨天。不尤人之域也。

乃至西方聖人。若佛若耶。亦無不以譬喻爲教。故佛常曰。若智慧者以譬喻得解。老子書亦然。故人生天地中。善自悟自解。爭心自息。爭心息夫然後乃可開口論天下事也。不然。抱定一「我」字。「我」之權利。橫亙胸中。凡有討論商議。皆如鑿石之橫擊。一葉蔽目。雖泰山在前。豈可見哉。今日我有權在手。明日亡國滅種。豈能慮及哉。是故邵康節詩曰。

心靜方能知白日。眼明始會識青天。又曰。

大甕子中銷白日。小車兒上看青天。（邵子常自乘小車出遊也。）又人有聯語云。

戶外有天來雨露。庭前留地種芝蘭。（語亦妙也。）

（七）一元之說明

森加雷加拉 (Sankaracharya) 及其門徒。於維登大派中。最固守一元論。而倡絕對唯心論、絕對一元論者。其說明絕對與相對之關係如下。

馬克米由爾。曾括維登大派綱領曰。絕對眞也。世界妄也。靈魂者。非餘物而絕對者也。絕對之婆羅門。自入幻夢。覺分其身爲無數靈魂。設五官對境之想像宇宙。以自受束縛者也。

由此說明。則今此之惑。非由吾個人靈魂之惑。而生差別宇宙對象。乃由絕對之神靈自身所起幻夢。而誤認各各別體。因此現出五官對境之妄想宇宙。故生夢想現妄境者。非個人之靈魂。而神自身也。

無限者自陷於虛妄想像圈中。沒却自己。誤認宇宙現象。而忘其唯一無上之靈。唯一獨尊之我。乃認各各別我爲。蓋神外無宇宙。無人生。神外無神。神內無神。由惟神論根本思想推論時。自生此結果。何則。個體靈魂。畢竟與神同爲一物。但由個人性迷。而生差別萬象。亦卽由神之迷。而妄見差別耳。此論不可謂誤也。果然。則由神之夢想而現此生生死死世界。由神之妄覺。(味耶 Maya)而生人類苦痛也。夫旣名爲絕對神靈。應享無限福祉。何故受此夢想世界束縛耶。此非大可怪異哉。

按此條乍觀似可笑。實則卽尙書惟天生民有欲。荀子言性惡。孟子言非才之罪。皆此意也。故宋儒不得已。分爲先天後天之說。佛耶謂爲魔鬼。祆敎謂有惡神。赫胥黎則大張反抗之聲曰。必須反天。要皆不得已之結論。蓋無論如何。此世界不得謂爲可樂及美善也。惟其中有歸之天者。有歸之人者。若佛說開權顯實。則仍歸之人。魔者卽汝妄心耳。蓋與瑜伽妄覺論甚近矣。

第十四章　妄覺論(Maya 昧覽)

(一)生死大海

北美瑜伽宗。所主根本思想。爲維登大哲學。前已言之。然於此派中。森加雷加拉之極端一元論。亦所尊崇。故深信絕對者(婆羅門)爲不可分、不變、不動、唯一實在。物質宇宙之塞姆沙拉。(Samsara)卽所云生死大海者。乃絕對者自身夢想所化成。由絕對者自誤之結果耳。蓋神者。先誤起個體差別妄想。舍去唯一實在而獨認無數分離之靈魂。次則又以無數靈魂。爲宇宙萬境。如前所取喻。因己妄想。轉生妄覺。

（昧覧）於水滴中見白影像。妄認實在。迷一爲多也。按東坡詩、化爲百東坡、頃刻復在茲、亦有此意、今催眠術有於鏡中佈置多鏡、令被術者一入其中、但見己身無數、頓爾入定矣、皆心理學上迷誤自己之實用也、陷於迷見之絕對者。既以自己夢想。爲無數差別之靈魂。無數差別靈魂。亦不知絕對者。而妄執物質宇宙生死大海。然個人靈魂。與生死大海。不過絕對者一夢境。凡所見一切世界起滅欣厭亦不過妄境對象耳安有實耶故若一旦吾人靈魂翻然夢醒於生死大海中倏登彼岸又豈難事哉一旦夢覺則宇宙爲唯一實在絕對之眞理自在目前也。

按此種境界。不悟者斥爲妄想。眞悟者心知其意耳。禪家常喻以有如飲水。冷暖自知。王陽明偈云。

啞子吃苦瓜　與你說不得　你要知此苦　還須自家吃

又禪家常喻之曰。欲眞知此事。如在十字路口。撞見了親爺相似。更不必問別人也。

（二）神與妄覺

絕對者。必超越所有屬性。乃瑜伽論者一致之意見。故森加雷加拉派曰。神之本質。非空間延長之物體。又非動靜之主司。又非法則規律。而超乎言議之絕對者也。絕對實在。絕對智慧。絕對福祉也。

故妄覺者。非但由個人靈魂無智而產生。蓋實在之影。所默示宇宙範圍。與其意義而已。此妄覺起原。奧窔難測。僅知爲絕對者夢想所生。非恆常不變者也。顧妄覺雖非眞實。而不得不表現。絕對者既不能無。則妄覺自然必有。易言以明之。妄覺者與絕對。如形有影。相將俱生者也。此妄覺者。即生死大海中。產生一切物質宇宙之原因也。

今借大乘起信論以明之。起信論曰。依一心法。有二種門。云何爲二。一者心眞如門。二者心生滅門。是二門不相離故。又曰心生滅者。依如來藏故有生滅心。所謂不生不滅。與生滅和合。非一非異。蓋無明與眞如二者常不相離。至無明起原。雖起信論中。亦未明言也。

(三)現象界

夫妄覺既爲絶對者之影。則今吾人所住現象界。果何物耶。則非人生。非世界。而亦非虛無。蓋其相雖妄而其性自眞也。如因繩而誤蛇。蛇相雖妄而非無繩。故繩性眞。是故人生一切活動變化幻想中。而有不幻者存也。馬克米由爾曰。

維登大派以爲現象世界無論主觀性質。客觀性質。人生實用上。皆不失其眞。與常人心中所見爲眞者亦毫無異也。特立脚地殊耳。又淺薄之佛教徒。將一切世界概指爲夢幻者。彼皆非了義也。故維登大哲學派。對於人生觀。綽有各人活動廣大餘地。雖處一切無常之人生中。而有凜凜不可犯之法則焉。

按佛法亦如此。所謂一切如幻者。尚非究竟了義。乃爲初學者前半工夫而設。若一切皆幻。則亦無因果。無報應。誰復作善。誰畏作惡耶。然則一加一可以爲五。說食者可以飽腹矣。一切科學。舍因果皆不能成立。可乎哉。是故佛最後說大湼槃經中。不說幻妄無常。乃說常。不說苦空。乃說樂。不說無我。說我。不說不淨。說淨也。此非餖飣半截狂禪所知也。世有斥佛教爲空者。所斥之效。至狂禪輩而止耳。

夫現象界。雖爲絕對者之夢覺。然在夢境。亦依然不失其爲眞實。當其夢時。與醒何異哉。按人往往有因夢而得病、亦有因夢而愈病者、又如吾人因病驚醒出汗、汗是物質、豈得言妄耶、此理頗長、俟諸異日、

（四）宇宙眞原與無明（Avidya）

宇宙眞因絕對而已。一切萬法。皆由此出。卽爲現象界原因之妄覺。亦依絕對者而生也。故妄覺與絕對。由無始來。不能相離。維登大學者常曰。

妄覺者由神所自起妄想。未易言明。要爲幻妄之一附屬物。自無始來。常覆蔽眞靈者也。

以此覆蔽眞靈故。不見自性。名曰無明。(Avidya) 以無明故。誤認肉體爲靈魂。靈魂爲肉體。或誤認物質爲精神。精神爲物質。自忘璞中之美玉。而自嘆貧窮。自忘永存

之靈光。而自隨無常生死大海中。不亦愚哉。

絕對者有妄覺。故生無明。無明熾盛內界。強執其所謂「我」。外界遂生「我所有」「我所好愛」「我所憎惡」等一切物質對境。種種妄想緣此成立矣。但此無明妄想。所以構成妄世界所謂生死大海者。其次序如何。蓋人於無明境中先設一有無、大小、剛柔諸見。成地、水、火、風、空五種原素。名爲五塵。由此外界五塵轉生內界眼、耳、鼻、舌、身之五根。根塵相乘展轉而成現象世界也。

如此妄想中所作成吾人自身者。乃由七諦。

第一粗身。第二生力。第三細身。第四動物心。第五人心。第六靈心。第七「我」

粗身者。血肉所成有形之身體。生力者。生命源泉之勢力。細身者。血肉以上霧氣之身。動物心者。動物本能劣等之心情。人心者。人之智能。靈心者最高等之心靈作用。「我」者前六諦之主人。

（五）吉那瑜伽之說明

吉那瑜伽派。其說明又稍異。彼先自問曰。

無限者。絕對者。何故而得爲有限耶。

以圖明之。甲爲絕對者。乙爲宇宙。丙爲時間空間因果。

絕對	甲
時間 空間 因果	丙
宇宙	乙

絕對者爲宇宙。所謂宇宙者。非但物質界。凡精神界神靈界存於天地間者。皆入此中。而人身者。不過絕對者之一變形。人心、精神。又不過絕對者精神之一部。此等變形合成宇宙。見此絕對者爲宇宙時。則時間空間因果之大連鎖。因以成立。吾人束縛於時間空間因果三者之中。恰如戴有色眼鏡而視物。五彩燦然。一旦去此眼鏡。則絕對界本無時空因果諸法。平等平等而已。

吾人見石之下落。則問曰「何故」。此發問之由。蓋謂一切運動。必有所因。非無故自落也。由吾人心中。必謂此石之落爲後起之果。而此以前。必有先起之因。宇宙現象。總不外此也。

然則宇宙者果何物耶。彼果何因而致然。然絕對者絕對也。若有因果。則受外界主宰。豈成絕對。夫曰絕對者。無時間。無空間。自因自果。自存自在。而無相對者也。夫既絕對矣。無限矣。又何故宇宙中變爲有限耶。此則不可知。蓋爲相對時。則不復能成絕對耳。何以故。絕對者不可知。可知非絕對也。若問絕對如何成爲相對。此不可答。因凡可答者已非絕對。故願自思之。

以上之論。其式循環難解。有如此者。

（六）時間空間因果爲妄覺之和合

吉那瑜伽曰。時間空間因果三者果何物耶。此三者概念妄覺之和合耳。夫絕對與妄覺。似爲二物而非二也。若有二物。不成絕對。蓋三者并非獨立實體。何以故。時間者。由人心而變。例如夢境有一夢若經數年者。又有歷數月若一秒者。有時全無時間觀念者。卽此可知。時間短長皆從心生。空間亦然。空間爲何物。吾人不能知。若與他物分離。則不能存。因果亦然。故時空因果三者。若分離則特性消失。例如抽象之虛空。其形狀如何。吾人所不能思考也。所能思者。不過二物體或二境界之中間者耳。是空間必依他物而存在也。時間亦然。若離去一切而懸想一抽象時間。吾人所難能也。必前後兩事件結合。方起聯續之觀念。是時必依事件而存在也。若因果觀念與時空二者。更難分離獨立。故時空因果三者之附麗於事物。恰如物體黑影。萬物之映入此影中者。名曰宇宙現象而已。

由此觀之。三者既非實有。亦非實無。如大海波。因風鼓起。波雖非大海。而不離大海。雖不離大海。而究非大海。故波非實有。亦非實無。蓋絕對者如大海。萬有如波。無波卽無大小波相。有波斯有大小波相。是爲妄覺。波所以有大小之異者。爲波有形。萬有之形。爲時間空間因果三者。無波則無形。故吾人捨棄妄覺。時三者亦滅。

萬有既具時間空間因果三形式。從此三形式以窺絕對者。故得云神爲萬有。雖然。是神貫澈三形式而觀自己乎。抑人貫澈三形式而觀神。或觀宇宙乎。尚無明確之論也。

（七）說明之不可能

夫一切皆由妄覺而起。然則妄覺由何而起乎。「印度哲學宗教」之著者釋此問題曰。妄覺由何而起。此答爲不可說明。乃維登大哲學者公同一致之意見。若對於造物者說明其原因理由。則必以造物者受他力之支配矣。寧有此理。妄覺之現。乃與神之性質及存在爲一致者。若以神爲有意志。有欲望。而生妄覺。是乃矛盾矣。夫妄覺原因。卽神自身。若求神自身存在之理。固不可能也。

此世界最大疑問。非神無能解答。各學家所斷定者。

（八）他學者之意見

他之學者。或以妄覺爲自然界法則原理。又爲神之創造力。與神俱存者。由神意思運用之。以暫現於現象界。或曰。妄覺者神之夢想。然夢想相續。亦不失其眞。惟由其個個靈魂自覺。而夢想漸次以破。以至大覺焉。或曰。妄覺者。神之空想。神陷於空想。以宇宙爲物體化。以靈魂爲個人化。如文學者。由其主觀思想。而作詩歌小說劇本。

又如微工雕匠。由主觀思想而爲物體化也。或又曰。神者欲於相對界。差別界。客觀界。現其自身。屢屢試之。終知其不可能。以至中止而退隱焉。印度哲學宗教著者又曰。

上舉之最後一說。乃受佛教思想。及叔本華一流思想之影響。非眞維登大派說也。

又或曰。神先作時間空間因果三抽象概念。以冥想此三原理。故誤認與己相關。隔三種著色眼鏡而自視。故生無明。由無明乃生妄覺而爲現象界焉。

(九)妄覺皆由精神

前述種種意見中。有不可草草看過之二觀念。第一、妄覺必屬於心。由神心中而起。第二、神於此妄覺夢想中。自投其身。而自受束縛是也。故人生苦痛、不幸、災害。皆由神之妄覺而起。此無異論者也。然由妄覺所生宇宙萬象之生住壞滅等。自神視之。皆一瞬耳。自始至終。殆刹那耳。如人於短夢之中若一生是已。

按前數節屢言神。須知此與吾尙書左傳等言天者同。亦幷非固執迷信。亦非必不信。其意自明也。惟此妄覺因何而起。在初學人每事疑惑。自來性善性惡聚訟。皆生於此。惟佛說最爲掃去一切迷信之言。幷掃去知識之論。掃之最後。如楞嚴經卷二云。說色受想行識五陰。皆是虛妄。本非因緣。亦非自然。至卷三云。皆是識心分別計度。但有言說。都無實義。幷此妄覺亦不可得。

第十五章　瑜伽之人生觀

（一）浮世

由前所言。以神起妄覺故。成爲宇宙。乃有人生。則此宇宙者。其非眞實。自不待言。故「吉那瑜伽」曰。浮世者。與人心相對而存立耳。有心故有浮世。吾等以有五官故。乃見浮世。若有第六官。則必見他世界。況第七官第八官耶。（故佛教有第六第七第八第九識。及往生他世界之說。）故浮世非眞存在。不變不動無限之存在。非在浮世。雖然。吾等現託此世。而於此中活動亦非全然虛無。蓋浮世者。既非實有。亦非實無。而居其中位者耳。

（二）人生生活之矛盾（按此所謂矛盾、乍見似怪論、實與周易陰陽之理最合、以陰陽二卦、卦卦排列皆反對也、）

浮世非有亦非無。蓋由有無二矛盾律以成立。則人生安得不矛盾耶。不見夫自詡神智之人類。謂可經緯天地。鑒長萬物。然彼一身左右動轉。不能出虛空數步以外。數步之外。皆在茫茫不可知之列。所謂神智者安在耶。彼尙自以爲無所不能無所不知。彼一身之事。煩惱痛切。日夜熬煎其頭腦。無一毫之自由。彼尙不能自解安問其餘。又不見彼矜矜論自由者。乃爲其欲望所驅使。俾不得稍休。使彼喜使彼怒。日夜使彼作一切違心之事。而不敢不從。甚至爲貪慾妄想所殺而不敢怨。焉古來英豪。末路大抵如斯。可勝數耶。一面與人講道德公理。一面復生衝動利己心。於毫無自由中。擾擾而呼自由。非大可怪耶。

（三）兩極端

小兒初生。嬉笑而樂天。彼所夢者。黃金世界也。比漸長而爲青年。更加活潑快樂。失敗也。不幸也。非彼所夢見。絕望悲痛。更不知之。況知死耶。然一旦老景催人。逆境來襲。凡有希望。皆如夢覺。昔所榮幸。俄化空塵。追憶過去。惟餘零落之痕。遙念將來。日與死亡爲伍。於是笑者不得不泣。樂者不得不哀。慷慨激昂者不得不灰心厭世。嗟乎。父兮母兮。生我不卒。日暮途窮。稅駕何所矣。

飽食暖衣。處天然順境者。初不知人生之苦痛。縱有語以人世艱苦者。彼亦將自語曰。予幸而安且樂矣。予室家之富。庭園之美。飲食衣服無所不足。人世之痛苦於予何有哉。於此而有以世間饑寒疾病貧困歎死之實狀。往告之。彼將信乎否乎。殆亦如秦人視越人之肥瘠也。

有人於千辛萬苦中經歷一生。彼不知宇宙中有美樂之事。彼不知有所謂喜笑。彼之言曰。予生長於千行淚中。世人汝何獨笑耶。予將使彼怖畏。使彼與予共泣。此乃予唯一之慰藉也。按黃巢張獻忠、所以敢於屠殺天下者、豈其心獨與人異哉、亦以其自幼至壯、凡所經歷、受社會拂逆危害、激而勃發、故爲強烈之報復耳、有人語余、某傳、載張獻忠幼時、其父攜獻忠騎驢、過某縣一富家門首、時大雨、因縶驢避雨門廡下、雨過、著頸出屬之、曰吾主人官第也、爾何物、以驢子遺糞溺於此、特白主人、笞汝、張獻謝求恕、叩頭不允、竟稟主人、主人出大怒、罰令張獻食驢糞、求恕不得、無何、取自衫衣驢、包其糞塞之、主人怒乃已、張獻喪氣歸家、對妻子述其事、時獻忠甫十歲、頓足曰、吾一旦得志、此輩當不留一人、比獻忠作亂、盡屠其輩、果無孑遺焉、世傳張一生極不掛人間、不得安眠、由其視人人可殺也、嗚、即此可悟因果矣、故天下將大亂、其人性必極惡、必務行權勢、比一朝勢移、則出爾反爾、相輾無窮也、亦可畏哉、然欲使天下人免仇怨鬱發、必自人人積德行、畏因果始、由一人以及衆人、則祥氣至矣、此治亂消息之機也、

死生亦大矣。人誰無死。萬物不皆死耶。吾等一切進步。一切文明。一切知識。一切努力。一切衒誇。一切名譽。一切利益。一切爭鬬。一切平和。一切苦惱。其結局如何。惟一終點。耳唯有死。耳死者人生最確實之事也。城市也。都邑也。勃焉而興。忽焉而亡。帝國也。王朝也。忽然而盛。忽然而衰。世界也。天體也。成住壞滅。皆屬無常。而況其他耶。是故萬有一切之最終點。死而已。死者生之終也。美之極也。權力資財之竟究也。聖者亦死。愚者亦死。強者亦死。弱者亦死。帝王亦死。乞丐亦死。少年亦死。老年亦死。誰人無死哉。然生者人之渴望也。要求而不止也。噫、此非大矛盾乎。

（四）人生之眞相

母之養其子也。懇切無不至。痛癢關切。過於一己性命。乃子成長後。或爲鄙夫。或爲兇漢。甚至歐毆其母者有之矣。而母愛子之情。終不可改。恩愛之鎖。終不可脫。爲母者千思萬慮。終不離此束縛也。嗚呼。何其矛盾哉。

人誰不望幸福。誰不喜快樂。然眞得幸福者果何人歟。眞享快樂者果幾人耶。生存華屋。處零落。歸山邱。青門種瓜人。昔日東陵侯。昨日紅顏。今日黃土矣。昨日王孫。今泣路隅矣。夫死者日逼於汝前。而汝不知避也。誰謂汝多智乎。嗚呼。苦樂也。吉凶也。禍福也。晝夜相易。寒暑相運。日月相代。憂喜聚門。慶弔同域。矛盾而已矣。

世有自負改革家者。蹶然奮起。謂將攪轡澄淸。以掃一時弊端。乃一經試驗。利未見而弊先生。蓋人生如朽宅耳。升屋修葺。升處先穿。剜肉補瘡。剜處先痛。而凡世間事。何莫不然。弊害之來。殆如人患流動關節痛者。醫其胸腹。則移於兩腕。醫其兩腕。則移於兩脚耳。（案此語抑深中我國數十年變法之病根、不可以治標之旨而忽之、）

人莫不欲得財。然財多者苦痛亦多。（因多財而喪命、殺人害者、不可勝數也、）物質快樂。卽生物質苦痛。

精神快樂。亦生精神苦悶。嗚呼。矛盾而已矣。

人之無財也。謂少富則當大快。比其富也。又生他種苦痛矣。人之由賤而得貴也亦然。此人人目前之事。而能解答者誰乎。

人有恆言。基督教者。世界唯一眞宗教也。何則。基督教國。皆繁榮故。然則全歐洲皆基督教。應不復有戰爭矣。必甲基督教國。不復侵乙基督教國而後可也。今德英俄同爲奉耶穌基督爲教主之國也。相殺不已。至運動回教土爾基以助其攻焉。又同拜一上帝。而互祈禱上帝助己戰勝焉。非矛盾尤甚者耶。

夫動物則食植物。人類又食動物。且人類又互相爭鬭。（實則植物又食動物。）天下到處演此悲劇也。先哲亦有言。上帝愛物。上天好生之德。嗚呼。何其矛盾也。（此可與赫胥黎天演論天難篇參看。）

人亦有言。進化之道。必經過渡。今之矛盾。爲後之調和階級所經。無可怪者。雖然。終極之調和。何故必經此苦難乎。過渡過渡。何日方達彼岸乎。苦痛苦痛。何日是終極乎。而論者無以對也。不可解而已矣。

(五)幸福進化說之誤謬

人又有言。夫所謂矛盾者。進化之行程耳。由此以興利除害。救墮落。滅苦痛。最後終有享受幸福之日。此說一出。足令聞者頓生希望。暫慰虛榮之心。又足使安逸者流。獲滿足之願。謂世界雖亂。不過一時。過渡時代一終。則得安樂。衆民雖苦痛。而我之素封終不失。戰士雖慘死。我之功名終無損。且此本無足驚。當進化時代故也。夫爲此論者。其始終全然矛盾。第一、其所論者。於人世利害一定之分量假定而不明瞭。第二、所謂進化行程增善減惡之比例。失之臆斷。實一大謬見也。若如所論。則自有世界以來。日日進化。世上善事業當充滿。惡事業當絕跡矣。然而滔滔天下。果何如耶。其實證安在哉。

今有一深山野人於此。目不識丁。凡一切文字教育之事。自始未聞。一旦以劍斫其股。不久創傷復合。恢復本來。反之我等若被此創痍。則不免有死亡之憂。是即我等進化也。夫文明進步。物質熾盛。雖可取用便利。然一人富而萬人貧。一人成功而萬衆犧牲徒供少數富人之奢淫無度而數億萬良民爲其奴隸耳此非目前事實乎。

夫人類者一動物也我爲一動物但取脊生而已足腹所憂者食耳身所憂者衣耳得飽得暖此外無復可憂矣若再求欲無已則快樂增加而苦痛亦隨之增加此不易之理也（此與老子五色令人目盲、五聲令人耳聾、五味令人口爽、馳騁田獵令人心發狂之旨同、今世傾倒托爾士泰大倡老子學風、當更介紹之、）試觀彼深山蠻民不知訴訟課稅之事不辨社會之制裁不窺人心之險詐不知慘酷之大競爭彼泰然自足凡文明人類之狡黠我慢兇惡殘賊過於天然動物幾千億倍非彼等所知也我等涉世既多此境歷歷在目（按觀偵探小說、社會人情可知矣、）神經銳敏所感社會苦痛亦深欲求無感觸蓋不可得也

是故精神幸福之感受強則同時苦痛之度必增大所謂進化者一面快樂增加爲算術級數（如一、二、四、六、八、十是）之比而他面苦痛增加乃幾何級數之比也（如二、四、八、十六、三十二、）人生果苦耶樂耶矛盾而已矣

（六）人生之根柢矛盾也

夫吾人之生斯世也。由神之妄覺而生。妄覺者。語如其名。非眞而妄焉耳。此妄覺者。乃爲眞神之起因。雖不失其眞。而見皆成妄。且由妄覺而成相對界。雖有相對界。而亦不離絕對。雖不離絕對。而依然妄境。此非大矛盾者耶。（按此與周易陰陽反對理同、）此矛盾者乃人生根柢也。果然則人生安得不矛盾乎。是故苦之所在而樂生焉。生之所在而死寓焉。有合必有離。有聚必有散。有盛必有衰。有得必有失。有幸必有不幸。蓋天下之大。四海之廣。有利無害者。古所未有也。嗚呼。矛盾而已矣。（凡此對待名詞、易經老子極多、佛經亦多用之、六祖壇經付囑品所說之對法、亦此理也、）此事如何而得解決乎。使吾人但有福祉而無災害。但有樂園而無穢土。但有歡悅而無煩惱。但有笑容而無淚痕。此殆不可能也。事物眞相所不許也。賀生曰慶者在門。弔者在閭。憂喜聚庭。吉凶同閾。此之謂矣。

（七）非樂天亦非厭世

吾人之人生觀。既非樂天。亦非厭世。蓋兼而有之。乃人生眞相也。塵世之中。利害得

失相混耳。苦樂憂喜相伴耳。一增則他增。一減則俱減。世界者。非善亦非惡也。偏執其一。皆矛盾也。（此理與佛法不合、）

（八）善惡者一而已

夫善與惡。利與害。雖有其名。實則無別。天下無純善而無惡者。亦無純惡而無善者。昨之所是。安知不為今日之非。今日之利。安知不為將來之害。且同此一事。往往甲方面為苦。而乙方面則為樂。火可以焚屋宇。而亦以熟飲食。水為吾人不可缺之飲料。而亦以漂沒人畜。凡此顛倒。孰知其極。故防害之術。無他止利而已。免苦之道。無他舍樂而已。脫死之途。無他不受生而已。

死生一道也。善惡一物也。利害一法也。皆一物而二面耳。晝夜也。寒暑也。春夏秋冬也。亦若是已矣。自相反而自相成也。嗚呼。非我矛盾。宇宙亦大矛盾也。人生真相如是如是。（按此與周易理全通、赫胥黎言糞在田則為肥、在衣則為不潔、又老子言天道如張弓、）

（九）吾人之閱歷

誠者。何不於一己實驗之乎。昨日之是。今日已覺其非矣。今年之我。又與去年之我交戰矣。予之理想。年年歲歲變化不已者也。初之但願免爲人役者。今爲主人翁而猶未足。更思爲大富豪。初之效一官一職者。今已煊赫當世。猶以爲未足。更思執天下之牛耳。已爲大國王者。又欲逞雄圖於世界。其究也不過空中樓閣兒戲而已矣。

（十）不作惡不修善

有善必有惡也。有利必有害也。故追求幸福者。畢竟追求不幸耳。積善樹德。亦何異炊沙成飯耶。一切撒手。當境放下。斯已矣。若夫孜孜於爲善。汲汲於求福。伊古以來。作善作福者。亦何限耶。千生萬劫之世界。固未見。但有幸福之日也。是故一切努力。皆徒勞耳。苦痛既捨。快樂又何足取耶。死既無取。生亦應捨。一而已矣。

汝芒芒然何爲者耶。驢爲主人鞭策。不得已而負重。汝何事不得已耶。

黃金也。白銀也。珠玉也。糞土也。沙石也。負之於背。其肩痛不相等耶。

黃金絡馬頭者馬之苦也黃金爲枷鎖者人之苦也汝知之否

尊敬也怨詈也同一煩惱耳寵榮也鞭笞也同一不自由耳（按此可與卷首數節同看、）

行善也作惡也皆業累耳愛河也怨海也等苦縛耳

噫嘻放下哉解脫哉一切相對之境舍旃舍旃休休休休(The Song of Sannyasin)

（十一）汝之妄想無限者也

夫汝之芒芒然者何爲也哉非欲充足慾望乎亦知汝之慾望曾有充足一日否耶無以喻之如飲鹽水愈飲愈渴欲充慾望隨充隨生五官之慾有然精神之慾有然。凡人心之慾莫不皆然畢竟迴首有何價值皆一妄覺所變現耳哀哉我等乃於幻化妄覺中追求幸福追求快樂東奔西走北馬南船虛受一切身心大苦終有何益哉。

按李太白古今第一豪人也。其門有車馬客詩云。

門有車馬賓。金鞍耀朱輪。謂從丹霄落乃是故鄉親呼兒掃中堂坐客論悲辛對酒而不飲。停觴淚盈巾。歎我萬里遊。飄飄三十春。空談帝王略。紫綬不掛身。雄劍藏玉匣。陰符生素塵。廓落無所合。流離湘水濱。借問宗黨間。多爲泉下人。生苦百戰役。死託萬鬼鄰。北風揚胡沙。埋翳周與秦。大運且如此。蒼穹寧匪仁。惻愴竟何道。存亡任大鈞。

人生何故多苦惱耶。天下本無事。庸人自擾之。蓋由人人各奮私智。以改造斯世爲己任。皆熱中於除害而互相是非。其究也一弊未除。一害已生。循環無端。紛紜無紀。只增煩悶耳。試觀古今中外。任何國民能將弊害一掃而空者。有一焉否耶。彼印度欲維持婦女貞操。故許早婚。早婚雖有效。而人種因以墮落。人種墮落。其弊不更大於婦人貞操問題耶。美國尚自由。避壓制之害。然自由之害。不亦甚大耶。世界各國。今皆苦資本家壓制而生反對。致社會主義者勃興。然社會主義。其弊害不更甚耶。

妄覺哉　妄覺哉　矛盾哉　矛盾哉

（十二）最後之確實

人生眞相。不過如此。忍之哉。忍之哉。勿使苦痛縈擾予心。哀痛也。悲傷也。憂勞也。愁思也。慷慨也。到處充滿。亦妄覺而已矣。忍之耐之。此妄覺中之人生。或微笑。或悲哀。或幸慶。或災禍。或苦或樂。或貧或富。千端萬緒。要無一足賴者。無一確實者。妄覺而已矣。其確實者惟何物乎。卽絕對也。無論動物植物天地人畜。時運一到。皆沒於此絕對無限茫茫大洋海中耳。嗚呼。此汝最後之確實存在也。

第十六章　眞我論

（一）引證

欲明瑜伽所謂「我」者果爲何物。試舉其語以證之。

欲知我者。不須智識。何則。「我」卽全體知識也。譬如燈火。本能自照。不須他燈。按此與老子卒章意正同、純然爲大同主義、社會主義所主張大抵同此、

「眞我」者無性。無行。無想。無關係。無變化。無形狀。無罪咎。永久自在也。中庸末章易繫辭末

卞曾多用無字、金剛經、多用非字皆同此、（Atmabodha）

「眞我」之福。雖一分子。亦足覆被全宇宙。「眞我」光明。照徹一切。且無上而恆久者也。按孔子謂顏淵曰、一日克己復禮、天下歸仁焉、孟子曰、雖大行不加焉、雖窮居不損焉、皆此意也、（Vijnananauka）

「眞我」者。語小則微於芥子。語大則逾於宇宙。其性全。其味全。其氣全。其行全。徧一切處無不存在。而無言語。無知覺。常超然於利害之外。此我心中之我。乃「眞我」也。信此我而不疑。雖死常存。即老子死而不亡者壽之意、（Chhandogyopanishad）

「眞我」者一而已。此「我」者遍宇宙之「我」也。（Mandukyopanishad）

以我之五官滅五官。以心滅心。以利己滅利己。此爲一切之「我」。其尊無上。老子曰立天子置三公、雖有拱璧以先駟馬、不如坐進此道也、

無解無縛。非二非一。自然實在。此絕對眞理也。（Yogavasishtha）

惟智者能以言語感覺融於心。以心融於小我。以小我融於大我。夫惟以小我融於大我。故平和。故安樂。（Kathopanishad）

以我爲空者。死則歸空。知我實存者。常存不死。(Taittiriyopanishad).

(二)吉那瑜伽著者之意見

吉那瑜伽著者佛福加內答氏(Vivekananda)曰。

今人常以爲吾人身體。乃各部機械運動之結果。故吾人腦髓神經等之組成。不過物質之化學的生理的變化。此外更無一物。雖然。身體果何由而構成耶。其作用之力何自來耶。孰統理是。孰綱維是。其元子結合變化。可由甲身生出乙身。厥故爲何。若僅以馬車運動之理說明之。此囈語耳。若謂心力與各部分質點爲同一分子。此大謬也。須知元力者。非由物質化生。而物質勢力。僅其一面耳。(按人身不過十餘種元質、然取十餘種元質配合、不能成爲人、何也、)

夫振動元力。增加不已。可使一切物質。無論固體液體。皆生大變化。此世所知也。空氣振動。其度迅速時。雖木器几椅等。可使生化學作用。彼蜘蛛之細絲。加以無限速度振動。則堅於鐵鎖。可以斬伐大木。夫元子運動之勢力。乃如此不思議也。(按即此可悟呼

吸鍊氣、靜坐、卻病之始力來、

夫吾人身體之元力爲何物。暫措不論。然藉此勢力運動。以吸取外界分子。構成本身。人盡知之。例如吾人取食物。消化之而造成血液筋骨。若欲澈底說明。殊非易易。誠不思議之力也。無以名之。名之爲靈體。此靈體者。乃一細身。與肉身同。肉身雖化去。而靈體常存。但此細身。又不可僅以力表示之。蓋彼乃不得不依他力以生耳。此力卽名曰「我」。此理詳於大哀稷經賢體起者實、

(三)麤身與細身

由佛福氏所明。則吾人麤身中包有細身。細身中具有靈魂。卽「眞我」也。我者。力透細身而及麤身。細身者爲心之容器。而存於麤身中。所謂我者。存於細身之主位。我非心而能役使夫心。力透於心而號令身體者也。如甲有我。乙亦有我。各人各有我。有細身。以號令其麤身焉。

(四)我之徧在

然則我者何也。其性質如何。我者非身體。非精神。無形狀可見。以無可見故。故無乎不在。（此與中庸體物而不可遺、易神無方而易無體、張子西銘、皆通、）時間空間皆依心而後生。因果由時而後有。故時空因果。皆生於心。離心則三者皆不成立。我亦非心。亦無形狀。故超越時空因果。

我既超越時空因果。則我無限。無限斯無量。無量則惟一無二。惟一無二。故不可分。然則謂甲有甲我。乙有乙我者。謬誤之見解也。各人之我。皆眞我之映像耳。

（五）我之自由

我不受因果時空之司配。我者一大靈體也。大自在也。我者。決不受一切束縛。有束縛則非我也。然亦非。故作此想。法爾如此。即所謂各人之我所受時空因果之制限。亦僅其表面。實際。并無。束縛。人若。不自。知耳。故知各人之我。皆未嘗不大自在也。大自由也。眞平等也。無死無生。無去無來也。彼以爲有生死去來者。由其妄覺自喪眞我。故失自由耳。

(六)我無生死

我無限也。徧在也。去無所。來無處。生亦非來。死亦非去。有生死者。僅肉身耳。有生滅者。惟心耳。肉身既非我。生死何與我事。心既非我。生滅何與我事。身如燈火。倏爾變滅。心如流水。念念不住。然身心俱非我。「我者」一大靈也。靈故不變不動。唯一徧在。無限也。

有變化則有限。若謂無限之變化。決無此理。一切運動。皆爲對待。宇宙間法。事物無有常住。刻刻變化。時時運動。然窺其全體。實無變化運動。實非對待。故無限之一。無變化。無運動。無對待。此乃眞我也。

今執人而語之曰。我存於普遍中。不存於有限中。人乍聞必驚怖。以爲何以我能透過宇宙而活動。用他人之足而步。用他人之口而語。用他人之鼻以呼吸乎。若然。我不消失其人格乎。抑思汝之人格果安在耶。

(七)無我論

不見夫嬰兒乎。初無鬚髯。比其長大則有之。若以嬰兒之身爲人格乎。則長大後人格早消失。若以長大之身爲人格乎。則嬰兒之人格亦早消失。汝之人格在此耶。在彼耶。抑均不在耶。方爲嬰兒時。汝長大之人格安在。既長大後。嬰兒之人格又何往。方長未長。昨日今朝。今歲明年。於其中間。人格長成定在何時。輾轉自求其可得耶。且使有人一朝而折其足。則可謂失其人格乎。然則傷其一指。亦失其人格耶。又我居今日。昨日之人格安在。待至明日。今日之人格又何往耶。

按楞嚴卷二云。佛言大王。汝之形容。應不頓朽。波斯匿王白言。世尊。變化密移。我誠不覺。寒暑遷流。漸至於此。何以故。我年二十。雖號年少。顏貌已老初十歲時。三十之年。又衰二十。於今六十。又過於二。觀五十時。宛然強壯。世尊。我見密移。微細思惟。其變寧爲一紀二紀。實惟年變。豈惟年變。亦兼月化。何直月化。兼又日遷。沈思諦觀。剎那剎那。念念之間。不得停住。故知我身。終從變滅。

由此觀之。汝應當知身體物質。變化無常。代謝不住。如幻如化。無可控捉。不可思念。

何以故。人世間法。一切。無常。故非。眞實。故無可。貪愛。故愚人。不解。智者。知之耳。若汝。求。汝之眞人格。乎是亦非。無惟須除妄。祛有限。妄念。入無限妙門。則汝。人格。究然。湛在。何以故。應知遷變。不住者。不可。爲人格。而無限。常在者。乃人格也。誠識。此眞人。格則與。天地。兮比。壽與日月。兮齊。光先天地。而生。後天地而存。矣。昧乎。此義。而營營。者皆自促。其亡者也。舍生。而趨死者也。譬如有人。棄其全體。而以一血輪。細胞。刹那。代謝。之生死。爲生死。可謂愚矣。若不以大宇宙精靈。之生死。爲生死。而以一己軀殼。生死。爲生死者。正與彼同耳。不亦大可哀耶。夫大宇宙者。法固不生。又何有死。死且無。有我。復何畏。大雄。大力。大無畏。我乃可爲一眞人格矣。乃爲眞我矣。

（八）神者我也

我本自在。我本完全。我之本來面目。有誰束縛之耶。誰謂我本性不完全耶。古今東西。先覺如林。宗教如麻。哲人如鯽。或著書。或立說。或祈禱。或默坐。或稽首。或求神。或拜天。彼芒芒。然何爲者。耶何舍。其近而求。諸遠耶。近者。何耶。卽「我」耳

「我」者我心內界之神也。卽「我」之聖哲「我」之天「我」之上帝「我」之佛祖也。「我」之神殿「我」之禮拜堂「我」之極樂國也。彼捨我而外求者何爲乎。收視返聽「我」自圓滿。是故「我」欲求神。不可不求「我」內界自性之神也。（按此與陸王學說、六祖壇經最近、皆直指本心自性也、）

（九）小我之拋棄

眞我者。我神也。天之光。帝之德也。至大無外。圓滿無憾也。然人不知不貴者何耶。是無他。以局促於小我故。彼雞鳴而起。孳孳爲利。賚小以害其大。遂至虛受一切身心大苦。無量逼迫。難舍難離。甚爲可愍。其結果也。盡心力而爲之。後必有災。失馬者未必禍。而得鹿者未爲眞。營營汲汲。斷送大我於夢泡幻影中。曾不悔悟也。不知我者惟眞我耳。眞我者惟心靈耳。人類最大利益。利益此也。最大幸福。幸福此也。最大自由。自由此也。若小我者。不能福我。而常累我禍我。我則直拋棄之已耳。此眞我之幸福也。

(十)瑜伽與倫理

世間一切教化。皆有倫理以範人心。方面雖多。要其中樞思想。亦惟一耳。一言蔽之。利他而已。親親也。仁民也。愛物也。民吾胞物吾與也。然此思想之大本。必由宇宙一體觀念而生。若不知此。則四海兄弟之義。無從建設。所謂利人何爲而不憚勞乎。雖然。民胞物與。非空言而已。此萬物一體之達觀。大慈大悲之同情。天人合一之妙致。斷非執著小我者所夢見。蓋養其小體。小人之常也。彼尚不拔一毛。何以兼善天下。所謂胞與。虛言耳。所謂道德。只自欺耳。所謂聖訓。芻狗耳。夫實踐利他之義務者。決難望諸執著小我之人。必也啓小我之黑暗。現大我之光明者。乃能之。故眞能拋棄小我。實貫大我者。其於倫理道德之事。不煩言而解矣。本立而道生。本治而末自不亂也。

(十一)無知者痛苦之母也

人莫不欲避苦痛。而常與苦俱。此何故也。咎在無知耳。無知者。苦痛之母也。彼不見無限之我。不死之我。純潔之我。完全之我。而局於血肉之軀。以爲「我」在是矣。於是逡逡於利名。求榮反辱。求利得害。求樂得苦。如老象入泥。不可復出。日夜叫號。而莫知所由。用力愈多。其苦轉增。不可哀耶。世有愚人。不自除其妄覺。欲輕減其苦悶。豈可得哉。

是故欲除苦痛。在識眞我。畏影反走。不如安坐。若舍我而芸人。文明也。智識也。進步也。其求愈遠。其苦益增。且利己主義之發達。至手執利器。掠奪他人所有。侵害他人生命。亦謂爲文明焉。以此文明。求欲脫人生之苦痛。而增世界幸福者。譬猶飲酖止渴。抱薪救火而已。哀哉。

（十二）眞我之自覺

古有孕獅。求食山野。失足而死。小獅出生無母。母羊乳之。養如己子。獅兒既長。食草飲水。與羊無異。亦不自知爲獅子也。他日有猛獅至。羣羊皆奔。獅兒亦怖走。猛獅憐之。一日乘其睡。近語獅兒曰。勿怖我。「汝」獅子也。獅兒不信。乃與同詣湖水。見所照影恍然自覺果爲獅子伏地大吼百獸震恐眞我者獅兒也勇猛無畏乃自忘爲獅兒作野干鳴（野狗也）不識自性中大靈圓滿妙樂而日爲假我皮殼所拘生死也病苦也憂惱也稱譽也譏毀也日爲此而勞其神此自忘爲獅兒而作野干鳴也嗟乎何其愚哉

毀譽憂樂得失利害果由何起耶譬諸昏夜路傍植一朽木盜賊過之則以爲警吏之來捕也思婦望之則以爲情郎之相待也小兒遇之則以爲鬼魅之作祟也比至明旦則非警吏非情郎非鬼魅只一朽木耳是故法本無相因迷妄覺有如病目見空中華汝目自病空本無華不求自性解脫而怨天尤人者皆妄覺也是故智者不論人非不求人過不矜衆生之難度不訴世間之惡濁也自覺而已矣我苟自覺者外界之惡濁與身體之苦痛因無如我何也（按今世之笑罵派、正與此反、彼除我一人外、人皆可罵也、）

昔有一王侵入印度時受師之教至印度必延訪聖人乃廣求之得一老聖者坐於石上王大喜乞與共至其國聖者曰予居此山足矣王曰朕世界之王也將與先生

以資財田宅名位。聖者曰。予坐此石上久矣。無所用之。王曰。不從我將殺汝。聖者笑曰。愚哉王也。汝焉能殺我。予遊六合之外。以宇宙爲旦暮。不知生死。爲何事。汝云何殺耶。

按亞力山大東征印度時。過波斯。訪波斯聖者德格尼士。(Diogenes)時德格尼士方居一木箱中。向陽而曝日。常不食。以手捧水而飲。亞力山大至箱前。問之。三問而不答。王曰。先生亦有求於世乎。良久。德格尼士曰。有之。卽請大王離吾前。勿遮余日光是也。於是亞力山大喟然曰。使吾不爲亞力山大王者。必爲德格尼士。

高士傳。許由隱沛澤中。堯讓天下於許由。許由不受而去。遁耕於中岳潁水之陽。箕山之下。堯又召爲九州長。由不欲聞之。洗耳於潁水濱。時其友巢父牽犢欲飲之。見由洗耳。問其故。對曰。堯欲召我爲九州長。惡聞其聲。是故洗耳。巢父曰。子若處高岸深谷。人道不通。誰能見子。子故浮游。欲求聞其名譽。汙吾犢口。牽犢上流飲之。

噫、誠有如此民格者則唐虞揖讓又何難哉共和民格應以此爲標準人皆爲堯舜則人人有大總統資格不虛矣又何用兵力選舉哉

一千八百五十七年回敎之亂時有一行者爲衆所瞻仰回敎徒刺之幾死人乃捕回敎徒來欲使行者殺之行者不顧曰否若人者彼(淨神也)也彼也言訖而絕其寃親平等愛友與仇之實行有如此者（此可與張獻忠事對看、使知當今之世、提倡本書學理之因果效驗矣、）

(十三)瑜伽與禪

正傳禪法以我爲自性淸淨心或曰本來面目或曰自己屋裏主人公有種種名目畢竟不外昭昭靈靈之心性耳此心性一點靈明之理退藏於密放彌六合在天爲命在物爲理在人爲性天以之高地以之厚火以之然水以之流無二道也

所謂我者禪家僅謂之精神瑜伽論師謂其存於精神以上但其以我爲普徧宇宙則與正傳禪法全同也

宋長沙招賢大師上堂示衆云盡十方界是沙門眼（出家修道者、）盡十方界是沙門全身

盡十方界。在自己光明裏。盡十方界。無一人非自己者。

又雲門山大慈雲匡眞大師。上堂示衆曰。人人盡有光明在。看不見時暗昏昏。怎麼生是諸人光明在。衆無對。自答曰。僧堂、佛殿、廚庫、三門。

又道元禪師曰。汝應當知。佛法所謂心性大總相法門者。入一法界。不分性相。元無生滅。乃至菩提涅槃。無非心性。一切諸法。萬象森羅。惟有一心耳。

由上觀之。禪家所謂「我」。與瑜伽所謂「我」。甚相似矣。

按與陸王學派直指本心者。大抵相同。故陸王從禪出也。

第十七章　大自由大解脫

(一)引證文

瑜伽之大自由主義。卽大解脫主義也。今略舉如下。

能知神者。離一切縛生死等諸苦惱。一切解脫。(S'vetasvataropanishad)

按孔子五十學易知天命。故論語卒章曰。不知命。無以爲君子也。子謂子夏曰。汝爲君子儒。無爲小人儒。子夏曰。商聞之矣。死生有命。富貴在天。君子敬而無失。蓋知命。卽爲君子儒。不知命。卽小人儒。子夏聞於夫子者如此也。易道至大。皆明君子之道。終於窮理盡性。以至於命。樂天知命故不憂。中庸知人知天。皆謂此耳。今之人。行有不得。非怨天則尤人。怨尤不已。則忿嫉形於詞色。爭奪見諸行事。搶攘鼎沸。且大呼曰。吾以圖國利民福也。噫。

清淨無欲。精神平靜者。得眞我之光榮。得消罪業。得度苦惱大海。(Kathopanishad)

愚昧無知。故生貪欲。貪欲若消。自得解脫。故消滅貪欲者。解脫惟一妙道也。不知有眞我者。則爲奴隸。眞知眞我者。大自由民也。(Yogavasishtha)

按孟子曰。養心莫善於寡欲。其爲人也寡欲。雖有不存焉者寡矣。其爲人也多欲。雖有存焉者寡矣。又曰。夜氣不足以存。則其違禽獸不遠矣。又曰。人之所以異於禽獸者幾希。庶民去之。君子存之。夫存者何也。卽寡欲耳。人見其爲禽獸者。卽貪欲耳。至於佛法。立言則妙。常苦不得其眞象。佛言人爲惡業。隨業輕重。來生應墮惡道。惡道有三。曰畜生道。餓鬼道。地獄道。夫所云來生。人或未信。然應當知墮惡道者。何必來世。愚蠢不悟。即畜生。貪渴無饜。即餓鬼。爭殺受苦。即地獄。觀夫歐洲今日。刀山劍樹。數千萬人。眠食於泥濘冰雪毒藥大猛火中。汝應當知業報何待死後耶。此等苦痛。并非天降。皆由衆生貪名利。貪權勢之結果也。人發殺機。天地反覆。須知此大苦惱。皆由貪妄心起。自作自受。不知解脫。反謂爲文明。亦可憫矣豈惟歐洲。凡國內爭亂。皆少數貪慾野心者。妄想所結惡果耳。夫彼貪慾已發。虎兕出柙。誠無可如何。然要知皆數千年輿論所造成。使人人死於空名而不悔也

若夫國民救國。自有正法。堯舜禹文。亦一國民耳。有天下而不與。非貪而利之也。

有一大河。貪欲是名。妄想涎水。滔滔流行。渴沫噴薄。地維爲傾。嗔恨暴流。電掣雷轟。癡愛蛟鱷。張牙飛舞。毒龍惡蛇。憑潮嘯怒。兩岸愁山。雙插雲路。狂濤昏夜。匪舟可度。萬怪驚惶。遷流轉徙。衆生叫苦。哀鳴無已。智者教爾。知足知止。立到彼岸。皆大歡喜。

(Vairagyasataka)

解脱者。非天之上。非地之下。非人之中。乃汝靈知。從清淨心出。(Yogavasishtha)

知我與衆生無二無殊。何憎何愛。知萬物一體者。何憂何懼。(Isopanishad)

私欲既盡。則眞我湛然現於無上大光明中。所適無非幸福。所向無非樂園。(Drgd-rsyaviveke)

無憎、無愛、無野心、無妄見、無倨傲、無嫉妬、無一切世出世間。無慾望。亦無自由。一切無有。乃眞自由也。眞幸福也。

無淨無垢。無苦無樂。無聖凡。無禮拜。無經典。無殉道。凡此一切。非我所有。我且不受。樂。何況有苦。我且不受福。何知有禍。我不知生。何況有死。我不識我。又安知人。我不識聖賢。不知徒衆。不知親愛。不知族姓。無知無識。(S'ankaracharya)

按此語。爲上智人說。切勿誤會。

闇然。如愚。塊然。如癡。自在。不羈。如君。和靖。善下。如僕。臨大難。不懼。如勇士。人或尊之。或侮之。彼一無所知。是謂大智。彼歉然有餘。萬物不足。(Vivekachudamani)

雖住塵世恍兮若無著是曰解脫雖處苦樂顏色自若與物往來而心無所動似有憎愛怖畏而無適無莫中實無感是曰解脫與世往還而無所礙彼不畏人人亦不畏之言無言笑無笑無憂無樂是曰解脫雖有塵務苦患而不改其樂雖擅學術技藝而常若拙彼雖有心常若無有是曰解脫（Yogavasishtha）

何者爲荊棘何者爲桑麻何者爲珍禽何者爲毒蛇孰爲親愛孰爲怨敵誰爲珠玉誰爲糞土誰爲善人誰爲朽骨一入我寂靜之境皆作平等觀（Bhartrhari）

（二）重要觀念

瑜伽解脫法之重要觀。分析之如下。

一、萬有一體。一切平等。

二、放舍欲望。勿求快樂。

三、是非得失。一切超然。

四、憎愛舍受。一切無著。

五、我者不生不滅。我者永久不變。

（三）著「心靈自覺」者墨克宰氏之學說

墨克宰氏曰。快樂決非人生目的。何以故。五欲之樂。使人疲勞。終於生厭。名位財勢。一切塵緣。束縛吾人使踡跼於狹隘之天地。哀哉。無智。追求無已。如夸父逐日終無得時。

一切痛苦無智爲母。實智忽生。豁然大悟。

解脫者人之大智也。知我者所以知天也。

彼（行者）其處世無執著心。宴處超然。智中之智。外美惡。逸毀譽。遺苦樂。彼公言曰。我永生不死。

（四）「吉那瑜伽」作者之意見

作者曰。我本解脫。我本完全。我本自由。何以故。眞自由者。不制於外物。

此言本來解脫。與正傳禪法亦無異。學人曰。請師示我解脫法門。師曰。誰縛汝。

又言本來完全者。佛經亦言一切衆生。皆有佛性。（按儒教亦言人皆可以爲堯舜、）作者曰。若人以爲不自由而求解脫者。乃至危險。至誤解。汝莫作是念。我不自由。我不快樂。我受束縛。我誠可憫。此大不可。謂之無繩自縛。

古有山中一行者。日夜快樂。唱云。我幸福哉。我幸福哉。猛虎聞聲。躍而銜之。行者身橫虎口。猶唱曰。我幸福哉。我幸福哉。如是修道者。奚止數輩。雖身爲敵饕。而仍祝福不止焉。（按此與莊子之旨小異、莊子病單豹養其外而虎食其肉、乃自處於鳴不鳴之間、較老子云無死地者、蓋淺矣、）

（五）解脫法

前言脫去一切苦痛。免去一切束縛。乃爲完全之人。固已。抑人生乃由絕對者之妄覺而起。矛盾與衝突。勢所不免。故雖欲去苦就樂。然一苦既去。而一苦又逼人來。快樂亦然。一樂既得。而一樂又惑予心。故追求。快樂者。終不得快樂焉

利害得失。毀譽貧富。貴賤上下。其道亦然。欲去害而得利。舍失而求得。免毀而全譽。辭貧而居富。厭賤而希貴。離下而居上。人之常情也。雖然。有利則有害。有幸則有災。

二者殆如影隨形。任如何奮鬭努力。而終不出人生矛盾之域也。然則大解脫之道可知已。必也不厭苦。不求樂。不貪利。不避害。不辭貧。不居富。凡對待諸境。兩俱排舍。順逆等觀。苦樂兩忘。既不求束縛。亦勿求解脫。此誠截斷兩頭。中空無性之妙諦也。此解脫之捷徑也。大自由之不二法門也。正禪所謂

善惡不思。　是非莫管。　放舍諸緣。　萬事休息。

亦與此同旨矣。瑜伽更曰。

貪愛中無自由。　名利場無眞理。

人若思得婦人爲妻者。不能爲圓滿之人。人若制於憤怒者。又有少量資產者。則不能出妄覺之門。故須盡拋舍之。(The Song of the Sannyasin)

前不見古人。後不見來者。東風吹落花。故鄉安在也。天地爲汝家。萬物爲汝友。蒼空汝華屋。綠草汝牀蓐。(此卽莊子天地爲棺槨之意、)涓涓溪流來去自由。遇食則食。勿求其味。(此卽孔子食無求飽、聞韶忘味之旨、)(The Song of the Sannyasin)

見婦女如毋見金玉如土芥見衆生如己是謂大智（此與列子視人如豕視我如人之旨相同、卽佛之觀法也、須用觀法乃及此、）(Smrti)

無智諸愚夫喩喁汙池魚一吞色慾鉤大命在須臾故有智者須遠女色離塵世。

遠避婦女放棄塵世者。最上幸福也。(Yogavasishitha)

方貧求富苦既富看守苦取舍皆苦不如去之。(Panchatantra)

與其怒人不如克己何以故怒能害己故(Jivanmuktiviveka)

一切衆生皆愛生命須常度量與彼同情。(The vartika)

克己、惠施、同情、慈善、必須學之必須行之。(Brhadaranyakopanishad)

欲望者。最大之苦。無欲者。無上之福也。(Vairagyasatake)

汝欲講論哲學任汝雄辯汝欲崇拜諸神任汝稽首汝欲讚美上帝任汝歌舞雖經種種作爲百千萬刼無由解脫身心大苦眞解脫者汝之一心也 (Vivekachudamani)

「吉那瑜伽」作者又曰。

世有坐對河流而渴死者。又有看守庖廚而飢死者。人笑其愚矣。雖然汝亦如是。宇宙妙境。生意滿前。汝不能知。作業自縛。坐受苦惱。豈不哀哉。

按中庸曰。人皆曰予智。驅而納諸罟擭陷阱之中而莫之知避也。與此意同。正傳禪法亦曰。坐守飯蘿餓死者多。坐臨大海渴死者多。此與瑜伽酷肖也。

第十八章　應用論

(一)動中靜

前章既述瑜伽哲學見地。茲更就吉那瑜伽作者意見。應用於人生實際之方法述之。其言曰。

瑜伽可貴者。在其動中靜之工夫。平靜者事功之祕訣。維登大之極致也。若偏於消極、受動、欠缺活潑、則失其眞義。木石牆壁。皆可得道。土塊泥石。都是神仙矣。夫不活動者。雖加感情。亦決不動。而維登大之極致。在於活動中保持平靜。所謂八風吹不動火裏生妙蓮者此之謂矣。

成功祕訣。在感情不起刺激。感情之激動愈少。事功之成就愈大。若放縱感情。濫用勢力。則神經擾亂。舉措乖方。何以成事。精神平靜。則全勢力集中。收效甚易。自古偉人成大業者。莫不由此。故寧靜致遠。此歷史人物之成案也。彼性情沈靜。故措施裕如。當大事而不亂。若器小量淺。觸物易動。輒起憤怒忌嫉者。徒自勞神。又必僨事。此瑜伽鍊心之學。所以非屬空論。而可應用於實際也。

(二)理想之用

理想常較現實進一步。人所共知也。理想有二。一爲向下理想。二爲向上理想。向下理想者。本欲使衆生祛貪嗔癡之凡情。但以理論高而難行。不爲人所信從。乃反投以利己主義。與現世調和。彼不覺稱快焉。

雖然。世人所謂實際者何耶。好酒者以酒爲性命。而謂禁酒不可行。好財者以貪爲

正當而笑仁義爲妄談如何而能與彼調和耶是故吾人所謂理想之用不必向下而須向上無謂之調和殆無取也

(三)汝者誰耶

吾人所主理想無他自反而已矣汝者誰耶汝神聖也何不自愛汝之靈本清淨本自由本完全汝之靈豈有生耶豈有死耶而汝乃以爲有死自生恐懼亦迷信甚矣汝常嫌世界不光明矣汝憤世路不平矣人道黑暗矣汝所嫌所憤皆非也一葉蔽目不見太山汝若開目十方皎然

歎人生黑暗者憤浮世汚濁者非汝耶固汝之愚亦可憫耳

吾人以此足爲實際應用者何哉蓋此理非遁迹荒山世外神仙所孤倡乃曾居萬乘而營四海手壓百萬貔貅身濟兆民安寧之王者所發見而實行者也王者爲亞鶖納(Arjuna)曾往來千軍萬馬中猶以此最高哲理教其臣民而應用於人生實際豈腐儒空論可比哉若以吾人之清閑比此王者可謂一事無爲矣尙自諉爲無

暇研究乎。（此與吾國黃帝且觀且學仙、以出世法爲體、入世法爲用者合矣、）

由此觀之。假使吾人眞欲實現其理想。俾之向上。亦有何難。惜世人多安於向下耳。彼尙護其所短。充其私智。可謂愚哉。誠能努力向上。則現實之事。自可漸與理想調和矣。

（四）瑜伽與道德

瑜伽哲學之中心。不二是已。宇宙一生命也。所有事物之差別。非種類差別。僅程度差別耳。一切衆生皆同一類。不過身心發達程度攸殊。遂多墮於差別之見也。

有人反對動物生理解剖。予問之。其人曰。解剖者慘酷之極也。夫生命一耳。人類之生命不滅。動物之生命亦不滅。人與動物僅程度相差耳。由宇宙立脚地以視之。人類與動物相去幾何。如自九霄高空下視。所謂峻谷高山。亦相等也。

若神以其子女之一部稱爲人類。以其餘稱爲動物。特驕寵其一而摧殘其餘乎。此等之神。其惡甚於魔鬼。若有如是神靈者。予甘願與之爲敵。激戰而死。不願爲彼禮拜。也。

按有神與否。甚難言。今分三派論之。

一、中國派之天道。中國天道。向在若有若無之間。有時言福善禍淫。有時言天道遠而難知。自太史公作伯夷列傳。太發難天之疑。韓愈爲儒教扶持門戶健將。今錄其詩一首。可見其意也。

東野（孟郊也）連產三子。不數日輒失之。幾老。念無後以悲。推天命以喻之。

失子將何尤。吾將上尤天。女實主下人。與奪一何偏。彼於女何有。乃令蕃且延。此獨何罪辜。生死旬日間。上呼無時聞。滴地淚到泉。地祇爲之悲。瑟縮久不安。乃呼大靈龜。騎雲款天門。問天主下人。薄厚胡不均。天曰天地人。由來不相關。吾懸日與月。吾繫星與辰。日月相噬齧。星辰踣而顚。吾不女之罪。知非女由因。且物各有分。孰能使之然。有子與無子。禍福未可原。魚子滿母腹。一一欲誰憐。細腰不自乳。舉族長孤鰥。鴟梟啄母腦。母死子始翻。蝮蛇生子時。坼裂腸與肝。

好子雖云好。未還恩與勤。惡子不可說。鴟梟蝮蛇然。有子且勿喜。無子固勿歎。上聖不待教。賢聞語而遷。下愚聞語惑。雖教無由悛。大靈頓頭受。即日以命還。地祇詔大靈。女往告其人。東野夜得夢。有夫元衣巾。闖然入其戶。三稱天之言。再拜謝元夫。收悲以歡忻。

由此觀之。退之以天道爲渺茫無關者矣。

二、耶穌教派者。則大不然。謂天道福善禍淫。確實可據。爲善者升天堂。爲惡者入地獄。西國信之數千年。及天演論興。乃對於天而大反抗。天演論天刑篇曰。飛走游泳者。何所功罪而天禍福之耶。應者曰。飛走游泳。固天所不恤。此不獨言天之不廣。且何所證而云天獨厚於人乎。貪狠暴虐者之與。如孟夏之草木。而謹愿慈愛。非公正不發憤者。生丁槁餓。死罹刑罰。接踵比肩焉。成吉斯汗兒賊不仁。而得國幅員兩海。伊惕卜思義人也。乃事不自由。至手刃其父而妻其母。（註、蓋幼爲父棄不相知也、）罕木勒特。孝子也。乃以父讎之故。不得不殺其季父。辱其親母。

而自剚刃於胸。此皆歷生人之至痛極酷。而非其罪者也。而誰則尸之。天難篇曰。反之吾心不相比附。雖得罪天下。吾誠不能已於言也。

三、又佛釋篇曰。天竺聖人曰佛者。有輪迴因果之說。是因果者。人所自爲。天未嘗與焉。有過去。有現在。有未來。三者首尾如環。禍福之至。實合前後而統計之。身世苦樂。人皆食其所自播殖者。無無果之因。亦無無因之果。當其所值。如代數之積。乃合正負諸數而得其通合。通和爲無。不數數之事也。過此則有正餘。爲有負餘。焉負之未償。終有償之一日。償以所值可見者言之。則宜禍者或反以福。宜吉者或反以凶。而不知其通核相抵之數。豈凡夫所知哉……此所謂持之有故。言之成理者歟。遽斥其妄而鹵莽觀之。殆不可也。且輪迴之說。固亦本之可見之人事物理以爲推。即求之日用常行之間。亦實有其相似。此考道窮神之士所爲樂反覆其說。而求其義之所底也。

至佛所說因果輪迴之說。觀楞嚴經卷七卷八。論卵胎溼化十二衆生。皆由亂想妄覺生出。至魚鳥龜蛇人畜含靈蠕動。以至破鏡梟鳥。反食父母。皆怨害輪迴。顚倒因果。互相酬償還命云。

吾人平心論之。最宜者爲有一眞宰。司配一切善惡。使禍福顯然。無如其事終不可見。此屈原赫胥黎所以難天也。天既未能知。則差強人意者。其因果乎。孟子曰。殺人之父。人亦殺其父。殺人之兄。人亦殺其兄。愛人者人恆愛之。敬人者人恆敬之。不及其身。及其子孫。亦勿論來生。此今生數年來吾人所目覩也。故因果業報之說。以赫胥黎科學之精深。惟對於佛法。不能不讚歎矣。一切迷信可破除。惟因果至理。得科學而益彰明也。

凡所謂貸人而賤物者。神決不如此。此凡俗之見耳。其理想向下。期與現實調和之陋習耳。予固非嚴格主張菜食者。然於肉食。予覺其殘忍。不能爲辯護也。世人固有不贊成予之意見者。何以故。彼不敢以向上主義與現實社會調和也。

案此事甚難言。以關係全體學理故。吾將獨貴人乎。則必害動物。吾將太貸動物。則人類難存活矣。此爲一切教主學家所難斷。試略舉之。儒教言天地萬物父母。鳥獸魚鼈咸若。然以蒐苗獮狩爲國典。以驅虎豹犀象爲大功。以非此則不能立國故也。特有限制。三日戒七日齋。天子無故不殺牛。諸侯無故不殺羊。士無故不殺犬豕。君子遠庖廚耳。耶教自來謂上帝造動物供人食。則與所謂上帝愛萬物之義。難調和矣。故近俄國託爾斯太新派耶教亦不食肉。誠最改良者矣。若夫佛教之戒殺殊嚴。然除僧侶外。亦未絕對禁止。雖然食肉與否問題。尚不難解決。以養生眞理言。肉食實不宜。而難解決者。則欲使世界永絕殺機是也。蓋吾人一呼吸間。亦殺無數微蟲。即種田者。一鋤一犂。亦殺無數微蟲。然則寧能蠲廢飲食呼吸乎。此不能之事也。故以平心論。眞善養生。未有不廢肉食。（伍廷芳延壽新法亦言之）而其餘則量力所及。時提醒惻隱慈悲之心可矣。

（五）博愛之實行

宇宙者一也。故一則得。多則惑。夫婦一則順。兄弟一則和。家庭一則盛。國家一則強。

人一則愛。愛者德也。憎者賊也。故一村愛則一村治。一縣愛則一縣治。一國一世界亦然。愛者一也。惟一無二者。瑜伽之道德也。（按此說與墨子兼愛篇同）

（六）瑜伽較正禪之弱點

由前所言。瑜伽大旨。與正禪酷似矣。所謂動中靜者。如臨濟禪宗傑僧。荻野獨園傳云。明治五六年頃。新學初與。排佛毀廟說大起。加以外敎侵入。有揮白刃而迫僧侶者。時獨園住天眞寺。一日將出門。忽有壯士五六人。踵門求見。獨園曰。老僧卽獨園也。敬受敎。壯士等愕然。逡巡久之。乃曰。願向和尙有所乞求。獨園曰。所求惟何。壯士曰。我輩奉耶穌敎者。欲撲滅佛敎。乞和尙一命耳。獨園曰。此事易易。何不卽斬老僧頭。壯士相顧。默然辭去。

明治九年。獨園又住鹿兒島近處。一別墅。時天下大亂。暴徒疑爲政府間諜。遣人偵之。見夜間振筆作書。翌日兵士七八人突圍其舍。加刃於頸。問夜來何書。獨園從容曰。草我宗古佛列傳耳。因示以稿。暴徒意解。題贈以七字曰。

煙霞深處水彌清。

長揖而去。此即動中靜之實行。由吾人所見。則瑜伽缺點。在靜中動之工夫。彼終日默默。長坐消閑。須以正禪靜中動之工夫益之則完全矣。所謂正禪靜中動之工夫者。如近代禪門法將山岡鐵舟居士傳云。（按山岡日本偉人傳中一人也）

戊辰之亂。王師東征。前將軍德川慶喜屏居待罪。羣兵騷擾不可制。鐵舟乃爲慶喜謀。願棄身解難。直西上。時西鄉南洲參東征總督幕。其先鋒達川崎。鐵舟馳過轅門大呼曰。我敵將山岡鐵太郎也。衆愕眙。無止者。乃入見南洲。說之曰。君參軍事。欲殺人乎。抑欲鎮亂耶。南洲曰。欲鎮亂耳。鐵舟曰。我帥今待罪。死生惟命。何故復進兵。且此輩嘯聚與主帥無關。貳則伐之。服則舍之。謂之有禮。君不執禮惟有死耳。麾下八萬騎不愛死者。豈惟一鐵太郎。天下或由此亂矣。南洲悚然改容。遂入謁親王取旨。立約五條。鐵舟曰。謹奉嚴旨。但幽我主帥一事。死不承命。南洲曰。朝旨也。我不敢容喙。鐵舟曰。人各爲其主耳。試易地以觀。不幸薩侯有罪。君甘之耶。南洲沈思良久。曰君言有理。我以百口保汝帥矣。遂定約。南洲附鐵舟背曰。好男子敢入虎穴。我不期汝生還也。行矣勉之。鐵舟揚鞭東馳入江戶。（即今日東京）出榜安民。衆皆安堵。德川祀亦不絕。故江戶百萬生靈免於塗炭者。鐵舟一言之功也

鐵舟居士深於佛法。足爲今之維摩詰。鐵舟沒。翌年八月一日。其門人北垣氏小倉氏等。謀妥其靈於京都萬年山。僧荻野獨園。拈香讚之曰。

前無強敵後無物　五十三年不會禪　莫道出生還入死　薰風香動碧池蓮

恭惟全生院殿。鐵舟高步大居士。稀代英傑。蓋世偉人。爲國奮勇。則橫行百萬軍中。如入無人之境。爲法忘身。則跋涉三百餘里。如遊比鄰之家。雖日在擊劍道場而竹椅蒲團。爲座雖常。參簪纓行列。而淸風明月爲懷。此乃人天化生。爲護法來故病苦之時。快然書寫大藏經。了世間事。乃行菩薩道。以謀衆生安寧者也。老僧託之以了塵緣。不料公乃先行一步。世相難期。空華易落。一笑翻身兜率相見

菩提樹。秀鐵舟寺。　優曇華。開全生菴。

如鐵舟居士者。眞可謂實行靜中動之工夫。不愧正傳禪眼矣。

按日本禪法出自中國。而效用大異。拙譯陽明與禪及膽力鍛鍊法二書。詳之。精神界之偉觀也。

第十九章　巴登加里之瑜伽派

(一)巴登加里派哲學

前述北美瑜伽論師。與印度本來瑜伽派不同。自成一種新派。北美新派思想。以維登大爲根柢。以西洋哲學科學爲彩色。以巴登加里爲調和。蓋北美新派瑜伽殆以維登大爲理想。以巴登加里爲實用。以西洋哲學供其說明便利者也。本章乃述巴登加里瑜伽之概略。

巴登加里瑜伽哲學。倡於西曆紀元前三百年頃。平常單稱瑜伽哲學。卽指此派。此派本出自加比羅之數論外道。其教理大體。與數論一揆。然所異者。在其人格神之方面。又其功用。則在「無上瑜伽」實行法也。無上瑜伽。(Raja yoga)主用鍛鍊身心法。以期入於超自然界因實行此無上瑜伽。而得瑜伽哲學之名也。

(二)人格神

巴登加里學者。以爲宇宙間有一人格神。即普遍之大靈也。人格神者。名 Ishwara。無方體。無形相。無限量。一切知。一切見。無欲無苦。超離乎因果善惡而獨存。由巴氏之說。則常人之所謂我。乃血肉之小我。皆束縛於因果窟中生生死死。輪迴無窮。終不得脫。雖然。我等與彼大靈之人格神。非性質迥殊。僅發達之程度異耳。彼人格神既得大自由。徜徉逍遙於輪迴以外。不受時空因果之束縛。則吾人亦非絕無此希望者也。

夫人若常發展其靈機。其法無他。惟歸命於人格神而虔信之。蒙其冥護。即漸近於靈明之域。而脫濁世之羈絆矣。抑此人格神者。并非創造世界。如世所稱造物主。不但不造萬物。亦并不投其身於宇宙之內。彼對於宇宙無何等責任。與此生死煩惱世界毫無關涉。惟有足使吾等羨慕者。以其眞自由而快樂眞平等而清淨永刧超然於生死輪迴之外故也。

右述巴登加里人格神說略如此。然某學者言。巴登加里瑜伽之說。非最初卽如此。乃由得自由解脫之諸靈。聚集而成此美妙世界。故實行無上瑜伽身心鍛錬法時。自能臻此無限安樂之妙境云。然此教理。一變而演成崇拜理想之人格神。誠瑜伽之特色也。

（三）解脫

巴登加里瑜伽之目的安在乎。人之生也。與憂患俱來。生死不已。卽憂患無窮。欲解脫生死憂患之人生。則不可不求人神合一方法。（按實於吾國天人合一者近似）以祛苦就樂。其法惟何。

第一、須增加智慧。證澈眞理。

第二、須用正當方法鍛錬身心。久而不懈。遂能與人格神合而爲一。

如此人與神感通之符契。卽名爲瑜伽。(Yoga)而達此感通之方法不一。其中最確實有徵者。卽無上瑜伽之精神集中法。又曰王瑜伽者是也。

按今人至窮困時。則倒行逆施。欲遺臭萬年。不知臭亦未易遺。而殃至矣。古之聖賢。莫不臨事而懼。生悔禍之心。故禹征有苗。苗民逆命。益贊於禹曰。惟德動天。無遠弗屆。滿招損。謙受益。時乃天道。帝初於歷山。往於田。日號泣於旻天。於父母。負罪引慝。祗載見瞽瞍。夔夔齋慄。瞽亦允若。至誠感神。矧茲有苗。禹拜昌言曰兪。班師振旅。帝乃誕敷文德。七旬有苗格。于成龍與友人書曰。扶病理事。立志修善以回天意。嗚呼古人至家國身心有大難時。莫不思修善以回天。今則反是。曰以破迷信也。詩曰。不愧於人。不畏於天。信誠破矣。無如迷何。彼瑜伽所謂人格神云云。神之有無。固不必論。而其誠敬感格。淸淨寡欲。誠有息爭之效矣。雖未必能格神。亦庶幾可以和人。而暫減爭殺之慘乎。

巴登加里哲學與數論派哲學異者。彼不多用哲學思索。以勞其頭腦。如所謂絕對與相對之關係。神與人之關係。一與多之關係。神如何成立耶。如何救世耶。彼不肯以此毀其時間心力。而其致力者專在切實修行之法。即所謂無上瑜伽者。其功在於啓發各人內界之靈智而澈悟遍滿宇宙之眞理。遂得度生死大海自達神人一致之彼岸也。按此與禪宗甚似、古之道家黃老、皆斥博考詳說、教親返諸、後之陸王、不重外求、皆養心妙法也、

(四)有形心

巴登加里。以心爲有形存在。與我全爲異物。其不以心爲靈體而以爲物質。則與數論派同。心者。乃由物質之大元而化生。與我迥爲二物。心者我之器具。實非我也。構造此心之物質。備極細緻。即眼耳鼻舌身及末那識（Mana）決意識(Buadhi)自覺識（Ahamkara）等八種識所成。此八識皆物質的之心。即不外 Chitta 之變形耳。

心之活動。名曰心海之波。有形心之大海。時起旋渦。凡所起者。不外思慮分別妄想之波。欲平靜此波而開吾心寶鑑。使精湛妙明。此瑜伽修行之目的也。按此與佛法法相宗來源大有關係、瑜伽師地論成唯識論詳之、蓋佛說此類經典、亦非懸空自說、因印度瑜伽外道本有哲學而矯正之也、

(五)八地

巴登加里所示解脫之塗境。凡有八等。名曰八地。

第一(Yama)自己之統御。　第二(Niyama)宗敎之義務。

第三(Asama)身儀。　第四、(Pranayama)生力之統御。

第五(Pratyahara)五官之統御。　第六、(Dharana)心之統御。

第七(Dhyana)禪定。　第八、(Samadhi)三昧。卽正定也、

第一、自己之統御者。卽一己行爲。對一切衆生應守正義。遵公道。若慈悲、篤實、博愛、不惱害、不偸盜、不妄語、不邪淫、不貪、不妄取、等是。按此甚似佛法之十戒、十戒者、殺生偸盜邪淫妄語綺語惡口兩舌貪欲瞋恚愚癡也、

第二宗敎之義務者。以內外清淨爲旨。卽清淨慾、清淨業、知足、淸廉、持齋、謹愼、禮拜、敬神等。

第三、身儀者。威儀起居。以束身體。

第四、生力之統御者。最要爲調息法。用定律呼吸。分出息、入息、止息、三法。

第五、五官統御者。由一己意志力。卽無上心力。以制御眼耳鼻舌身。絕其色聲香味觸之外塵。免擾中心清淨。變爲粗濁心境。

第六、心之統御者。使心靜定。不爲五欲感情所動。

第七、禪定者。集中其心止於一境之法門也。如以宇宙心靈爲標的。而集中精神。放下一切雜念。專事冥想。

第八、三昧者。乃超然的神祕的之意識狀態。此惟實驗者能知之。非筆舌可以形容。故曰言語道斷。心行處滅。

能入此三昧者極稀。若能安住。必可發現心之偉力而臻大悟之妙境。入三昧之要旨。在於大悟解脫。非必顯現不思議力也

（六）婆羅那之假想

前於第四章。既述瑜伽行者所謂生力。卽婆羅那者。不過爲一種假定想像。（按此譯爲假想、）

面實可生出勢力、其理卽今藤田氏靜坐法所謂公案也、今八地中第四地。卽根據此假想而修行。以婆羅那有普遍宇宙勢力。此勢力宿於吾人體內。而爲生力。故統御身心二界生力。使服從吾人意志。爲修行要事。而宇宙之婆羅那。入於吾人體內。凡有二表現。一者肉體力。卽生活力。二者精神力。肉體力粗。去我尙遠。精神力細。去我較近也。

由瑜伽所傳。謂吾人脊髓中央有一綫。名曰沙淑納。（Shusumna）沙淑納綫兩旁有二種婆羅那活動流行。右名品加拉。(Pingala) 左名愛大。(Ida) 沙淑納下端。有一三角形之微細物質。曰蓮華藏。(Kundalina)蓮華藏中貯藏一種潛勢力。有神變不思議作用。行者若能將此潛勢力。修鍊成熟。上行於脊孔。則可發揮奇妙之大用。又行者若能將此潛勢力。修鍛大成。使上行於腦時。則吾人大靈。可脫去肉體而爲超人矣。按此與中國道書言臍下一寸中有丹田、鍛鍊丹田、自下而上、通三關、至頂門、終結胎以至白日飛升、略同此意、此事至今、予友人中深信以爲必能者不少焉、

脊孔中有數蓮華。爲吾人精神活動中樞。從其最下者起。名曰母拉大拉。(Muladhara) 其終點存腦髓中。卽千葉蓮華。(Sahasrara)吾人脊孔。由中藏蓮華力故。爲偉大心力貯藏所。行者但能用定律呼吸使之覺醒。長養活動。則能發生不思議之神通力。故神通力者。卽蓮華藏潛力之發展。而活動自在者也。

由定律呼吸。使蓮華藏震動覺醒。乃有統御婆羅那。及集中鍊鍛之力。而身體中之生力。雖在各神經叢中。而稱爲特殊神經叢者。(Solar plexus)尤爲其匯歸也。

然則欲使此蓮華藏覺醒。其道如何。行者曰。先須正身端坐。爲定律呼吸。一心默念阿彌(om)之語訣。繼續不斷。行入息出息止息。次用單孔呼吸法。其法如前述。閉右鼻孔而由左鼻孔吸入氣息。可使脊髓左方婆羅那名愛大者。降於脊髓。而蓄於下屛蓮華藏中。漸至收覺醒之效焉。如此吸入元氣。將愛大送入脊髓下屛後。以數秒時停止氣息。使婆羅那通過蓮華藏。達於脊髓右側。當停息時。須作此觀想。(按此觀最要、卽藤田氏所謂公案、天台三觀之假觀也、)次塞左鼻孔。用右孔呼出氣息而通流右側品加拉亦然。依次左右交代而行之。

此外脊髓中央之孔。名沙淑納者。中央婆羅那流通經過之。與左右並行。故其效用逈異常人。蓋常人各有沙淑納孔。以不通流閉塞不開。故心力薄弱。而瑜伽行者以運氣呼吸。使之流動發展。故收異常功效焉。

按此所言者似頗難信。而大有至理。實卽靜坐工夫。古今聖賢絕大學問之門徑也。今日本岡田藤田二氏皆有弟子千萬數。最近（民國五年夏）田中氏又新開一大教矣。皆靜坐工夫耳。至所述奇效。并非虛語。參觀拙譯記憶力增進法可知。岡田藤田却病大效。見拙譯七大健康法中。

由定律呼吸法。使脊髓最下層蓮華藏覺醒。其勢力漸次上升。剌戟上層蓮華。使之流動。其最下蓮華。名曰毋拉大拉。其次上者曰維打大那(Svadhisthana)又上曰亞那海那。(Anahana) 又上曰維休大。(Visuddha) 又上曰亞宰那。(Ajna) 最上蓮華。曰沙海士拉。(Sahasra) 卽千葉蓮是也。千葉蓮者。在腦髓中。營分布婆羅那作用。最下蓮華。則營儲蓄婆羅那作用也。

按此所論。有類易經之卦象。乾爲首。坤爲腹。坎爲耳。震爲足者。道教固演爲鉛汞種種異說。實則并非無理。亦非荒誕。特慧眼人須善求解耳易象無人能通。仙經尤多誤解。甚矣知言之難也。凡此節所言。若人有肯實行者其效可立見。非誣也若夫易象拙著有周易通類純用物理化學形學數學解之。其意甚明矣。

集於腦髓千葉蓮中之婆羅那特名歐查士(Ojas)智力偉大。可起他種精神力。若身體中種種劣等勢力可以意思集中作用。而變爲歐查士。例如色慾發動之元力。可使變爲普查士(Pjas)故具此變化希望之行者。往往獨身不娶焉。

按此中皆有科學化學之理。今寧波育王寺中佛之舍利可證也。

(七)瑜伽之禪宗及三味

巴登加里瑜伽之法。欲得大知慧妙用。必先入禪定。入禪定者。方能收攝精神集於一點。而可如我意以左右之。法使精神勿向外境迴光返照省察內界。以制止其猿馬之奔馳焉。

心力集中時。全神卽凝於焦點。毋少動搖。若不獲此力。則非眞禪定。禪定者。必須注全神於宇宙大靈。具深遠之冥想。保純一無雜之心狀。若夫三昧。卽禪定之更進一步。而入於靈覺。至此則大我小我。超然兩化。以三昧爲超絕意識狀態。故無由用文語表明。惟行者自悟自證而已。眞得三昧者。亦不必拜神禱天。外無宇宙。內無小己。天人合一。物我兩忘。不可思議之妙境也。

以上所述精神集中。卽禪拉那。(Dharana) 禪定。(Dhyana)三昧 (Samadhi) 三者之合名。此三昧者。乃巴登加里之目的所在。其最終三昧。乃解脫法門之極致也。凡此精神鍛鍊法。皆所以增進智慧。但不僅修慧。以培其本根。亦須修福。以茂其枝葉。實行道義。犧牲小己。精修勤行。持淸淨戒律。誦維登大之眞言。此巴登加里無上瑜伽要務也。

（八）神通力之發得

瑜伽所以如此苦行者亦非漫然無徵也蓋既得自在三昧入超人之域則啟發精神之潛力而發現所謂神通力者逈非常人所企及其神通力如下。

第一 天眼通 知過去未來。

第二 物語通 能解動物語言。（按左傳載介葛盧聞牛鳴事、可證不誣、）

第三 宿命通 知自己與他人之前生。（此事史傳多有之、有正書局陳人論注釋中、引正史人轉生事頗多、）

第四 預言通 能言未來事。

第五 神境通 以心可知他方世界事。

第六 透覺通 或以自身或使他身使透見地底。（按此法今有用催眠術行之者、不甚確、）

凡此六種。今西洋學者所研究之變態心理學。皆相類似。

此外能全行沙毋亞那(Samyana)者。可得八種神通。

第一 可變化其身體。微小如元子。

第二 可變化其身體使輕如羽毛。（莊子列子御風而行、殆近之、）

第三　可使其身重如泰山。

第四　眼耳等覺官。可擴大無限。此條列子中頗論及之、

第五　能起強大不可抗之意志力。

第六　任意自在制御外物之力。

第七　左右自然界之力。自去年日本新傷一田中敬、有靈子術動物體法、今其衆增加甚盛、亦其類歟、

第八　任意遊於各世界之力。

凡此類神通。皆最高級行者所獲得也。其次者則

能於一時內遍觀一切事物之力。

得此力者。其心極靜細。可將時間空間析至極微。更由此極微之上。集中其精神。遂至打破時空之制限。而自在運用。同時同地。見一切萬物焉。

由瑜伽哲學之見地。則平常吾人所謂時空者。雖如何細微。而其所定單位。并非不可分。即以細心將其單位分爲二分三分。以至千百分及於無限也。如此考察時。遂

至超絕時間空間以外。勢所必至矣。

按此所舉神通。非吾人可全解。惟就鄙見所及。間附參考材料一二於下。究竟其內容如何。亦非吾人可斷也。吾人常視時辰鐘。其單位以一秒起算。再速則難以意度。然以聲學言。吾人所能聞之聲。於一秒間震動二千次以內者。乃可聞之。過此則不能聞。又照相鏡之佳者。可於動物飛行時。其速率運動在一千一百分秒之一者。攝其影。又光學言。光行速率。一秒行六十萬里。（此數各書亦不同、）然則必能將一秒分至甚細可知。又謂眼耳覺官可擴至無限者。如此之人今尚未知。如此動物。則動物學中載之。昔有一昆蟲學家。研究昆蟲雌雄感覺之官能。可及於二十英里之外。合中國六十里也。不知吾人亦信其言否。又以上所言各種神通。佛經中具述。特亦不甚貴之耳。此所以與迷信外道異也。

（九）瑜伽之弊

巴登加里無上瑜伽。其精神鍛鍊方法。甚爲有益。所不待言。以入禪定三昧而精神定靜。遊於大悟妙境是也。故道元禪師曰。

若人一時三業。（身口意也）依佛印而修行。端坐三昧。則遍法界。皆佛印悟。諸佛六道。一時身心明淨。證大解脫地。是眞佛法。土地草木。牆壁瓦礫。無非佛事。（按此意勉強比附、即儒教吾與點也一章之意、頗近也、）

但瑜伽行者。有時不能一心求無上大覺。以脫落身心爲第一義諦。（按此即六祖壇經所謂第一義也、）或徒逞變態心力。以神通奇跡。驚倒羣衆。藉博虛名。又或濫用妙法。近乎魔術詐僞。又或徒矜身體鍛鍊工夫。衒賣其八十四種鍛身法。此固非大雅所貴。亦非瑜伽中高尙有道之士所許也。其純正修行者。特以此爲安樂淸淨袪苦得樂常棲心淡泊湛然妙明之域。此則其修行正軌矣。

按外道與佛法正禪之異在此。

第二十章　結論　（全書大綱八十條）

上來敍述北美瑜伽學說。略見大概。今更綴其綱領於下。以代結論。

一、瑜伽學派者。甚近佛祖正傳禪宗。爲今日北美共和國精神主義之翹楚。
二、瑜伽之結跏趺坐。與正傳禪法殆全同。
三、瑜伽行法。在於克治肉體所生饑渴睡眠等慾望。祛寒暑之患。絕夭札之苦。永無疾病之憂。
四、瑜伽修養第一法。在征服自己肉體。使爲本心之奴隸。
五、瑜伽之呼吸法最完全。在衛生上有大效無疑。
六、瑜伽之定律呼吸法。與禪之數息同一理法。
七、菜食主義。亦與禪同。
八、波羅那雖爲假想。然沸水術、發芽術等。并非詐僞而爲實驗。乃今日科學所不能說明。
九、精神修養第一步。在不以我爲肉慾奴隸。而以肉體供我運用。
十、須信我者意識之中心。思想之中樞。勢力之中軸。宇宙萬象。皆在我周圍而朝宗於我。是爲最良方便。

十一、常人不知自己屋中有我之寶庫存在。不信自心奧底有神明輝光。故十二時中。奔馳外境。隨物轉移。爲物奴隸。失其自由權利。

十二、瑜伽行者。常呼自己姓名而促我之覺醒。與瑞巖禪師。自呼主人公而促其覺醒相同。

十三、肉體者我之衣服耳。居室耳。不過供我改造修補之便利。故瑜伽冥想坐觀。第一在覺我非肉體。肉體非我。

十四、肉體雖爲非我。然亦不付諸等閑。若待肉體太酷。爲極端苦行。亦非瑜伽本旨。

十五、瑜伽行者確信我爲不生不滅。入火不熱。入水不濡之實體。

十六、肉體雖可傷。而我不可傷。幻化軀殼雖死。而心靈不死不滅。故百萬大軍當前。無如我何。猛火毒刃。無如我何。大雄大力大無畏。

十七、瑜伽行者。其視我之精神。亦與肉體同。不過我一器具耳。故我者乃精神之主人。而非其奴隸。又宜外精神而獨立自由。

十八、無上瑜伽作者。分精神爲三類。一本能心卽動物心。二人心卽智能。三最高心。此分類法爲假定。

十九、動物心者。與動物同。如饑渴色慾。憎惡嫉妬惡意復讐等一切妄情。吾人先須征服此動物心。乃能使我獨立。

二十、人心卽智能。有推理思辨等作用。亦不過我之一器具。

二十一、最高心者。若宗教博愛之情操。正義之觀念。理想、慈悲、同情等。亦不過我之所有物。

二十二、遇饑渴苦樂之感覺時。須使我立於傍觀位置。而靜察其感覺。與以適度之救濟。此爲大自由精神統率第一法。

二十三、憤怒嫉妬等感情起時。則我者應超然於感情之外。而明察其起因。計其行動之強度。灼知其正當與否。比較其利害而取捨之。此爲大自由精神統率第二法。

二十四、將吾人智能解剖分析。考其起原目的。究明智力運用之方法。恰如吾人研究植物之分類然。故我應以運用智能爲最大武器。然與「眞我」則逈異。此爲大自由精神統率第三法。

二十五、於吾人之最高心。視察分類。考其起原目的。恰如心理學者研究他人心狀然。故知「我」者乃超然立於最高心之外。此爲大自由精神統率第四法。

二十六、吾人既知肉體、感覺、感情、智能等爲非我。故有時可以拋却之。然「我」則不可拋却。故知我身中最尊無上者。非第二物而「我」也。

二十七、吾人者。譬如睡眠之神。內界藏有宇宙精靈。故若以宇宙大我爲我外一別物者。僅其表面耳。

二十八、無上瑜伽之目的。在駕御自己之思想感情。排斥有害觀念。逐心中妄想之賊而宣正化。拔心中荆棘之刺而樹良材。應知人生一切苦痛。皆自心所作。故須善用心力。不但可由此解脫苦縛。并可鍛鍊心力而獲妙樂。

二十九、瑜伽所謂我之不生不滅。與基督教之靈魂說無異。故與正傳禪法不同。

三十、瑜伽目的之一。在人自覺萬有一體之眞理。與正傳禪法甚合。

三十一、「我」者雖具天賦神性。而爲神之寵兒。然若以我卽神者。是大邪見也。

三十二、瑜伽之神性論。與禪之佛性論。異曲而同工。

三十三、吾人身體與外界物質一本。吾人生力與外界勢力一本。吾人精神與宇宙大心一本。

三十四、吾人生命。乃宇宙大生命之一部。宇宙大生命。不增不減。不生不滅。常住不變。一切衆生。皆受宇宙之大生命。一切萬物。皆屬宇宙大心之一部。故萬有非各各分別存在。乃如人之一體。血脈貫通。

三十五、宇宙間萬象。無一非生物。天地者一大生物也。

三十六、吾人之「我」與他人之「我」。雖若爲二。而溯其源。則從絕對大靈分枝而來。

如百川通於大海。一而二。二而一者也。

三十七、物質爲元素之化合。元素不過亞加薩（Akasa）靈氣之變態。故物質界平等。普通如一。

三十八、一切有生。不論高等劣等。皆同一生命。故有互相胞與之關係。

三十九、「我」者。生於人類中。生於動植物中。與地球共生活。與太陽共生活。與太陽系共生活。與十方世界共生活。故無限宇宙者。「我」之家也。

四十、瑜伽所謂我。似禪所云佛性。瑜伽所謂神。似禪所謂法身佛。二者甚相近也。

四十一、瑜伽身心鍛鍊法。注意內外交修。以精神可轉變肉體。故特不免誇張太甚之弊。

四十二、瑜伽哲學。有益於吾人精神之平靜。心情之調和。身體之整齊。使人有歡樂快活幸福滿足等觀念。

四十三、瑜伽甚稱讚神通力。與正傳禪法大異。前者爲神祕主義。後者爲悟道主義。

其見解當然不同也。按中國正學自高、特其末流之弊、有蹈毀身體之鍛鍊者、則不可也、

四十四、瑜伽所謂絕對者。卽神。乃於無名無狀。不可知而存在。按此似老子及易所說、下數條亦同、

四十五、絕對者。不生不滅。不死不變。不可見。不可聞。不可思議也。

四十六、絕對者。光明也。普在也。小於微塵芥子。大於宇宙。

四十七、絕對者。全智全能之大靈也。大生命也。

四十八、其所謂絕對者。乃與基督教之上帝不同。非宇宙創造者。可視作萬有之本質耳。按甚似易老、

四十九、絕對者如何而爲相對界乎。一本何以爲萬殊乎。此一大疑問也。瑜伽於此以譬喻說明之。不用哲學推理立論。

五十、神以外無宇宙。無人生。神外無神。神內無神。惟僅有神而已。蓋宇宙乃由神之妄覺而生。神自起幻想而誤認個個靈魂。由此遂生五官妄想之對境。構成塵影世界也。

五十一、絕對者自無始以來。有妄覺迷想。故物質的宇宙由此成立。

五十二、妄覺之起原。不可思議。若作是念曰。絕對者何故起此妄覺乎。此則自相矛盾。何以故。絕對云者。不受因果關係之規定也。

五十三、妄覺者屬於精神。由神心中而起。神以投身妄覺中。故被束縛。故人生一切苦痛、不幸、災害。皆神起妄覺。而投身差別境中之結果。

五十四、由瑜伽之人生觀。浮世者非實有非實無。而在二者中間者也。（此與佛法不合。）

五十五、人生由矛盾而成立。生死。矛盾也。厭世樂天。矛盾也。善惡。矛盾也。利害、毀譽、得失、利己、愛人等。無一不出於矛盾也。

五十六、苦樂矛盾。喜怒矛盾。老少矛盾。盛衰矛盾。美醜幸不幸矛盾。人生無一非矛盾也。

五十七、人若求享受幸福時。則同時苦痛亦增大。進步結果。一面快樂增加。為算術級數之比。一面苦痛增加。為幾何級數之比。故常人生任何方法。不能達有快樂無苦痛之域。

五十八、人生由神之妄覺而生。妄覺云者。如其名。非眞而妄也。然雖妄而爲眞神所自起。（按此云眞神、最好以易理解之、則無礙矣、）亦不失爲一時之眞。以有妄覺。乃有相對界。雖相對而亦不離絕對。雖不離絕對而亦依然不離妄境。此一大矛盾者。乃人生成立之根柢。故有得必有失。有樂必有苦。有生必有死也。

五十九、瑜伽之人生觀。非樂天亦非厭世。二者兼而有之。

六十、生死一道耳。善惡一物耳。利害一法耳。皆一物兩面。如晝夜寒暑然。有取於此。彼必從之。（按此純是易道）故欲防害。在於忘利。脫死之道。在不受生也。

六十一、由瑜伽所信。則人生矛盾之宇宙。早晚必還沒於絕對者中。而泯其踪跡也。（按此與易言易不可見、而乾坤息、耶教言世界末日、佛言劫火燃時、世界空虛、其旨同、今天文家亦言世界末日也、）

六十二、由瑜伽所明。則吾人肉身中包有細身。細身中包有靈魂。靈魂非心而爲心之主人。卽眞我也。

六十三、「我」無形狀。故可普遍一切處。「我」超絕時空因果。故無限。無限故惟一。惟一故無各人獨立之我。而同歸於一。

六十四、「我」超然於時空因果以上。乃無束縛。乃眞自由。乃眞平等。乃無生死。有生死見者。盡妄覺耳。

六十五、人格者。不在身體中。不在精神中。而在無限大靈中。

六十六、「我」者。即存於吾人內界之神。以「我」內界有眞神故。故求神者。或於殿堂。於教會求地、求天、求佛等。不可必得。不如回光返照。求我內界眞神。何以故。眞神即內界自性故。（此陸王學家正鵠、）

六十七、「我」者不可知。凡可知者皆有限。有限即非我。「我」爲一切萬有之主。而非其僕。我能見者。而非所見者也。

六十八、倫理道德思想之中樞。在於自他平等。萬有一體之大觀念。無此實觀。空言何益。

六十九、道義中心。在乎克己。克己功夫。在捨去私慾利己妄執。

七十、一切苦痛罪惡之起原。皆由於妄執身心之小己爲眞我。保此小己而不捨。其結果必致損害他人。人人互相損害。卽世界爭殺無已。而其原因。由於無明妄想。故無明者。一切苦痛之母也。

七十一、吾人者。金色大獅子也。乃自忘其爲獅。而作野干鳴。妄謂人生有老有死。有苦惱。有憂悲。不知人性。本靈也。本神也。絕對也。無限也。爲無明所蔽。而忘其神性。妄執生老死病。日夜作野干鳴。乃至愚者也。

七十二、瑜伽以「我」爲非精神。而禪以「我」爲心。此二者不同處。按瑜伽分析六七八識、是與唯識宗近也、

七十三、瑜伽關於解脫之重要觀念如下。

(一)住於萬有一體之觀念。對一切事物平等齊觀。

(二)放捨慾望。不求人生快樂。卽可減少苦痛。

(三)超然是非得失利害之外。

(四)不為憎愛取舍等感情所制。持心不動。

七十四、我本解脫。我本自由。本完全與禪宗本來解脫說全同。

七十五、人生安心立命之道。在將一切對待境界放下。不厭苦。不求樂。不趨利。不避害。不居富。不辭貧。利害兩忘。順逆如一。

七十六、瑜伽之教。在動中靜之功夫。以平靜心情。為成功祕訣。

七十七、然於靜中動之功夫欠缺。是其一大缺點。按此正禪特色、即日本今日應用之禪學也、他日另述、

七十八、巴登加里無上瑜伽。用神人交感方法。乃身心鍛鍊。內外交修之妙術。

七十九、無上瑜伽修禪定之法。先收攝精神。不馳外境。次住心一境。達於焦點。發其全力。注於宇宙大靈。則達於純一無雜妙域。按此與大學文王緝熙敬止、中庸文王之德之純合、即古代止觀也、

八十、無上瑜伽之極致。在發生三昧正定。入於靈之自覺。神人融洽。物我兩忘。此等絕妙境域。匪筆舌可形容也。中庸卒章上天之載、無聲無臭、至矣、易繫辭卒章、不言而信、老聃之妙、入於無言也、

中華民國七年三月初版

（養心鍊氣北美瑜伽學說一冊）

（每冊定價大洋柒角）

（外埠酌加運費匯費）

原著者　日本　忽滑谷快天

譯述者　下　邳　劉仁航

校訂者　武進蔣維喬

發行者　商務印書館　上海北河南路北首寶山路

印刷所　商務印書館　上海棋盤街中市

總發行所　商務印書館

分售處　商務印書分館　北京天津保定奉天吉林龍江濟南東昌太原開封洛陽西安南京杭州蘭谿吳興安慶蕪湖南昌九江漢口武昌長沙寶慶常德衡州成都重慶瀘縣福州廈門廣州潮州香港桂林梧州雲南貴陽張家口哈爾濱新嘉坡

四七三八丁

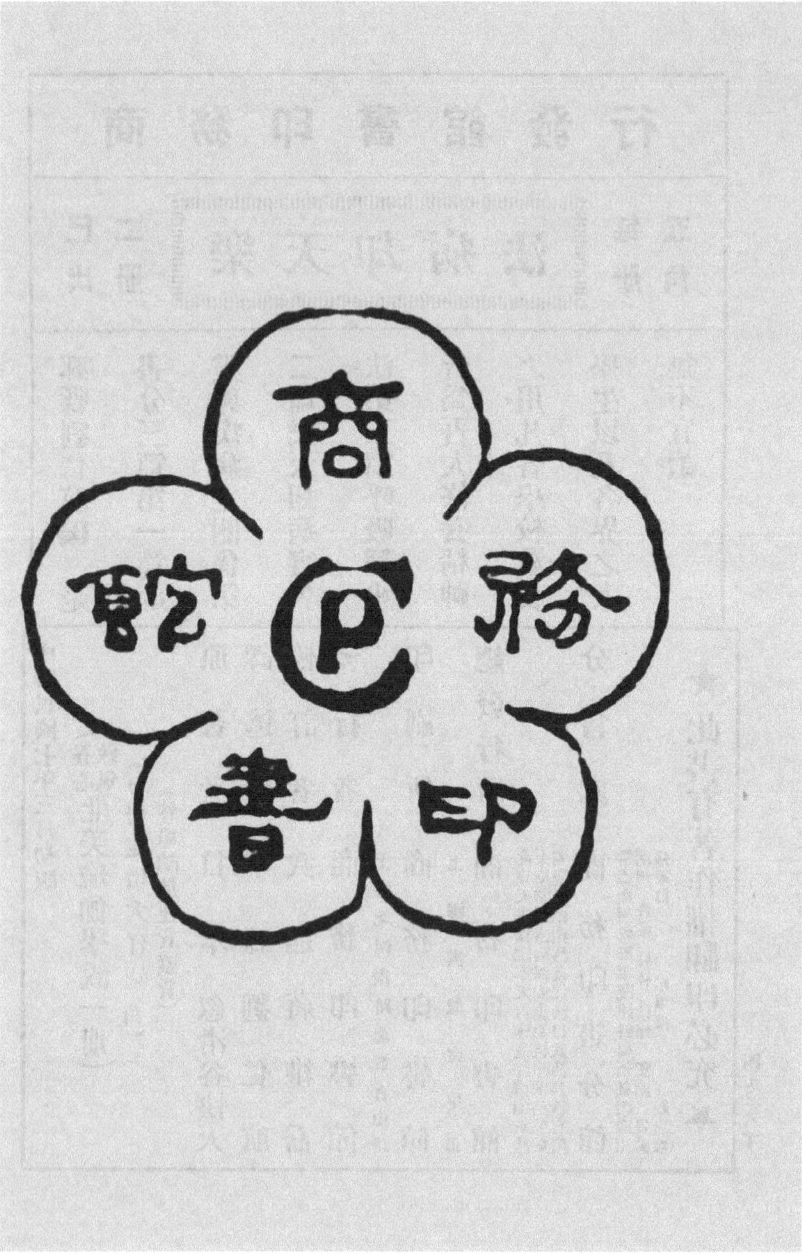
商務印書館

養生學要論

〔日〕井上兼雄　原著　朱建霞　譯述　商務印書館　民國三十五年五月初版

醫學小叢書

養生學要論

商務印書館發行

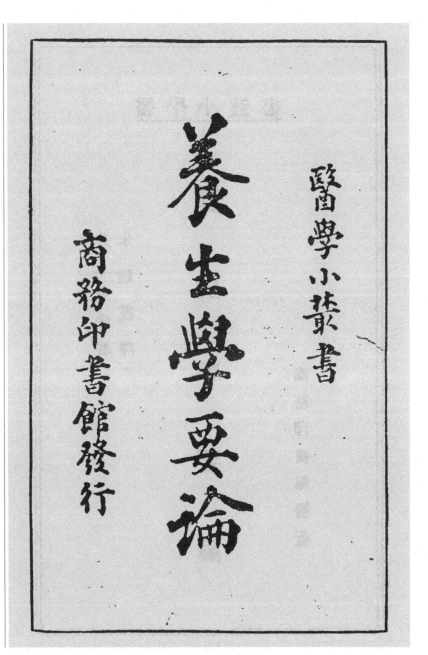

醫學小叢書

養生學要論

井上[illegible]維 著
朱建霞 譯

商務印書館發行

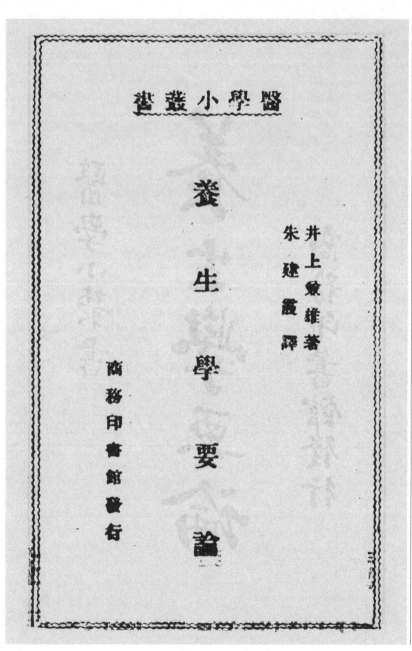

目次

養生學要論

導言

近年來，營養問題，已漸爲一般人士所注意；但營養的方法，因年齡、職業等，頗有差異。不消說，乳兒、幼兒，少年、壯年，以及老人等的營養，各自不同，還因農人、都會中人，或則因職業、貧富等關係，也不能不發生差別。本書所論述的營養心得，主要是把生活在都會裏面、中產階級以上的人們、做目標，其主要目的，在闡明美食的弊害，對於一般日夜追求美食、恣適口腹之慾的人們，提出忠告，同時對於中年以後、必須努力於保養延壽工作的人們，與以有力的援助。

隨文化的發達和食品工業的突飛猛進，對於食料、食品的調製，愈益考究，生命上必不可缺的重要成分，喪失殆盡；因此多數的營養學者，苦口婆心，勸導大衆，應儘量採用未經調製的原始食物。可是捨棄那好容易調製得十分甘美的膳食，而攝取淡泊無味的原始食物，無異乎捨棄苦心孤詣發達起來的文化，而回到野蠻。還不能不說是過於拘泥了。所以這裏認爲一方面說明美食具有的缺陷及有害作用，一方面敍述避免這弊害的方法，使讀者可以安心進食，比較妥善些。例如要避免白米的弊害，與其吃不堪下咽的糙米，還是充分研究明白白米的缺陷，設法補救，來避免那害處，一方仍享受甘美的白米，比較是文明些，而營養學眞正的使命，恐怕也就在這裏。

最近的營養化學，不絕猛進，貴重的生活素，已幾乎全部可以用人工來合成，而且刺戟素的神祕姿態，也已逐漸闡明，因而營養學的範圍，非常的擴大起來，以致我們可以大膽的向讀者們說：「我們的體質、壽命等，不必說，甚至性格、才能等，在某程度以內，也可以由營養來左右。」當然，遺傳是具有根本的力量的，不過在某程度以內，可以藉營養來把他改變。大多數的讀者，亦許會懷疑上面的話，但本書的著者曾目擊一件實事，可以作爲一種佐證。事實是這樣的：在十年之前，鄉村中的某牛肉店裏，生了三隻小狗，兩親同是叫"setter"的一種獵狗。後來被某專門學校裏的一位英國教員和兩個同事的英語教員，分別領去飼養，他們所吃的食料，都是家庭裏的殘飯餘羹。那位英國教員，是一個典型的英國紳士，而兩位日本教員，甲是勤儉樸質、多吃穀類食物的人，乙是嗜好美食的偏食者。到了明年春季，有一天、學年試驗的監督，召集全校教員開會。他們不約而同，都帶着他們的愛犬來赴會，於是那三隻狗，聚在一起，互相跳躍戲嬉。這三隻狗，在比較之下，引起了研究心理學的某文學士的注意，就是他們的體格、性情，都有些類似他們的主人。英國教員所養的狗，生得魁偉雄壯，磊磊大方，甲教員的狗，體格矮小，態度拘謹，乙教員的狗，則瘦長怯弱。經那位文學士提醒以後，大家也不免嘖嘖稱奇。

代表著我們東方人的兩種食料，即農民食和都會食，所養大的兩隻狗，和一窠產生而為西洋式的肉食所養成的狗，體格上的差異，比較東方人和西洋人的體格，還相差得厲害，看起來，宛如異種一般。本書的著者，自從看到上面的那種實例以後，覺得西洋人和東方人體格的差異，與其說是遺傳，寧可說是因營養的不同而發生，似乎比較妥當些。

像上面的實例所顯示的，營養的好壞，不單是體質，即對於性格，也有重大的影響。這三隻一窠產生的狗，因何種理由，而發生這般大的差異，如果根據營養學來說明那理由，那末營養的意義、營養的本質，自然也就可以瞭解了。

第一章　蛋白質

第一節　蛋白質的效果

西洋人養的狗，發育長成，遠勝於東方人的狗，其基因於營養的好壞，自不待言：不過招致那種差異的營養素因，究竟是什麼呢？

如前所述，任何的狗，都是用家庭中的殘餘來飼育的；所以用不到怎樣仔細研究，祇要大體把西洋食料和東方食料的營養價值，加以比較，那末這問題自然可以解決了。

就一般看來，西洋食的特性，是比我們的食料更富於動物性的食物，尤其是肉類，用得很多。因而西洋食一方，不消說，蛋白質是豐富得多，而且那蛋白質的種類，品質也比較優良。原來動物性的蛋白質，和構成我們肉體的蛋白質，屬於同一種類，更比植物性的蛋白質，容易同化，那是不必從營養化學上來考察，也容易明瞭的。因此我們主張獸肉、鳥肉、魚肉之外，乳、蛋一類的動物性蛋白質，是性質優良的蛋白質。

除了豆類以外的植物性食品所含的蛋白質，在我們肉體的構成上，多數是不甚相宜的種類，而且像玉蜀黍中的蛋白質之類，沒有組成肉體的能力。不但這樣，植物性的蛋白質，消化比較不良；如果單用植物性蛋白質，使動物成長，所需要的分量，要比動物性蛋白質多出二成到五成以上。蛋白質的含量，也是動物性食品來得多。例如肉類，含有二〇%內外，蔬菜類不過二%以下。所以要從植物性食物，取得成長所必要的蛋白質量，非攝取極大的分量不可。

白米的營養價值　其次，我們東方人的膳食，米佔的最多，而副食物的量較少，也是一大特徵。這不一定是表示東方人生活程度的低劣，米比較麥、粟等穀類，具有甘美的滋味，也是重大的原因。此外由於多年佛教的影響，養成了甘於淡泊食物的習慣，雖然也是因素之一，而囿於世代相傳、對於米的錯誤的營養觀念，卻是不容忽視的一個重要原因。

我國歷代相傳，認為米在營養上是最完備的東西，以為即使單吃米飯，生命便得充分保持，副食物的多吃，寧許是一種額外的消耗。就是到現在，確信多吃米飯，便能保持良好健康的人，還是不在少數。

試單用白米和水，飼養白鼠，三星期，便不能生存。起初，鼠也很喜歡而儘量的吃着，一星期後，因生活素B不足，陷於食慾不振，其次，引起脚氣病，一天衰弱一天，結果，因心臟麻痹而死（生活素亦名維生素，俗呼維他命。）

其次，在白米中，略加入生活素B含得很多的酵母來飼養，便能使壽命延長到一個月左右，但不十分成長，且發生眼病，失去抵抗病原菌的力量，也不免於死亡。因為白米裏面，不含生活素A的緣故。

因此再補給極少量的生活素A時，便生存得很長久。但不久，骨發生軟骨化，牙齒變得脆弱，患起所謂佝僂病來，依舊不能保持健康。這是因爲缺乏生活素D的緣故。

這生活素A、D，在牛酪（俗名奶油或白塔油）中含得很多；所以把牛酪加入白米，白鼠便變爲相當長久的生活者。但是單靠這種食料，動物也不成長，第一、沒有所謂元氣。這是因爲白米與麵，肉類不足，尤其是鈣、鐵等，鈣不足，便造不出骨骼，鐵缺乏，便成貧血的緣故。於是再把這些成分補充進去，便變得相當的長成，元氣十分充足，壽命也可以保持得很長。不過就是這樣飼養着，發育還不能完全，體重停止在二〇〇克（公分）以下（白鼠用普通的食物飼養，可以長到三〇〇克內外。）

就是因爲白米含蛋白質祇有七—八%，把肉類、蛋等動物性蛋白質加進去，增加蛋白質的總量到一五%內外而飼養起來，白鼠便很快而又充分的發育着，其體重達到五〇〇克以上。這便是表示米內蛋白質的量少，而且那性質，比動物性蛋白質來得低劣。

從理論上講，雖是白米，如果多吃，蛋白質也能充分的補給。不過人類，假使要從白米攝取蛋白質，來充分成長，那末每天非要吃一・八升的米不可。像豬一般，具備強大的胃囊，每天纔能容納得下一、二升飯米的人，在都會裏面，恐怕一萬個人中，也找不出一個。縱使有這樣的人，遲早也要成爲典型的胃擴張患者。

這裏順便可以提一下，就是多吃富於澱粉的白米、麩分等，則必須依照比例而增加生活素

B的分量。東方人所以多胃擴張、慢性胃病等的患者，可以說是多吃白米和生活素B不足的緣故。

白米對於我們東方人，在能力的獲得上，誠然是非常重要而適宜的食糧，但決不像一般人所想像的，是營養完備的食品。他的原由，便是缺少生命上不可缺的生活素A、B、C、D，而成長上重要的蛋白質、鹽類等，也都不足。

這裏再補講一下，白米也缺少生活素C。不過鼠和雞，因為自身具有合成生活素C的能力，所以沒有攝取的必要。但在我們人類，不採蔬菜、果物等來補給，血液即腐敗，患所謂壞血病而害及健康。

像這樣，白米缺少非常重要的許多營養素，所以不能不採副食物來不絕補充。像我們東方人，把白米做主食，而副食物吃得比較少的，對於副食物的選擇，如不仔細注意，這些重要的營養素，便不知不覺的缺乏起來，而害及健康。因此一般過信米的營養價值的人們，不能不認為，像走繩索一般，過着十分危險的日常生活。

豆醬的效果 這裏覺得很奇怪的，是日本農民的食物。東北地方的農民等，一日三餐，祇吃些麥飯和豆醬羹過活，像肉類一般東西，幾乎是吃不到的。雖然如此，他們卻非常健康，而能耐堪劇烈的勞動。解釋這奇異的疑問，他的關鍵，就在那豆醬羹上面。

幸而唯有大豆，雖是植物性食品，近似肉類的優良蛋白質，也含得很多。因而用大豆做原料而製成的豆醬裏面，含有多量的良好蛋白質。如果依照飯三小碗、豆醬湯一大碗的比例，一日三餐的吃着，不但米裏不足的蛋白質分量，得以補充，米蛋白的劣等性，也能夠補足改善。

又農民吃的豆醬湯裏面，常加入多量的蔬菜，所以白米不足的鈣、鐵等鹽類、生活素類，都能補給。一方，又因為從麥飯中供給充分的生活素B，所以白米含有的缺陷，無論如何，一概可以靠豆醬來改善。此外，富含鈣分的井水，清潔的空氣，充足的日光，勤力的勞動，安穩的睡眠，也都是使那些農民，不得不成健康的無形的營養素。所可惜的，就是發育正盛的幼少年，靠這一點蛋白質量，不能充分的成長；進入胃腸衰弱的老年期，吃這樣的粗食，更與過勞相併，也不能希望活得壽長。

農民食雖則是那樣極低廉的而合理的膳食，如果都會生活的人仿效起來，則不知不覺間，麥飯變成白米，豆醬湯變做清醬湯，半腐的魚、肉，時常充斥在菜館裏，新鮮的蔬菜，擱在屋角邊，非驢非馬，變成了營養缺陷很多的膳食，而運動不足和缺乏紫外線的日光，不含鈣分的自來水，漸漸奪去身體的抵抗力，不消幾時，富含病原菌的空氣，便會把他們送上鬼門關去了。

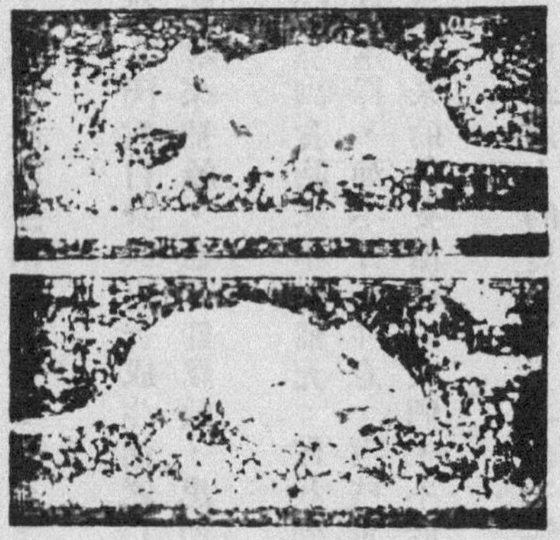

第一圖

（上）白米中補給醬的白鼠

（下）白米食的白鼠

朝鮮農民的膳食還有一件値得我們注意的事，是朝鮮農民的膳食。他們生產品質優良的米很多，卻全部賣去，自己把廉價的粟（俗稱小米），作爲常食。雖然如此，他們具備着的體格，比日本人偉大得多。

我們所看不起的粟，卻是營養價値比麥還高，且富於生活素B，而善於消化的穀物。

他們宰殺豬、牛等，便爭先吸飲那生血，臟物不必說，祇要是可以吃的東西，都如數吃完爲止。

他們的特異性，是辣椒吃得很厲害，還喜歡吃泥土。歷來認爲辣椒雖有促進食慾的作用，對於消化器是有害處的。但據最近的研究，知道辣椒裏面，含有極多量的生活素C，而且那鮮艷的胡蘿蔔紅色素，具有生活素A的效力。這辣椒，朝鮮人每年一個人平均要吃三、四斤：把他們的胃囊解剖開來考察，也舉不出因辣椒而特別發生障礙的證據來。又從泥土裏面，大概可以供給鈣、鐵等鹽類。所以不得不認爲，他們用辣椒和泥土，收穫到新鮮蔬菜、果物等同樣的營養效果。

他們粗看起來，好像是過着十分野蠻而原始的可憐生活；但在營養上，他們過的日常生活，比我們都會中人合理得多，他們強壯的體格，良好的健康，並不是偶然獲得的。

西洋食和東方食的比較，把西洋人和東方人的營養差異，加以比較，則可以作成下面那樣的圖表（東方人的食料，暫以和食爲代表。）

圖表中所謂福埃特標準，是大約七十年以前，德國著名的營養學者福埃特氏，調查德國人食糧的結果，把下面那樣的營養量，定爲一日間的標準食量。

福埃特氏的標準食量——蛋白質 一一八克

脂肪 五六克

碳水化物 五〇〇克

合計熱量 三、四四五卡路里

這福埃特氏的標準食，到最近以前，一直認爲保持生命上必要的食量，作爲營養學的一大鐵則，而獨步世界。

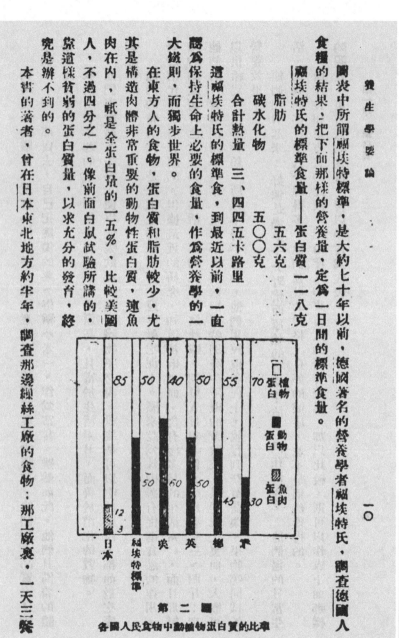

在東方人的食物，蛋白質和脂肪較少，尤其是構造肉體非常重要的動物性蛋白質，連魚肉在內，祇是全蛋白量的一五%，比較美國人，不過四分之一。像前面白鼠試驗所講的，靠這樣貧弱的蛋白質量，以求充分的發育，終究是辦不到的。

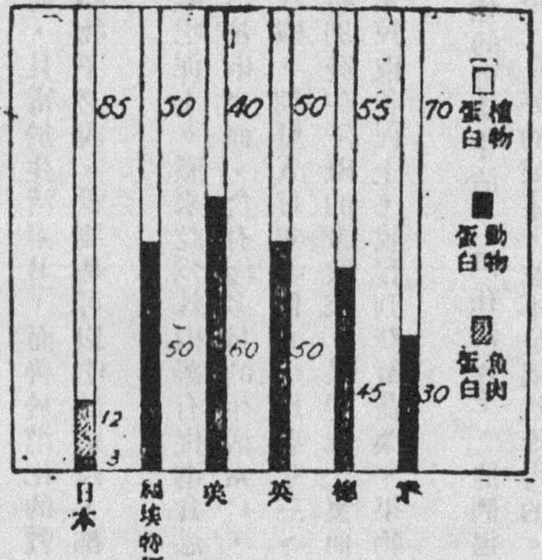

第二圖 各國人民食物中動植物蛋白質的比率

本書的著者，曾在日本東北地方約半年，調查那邊繅絲工廠的食物：那工廠裏，一天三餐的副食物，主要是由豆醬羹和蘿蔔乾所組成，極其簡單。祇有在午飯時候，可以得到一些蔬菜、一星期內，不過給與一兩次少量的鰊、貝、海苔等。

會集這工廠食，分析起來，蛋白質祇有一〇％，其中動物蛋白，不足一成。試用這工廠食

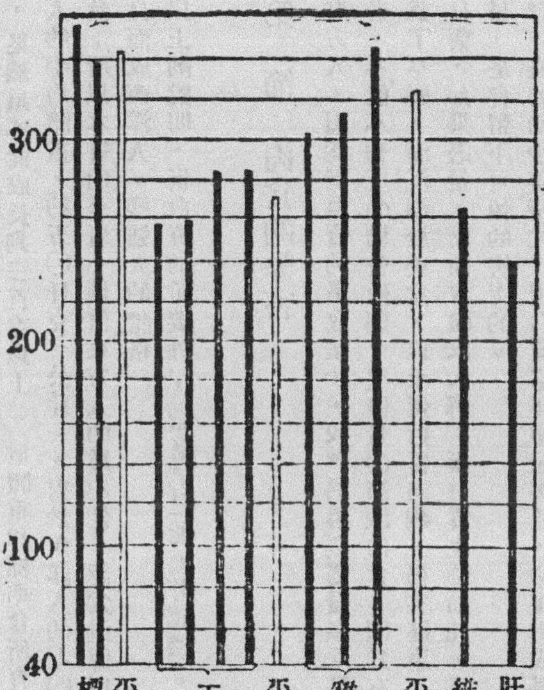

第三圖
白鼠的體重比較

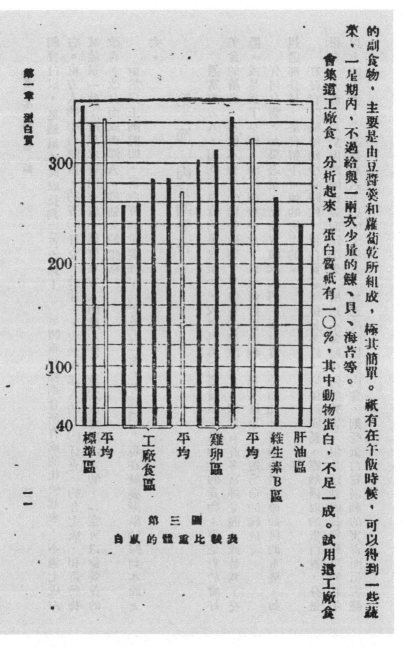

飼育白鼠，果然鼠不能成長到三百克以上。這體重和標準食所育成的比較起來，不過七成左右。東方人的平均體重，約五〇仟克（公斤），對於西洋人的七〇仟克，約合七成，和這動物試驗很一致；所以本書的著者，確信東方人的矮小性，認爲遺傳所決定的，一定可以營養的改善，改良而成西洋人一樣強大的體格。

由於以上的說明，蛋白質的重要性，讀者們已能充分認識。現在就要漸漸的歸到本論上去。

第二節　肉食的弊害

通常東方人，因爲蛋白質的攝取量少，我們倡導要儘量多吃動物性的食物；但是對於嗜好美食的讀者，不能不相反的勸告他們，要儘量的節減肉食。因爲有許多富紳豪商，或是爲了交際，或是爲了享樂，而沉溺於美食，以至蛋白質過剩，損害健康，減短壽命的緣故。

任何良藥，如果過量，反而會釀成大害；蛋白質也是如此，雖則對於生命如何的重要，如超過那分量，是會留下可怕的害毒的。

在發育旺盛的幼少年時代，蛋白質必須儘量多給，以促進成長，雖然攝取的蛋白質，分量很多，大部分用於肉體的建設而歸消失，所以不會發生何等弊害。但是達到成長飽和點的壯年以上的人們，尤其是衰退下去的老年人，如過度的攝取肉食，則受蛋白質過剩的害毒而損害健康，是避免不了的。

當然，雖是成人，由於每天的生活作用，體蛋白質時常在消耗着，爲了補充消耗，而攝取一定量的蛋白質，是絕對必要的；不過超出一定量以上的過剩分，被分解後，徒然是在尿裏排泄掉的。這不單是蛋白質的不經濟，也使消化器變成過勞，而且那分解產物，再進入血液中，遺害於身體，尤以腎臟，受害最大。

夫勒拆的咀嚼法　美國有一個叫做夫勒拆的富商，仗着富足的金錢，窮奢極侈，耽於美食。其結果，體重增加到九四仟克，變成了癡肥（這裏可以補充幾句，過了壯年期，體重增加，大多是脂肪增加的緣故，決不是肌肉的增大。）健康反而逐漸變壞，因此夫勒拆用盡了各種方法，乞靈於醫藥和轉地療養等，非但毫不見效，且愈加惡化，弄得一些沒有辦法。

但是在四十九歲的夏天，無意中聽到把食物細細的咀嚼來吃，身體就能強健的話，他隨即把他實行起來，從此以後，食物入口，定好數量，一方儘量的嚼咽。食物無論是麵包或是肉，一概咀到稀爛，舌上有形的殘留物，把他吐掉。

像這樣，把食物細細的咀嚼來吃，便立即感覺到飽滿，以前三分之一的食物還吃不到。

這方法，在努力繼續進行的時候，體重逐漸減低，在四個月後，減成七二仟克，皮膚上起出很大的皺摺，健康卻顯著的回復過來。此時的膳食，馬鈴薯連麵包和肉，一總不過三十口，而咀嚼時，因爲要嚼二千五百次，時間約當三十分鐘。

朝飯廢止，進食的次數，減成午後一時和夜間的兩次。

再繼續進行下去，變成蔬菜反比肉類喜歡，而大好的酒，也漸漸的厭惡起來。但是得到的代價，是心身都覺得爽快，身體像二十年前那樣，非常減輕，對於繁忙的工作，已感不到一些疲勞。不出半年，他果然是得救了。

夫勒拆除對老天深致感謝外，更獻身於這咀嚼法的宣傳，救助了許多肥胖者。這便是著名的夫勒拆氏咀嚼法的故事。

夫勒拆主義在營養學上的價值，這夫勒拆氏的咀嚼法，既不是憑空捏造的故事，也不是大實欺人的亂談，在營養學上看來，全然是正當的保健法。他的理由，在後面說明，現在不過作為一種動機，把營養學上極重要的法則之一、福埃特氏的標準食量，重新來訂正一下。

讀者看了夫勒拆氏的咀嚼法以後的感想，大概就是在把食物細細咀嚼的那種咀嚼方法。當然，咀嚼一端，也是保健上有力的一種方法，實際這裏面，還有比他更重要的營養學上的原理潛在着。

夫勒拆氏因為實行這咀嚼法，第一、食量減少為二分之一，第二、肉類變成嫌忌，而蔬菜的攝取加多。使夫勒拆變成健康，其最緊要的關鍵，便是在以上的兩點。

再簡括的來講，便是夫勒拆氏實行咀嚼法的結果，因為那食物中，蛋白質、脂肪等激減，蔬菜類裏面含得很多的醣類、生活素類增加，如是而使健康回復的。

契奈頓的研究　當時美國第一流的營養生理學者契奈頓博士，聽到夫勒拆的演講，覺得十分奇怪，於是請夫勒拆到紐海文的實驗室裏，舉行精密的試驗。其結果，夫勒拆的膳食，是像下表那樣的貧弱，對於當時認為營養學上一大鐵則的福埃特標準食量，不過半分內外。雖然如此，他極其健康，很有精神的處理着許多工作。契奈頓看到這意外的成績，不能不為之折服。

夫勒拆的食量——蛋白質　四五克　脂肪　三八克
碳水化物　二五三克　卡路里　一、六〇六

福埃特的標準食量——蛋白質　一一八克　脂肪　五六克
碳水化物　五〇〇克　卡路里　三、〇〇〇

從這上面獲得一種啓示的契奈頓，他自身不用說，連合六個助手和七個運動家、十三個兵士，一同舉行長期試驗的結果，確定夫勒拆的食量是對的；於是主張福埃特的標準食量，殊嫌過大，祇要他的二分之一就够了。

這實驗成績，報告到學界，全世界引起了很大的衝動，曾經過一個長的期間，為多數學者們所反對，但後來因多數的復試，在現今，契奈頓的食量，已漸為學界所承認。

由於其他多數學者的實驗和統計，得到下面那樣的結論：在福埃特的標準量，不單是蛋白質，其他的營養素，也吃得過多，結果，體重變成過度增加，工作的能率，反而降低，容易感染疾病。又實際，福埃特的標準食量，也是歐洲大都會中，以肉食著名的明亭市居民的食量，並不是有什麼學術上的根據的，據契桑頓的主張，如果用澱粉、脂肪，充分供給熱量，那末蛋白質的量，每天對於體重一仟克，有〇．六三到〇．七五克，就能夠充分的保持體重、健康了。

第三節　蛋白質的保健量

把這個結果做標準，照東方人男子的體重五〇仟克換算起來，則每日的蛋白質量，有三一到三七克，可以說已經是充分了。

不過食物中的蛋白質，像夫勒拆那樣充分的咀嚼，是特殊的，通常並不能全部消化吸收，還有因蛋白質的種類不同，有發生不足的危險，所以攝取六〇到八〇克，方纔安全。又攝取消化良好的美食的那些人，每天的蛋白質量，認為五〇到六〇克就夠了。

這蛋白質的分量，具體的用實例來表示，普通的人，每天每餐吃三碗飯，其中蛋白質，約含四〇克（飯一碗，約一五〇克，其中含有蛋白質四．六克，飯九碗，約合白米〇．六七升。）又每餐作為吃麵包一．三磅，也大略是相等分量。因此每天如果要攝取蛋白質量六〇克，那末其餘的二〇克，可以靠副食物來補充。

牛肉一盆，或魚肉一份，普通約一〇〇克；其中所含的蛋白質量，無論是牛肉或魚肉，都是二〇克左右。所以每天一次，吃牛肉一盆或魚一段，就可以足夠了。

如果是雞蛋，每個五〇克，其中蛋白質，約含有六．五克，所以要補充二〇克的蛋白質，大約三個，已經足够。當然，身長高的人，體重也照着那比例而增加，所以食量也不能不增加。然則和身長相稱的標準體重，畢竟是多少呢？平常人最易明瞭的方法，是從身長的厘米（公分）數中，減去一百厘米，把那餘數，作爲仟克數，定做最高的體重。例如身長一六〇厘米的人，他的體重，以六〇仟克爲最高體重，如體重超過這數目，便是肥胖過度。夫勒拆身長是一六四厘米，他最適合的蛋白質量，是四五克。大多數的讀者，會覺得這一些副食物，恐怕吃一餐還不够，因而其餘兩餐，不能不吃沒有菜的白飯，而且因爲這樣，人生的樂趣，豈不要大爲減殺，而趨向於悲觀的一途嗎？

但是我們必須覺悟到，飲食超過需要量以上，則蛋白質變成過剩，是能够損害健康的。

偏重肉食的人是落伍者　通常可以看做肉食國的人民，具有較高的文化，蔬食國的人民，則遠爲落後。實際上看來，好像是歐美各國，盛行肉食，文化也進步，腦的作用，也來得優秀靈敏，蔬食的東方人，文化落後，思想也比較遲鈍。

但是我們不要忘記，雖是歐美人，在鄉村裏面，祇牛乳、雞蛋，纔供食用，而決不像紐約人、倫敦人那樣，注重於肉食。

據歐洲的統計，現在的都會人，在七、八十年後，皆將沒落，而和鄉村裏的人，相調換。具備優秀的才能和旺盛的體力的人，來到都會裏，而成家立業的成功者，大多數，不要說肉食，都是連麥飯也吃不週全的朋友，這不單中國、日本，在歐美也是如此。

但是到了他的兒子、孫子一代，食物富足有餘，稱心適意的育養着，所以流於偏食，而祇揀鮮美的肉類吃。其結果，體力衰弱，弄到變成庸懦無能的人。所謂「一代新鮮三代厭」，確是貫通古今中外、千古不朽的名言。

誠然，歐美人在幼少年的時代，用多量的牛乳、雞蛋等養育着，所以身心方面，比我們東方人成長得更健全。祇有從這樣的青年，纔可以產生出燦爛的文化來。但成長以後飽啖肉食的人，認爲是反使文化趨於衰頹的。所謂「健全之精神，寓於健全之身體」那句老格言，至今還沒有失掉他的價值。

希臘之後，羅馬興起來，北方的蠻族，又繼羅馬之後，稱霸於世。那些北蠻，現今正興致勃勃的飽啖着肉食。歷史是盛衰循環的路程石，一些沒有錯的。

據日本東京市衛生試驗所的研究，蔬食的狗，耐久力更比肉食的狗強得多，還有用凍豆腐，作爲蛋白質的飼料的，最爲優秀。

通常肉食動物，可以說，耐久力比較缺乏，壽命也

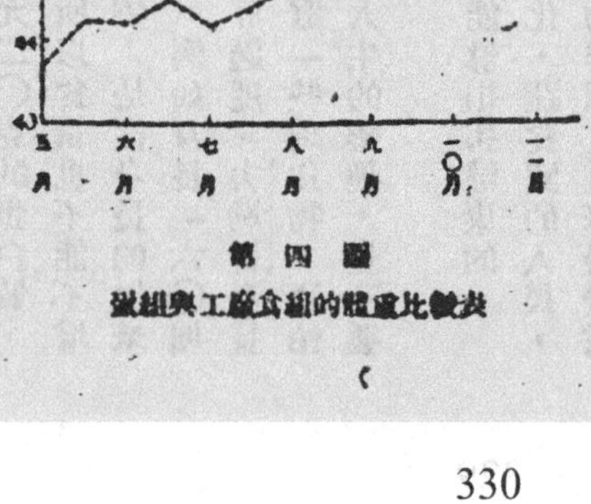

第四圖

蛋組與工廠食組的體重比較表

短，草食動物則相反。又馬，如用乾草飼養，則比較多吃燕麥的時候，更耐堪長時勞動。

絲廠女工的食物　本書的著者，曾調查過日本東北地方絲廠的食物；因爲動物性的蛋白質頗少，在成長期內的女工，每天給與三個蛋，看是怎樣。祇半年間，比較不給蛋的一組，體重平均增加達三千克。

但查考這蛋組的製絲成績，想不到那能率竟非常低落　在生產能率上，看不出什麼差異，而生絲的品質，則顯著降低，因爲纖度加粗，結節也變得頗多。又用心理學的能率檢查機測驗的結果，發見蛋組不但握力並不特別增大，握力的耐久力，反而衰退，並且注意力也變成非常散漫。

這種工廠食，對於廠方的工作，雖然能夠獲得良好的成績，在發育旺盛的少女，其成長

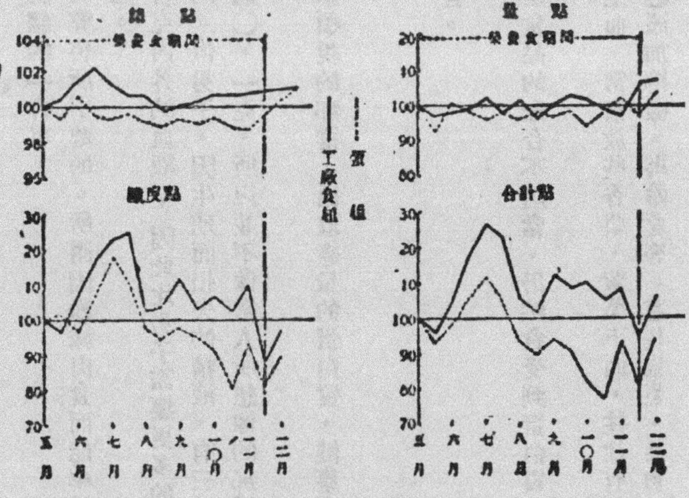

第五圖
製絲能率比較圖
（以試驗前的平均作基準）

與健康，不免受到一種損失，所以並不是足以誇耀的一會事。

要之，肉食者的容易疲勞，是蛋白質過剩的弊害所引起的。所謂因節減肉食而能率減低、能力衰退等說法，在學術上，更是毫無根據的話。

生殖與蛋白質　女子因月經而逐月損失一百克內外的血液，因此比男子需要更多的蛋白質；又因姙娠而需要多量的營養分，也是當然的。但男子，因生殖而損失的精液，有三、四立方厘米（公撮），其中含有的蛋白質分量，不過〇．一克，所以並不像常人所想像的那樣，因生殖而發生蛋白質的浪費。

食物的配合　此外必須注意的，縱使像契泰頤說的那樣，攝取適量的蛋白質，健康也不一定就可以保證。

在實行的時候，有兩個重要的條件就是：

第一、把食物的種類，作合理而正當的配合。

第二、使食物易於消化。

雖則時刻留心着使蛋白質不致過剩，如果是食品的配合不適當，仍然會受到蛋白質的害毒的。

我們的祖先，認為也了解着這一點，冷盆上面，常常放些香菜，葷菜下面，往往有蔬菜襯底。西洋食裏面，牛排也佐以生菜食品，炸魚必添加檸檬、馬鈴薯等。還些蔬菜、果物，能不是單純的點綴品，實在是具有防止肉類有害作用的重大作用的。

第四節　酸過多症

目下稱爲奢侈病的腎臟病、風濕症、膀石病等許多疾病，多數可以說是肉中毒的表現。然則蛋白質的害毒，如何會發生？這中毒，爲什麼能夠用蔬菜、果物等來防止？現在想淺顯的把他解釋一下。

酸性的食品　原來蛋白質是碳素、氫素、氮素所造成，此外還含着硫黃、燐等。由消化器把他消化分解，加以吸收，在體內不絕氧化，分解爲微細的分子，最後大抵變成酸爲止。就是碳素變做碳酸，硫黃變做硫酸，燐變做燐酸，氮變做尿酸，從尿中排泄出去。

尤其在肉類的蛋白質，硫黃、燐更多（營養的效果，比植物性蛋白質多，大概也是這緣故。）所以硫酸、燐酸生成的分量，也來得多。像這樣，生理的最後產物成爲酸性的食物，稱爲酸性的食品。

酸性的食物，像獸肉、鳥肉、魚肉、蛋類、乾酪、牛酪等的動物性食品，不必說，米、麥、蕎麥等穀類，以及豆類等，也是。此外，朱古律、啤酒、黃酒等，也屬於酸性。但牛乳、牡蠣、葡萄酒，都是鹼性。這裏還要聲明一下，以免誤解，就是果物的酸，是檸檬酸、酒石酸等有機酸；這些酸，進入體內，即行分解，造成不是酸性的物質，所以酸味很強的柑橘類，也是鹼性的食物。現在把代表的種類，揭示其酸度於下，以備參考：

食品名	酸度（百克）	食品名	酸度（百克）
米	三・一單位「毫巴」	小麥	八・三單位「毫巴」
燕麥片	一四・五	蕎麥粉	三・八
小麥麵包	一一・〇	胡桃	九・二
豌豆	三・四	蘆筍	一・〇
蛋	二四・五	乾酪	一七・五
人造牛酪	七・三	牛肉	八・一
豬肉	一二・五	雞肉	二四・三
鰻	二一・一	鯉	一七・三
鮭	七・〇		

酸過多症　我們的血液，必須常帶鹼性。所以蛋白質所產生的酸類，由鈉、鉀、鈣、鎂等鹼性物質，不絕加以中和。如果酸產生得多，中和的鹼性物質缺乏，則血液勢必傾向於酸性。這狀態，稱為「酸過多症」。」這種狀態繼續得長久，則肝臟、腎臟等臟器，不必說，身體全

體，也因這中毒作用而逐漸的衰弱起來。起初的時候，不過精神不振，容易疲勞，或是氣喘，漸漸的損害健康，終至引起各種疾病。現在把研究酸過多症的醫生的話，介紹在下面。

酸過多症的症狀，最初發生濕疹或蕁麻疹等皮膚病，其次變做十分神經質而侷促不寧起來。病勢增進，變成胃酸過多，發生便秘，非常容易疲勞，其次即侵犯齒部。

此外，和酸性食物的中毒，認爲有密切關係的疾病，是血壓增高、動脈硬化、神經痛、風溼、神經衰弱、常習性頭痛、腦溢血、眼底出血、胃潰瘍、盲腸炎、膽石病、腎臟炎、膀胱結石、癌症等。

陷於酸過多症而還不停止肉食，酸只管輸入血液中，遂至中和的鹼性物質，全歸消失。如果血液變成酸性，生命便難以維持，所以不絕使蛋白質變形，代替鹼性成分使用，因此高貴的蛋白質，變成愈加濫用。這不單是不經濟，也可以說，由蛋白質中和的酸性物質，蓄積體內，以致引起以上的許多疾病的。

鹼性的食品 然則防止這中毒所必要的鹼性物質，是由那種食物來供給呢？他的來源，便是蔬菜、果物、海藻等。這些食物，因爲生成酸的蛋白質，含量很少，而鈉、鉀、鈣等一類的鹼性鹽類，含得很多，進入體內而行分解，即是鹼性。因此這些食物，我們叫他是鹼性的食品。鹼性食物，像菜、蘿蔔、青菜等蔬菜，不必說，果物、海藻、茶、咖啡、葡萄酒等植物性的東西，多數也是的，動物性食品裏面，像牡蠣、乳、血液等，都是鹼性。現在把鹼性食品的代表種類列下，以供參考：

食品名	鹼度（百克）	食品名	鹼度（百克）
甘藷	一〇・三 單位[毫巴]	蘿蔔	六・〇 單位[毫巴]
蕪菁	一〇・二	胡蘿蔔	九・一
菠菜	五・一	捲心菜	四・〇
西洋松蕈	一・八	茶	五二・五
葡萄酒	一・四	咖啡	五・六
番茄	一三・七	胡瓜	三一・五
南瓜	〇・三	蘋果	〇・八
草莓	一・七	橘子	九・六
香蕉	四・四	栗	九・六
牛乳	一・七	乳酪	三・一
牡蠣	一〇・二		

日常所吃的食物，如不加注意，作適當的配合，而使鹼性常占優勢，則健康終難保持。至

於酸鹼相抵而餘剩的鹼度，要達到那種程度纔好呢？說法種種不一；但人類的天然食料人乳，他的鹼度是二．八，所以用這個做標準，認為是最合理的。不過鹼性的程度，無論如何增加，也是無妨的。因此依據膳食單來計算，那抵消後所餘的鹼度，如在二．八以上，那末這配合，應該是適當的。

但事務忙碌的人，每次進食，要勞神來製作這樣的貸借對照表，恐怕要弄到變成神經衰弱為止。所以這樣的費心勞神，當然是用不着的，祇要時刻存心，肉類務必儘量節減，多吃蔬菜、果物等，就對了。

已經患着酸過多症的人，宜暫時把肉、蛋等食品，全行廢止，常吃蔬菜、果物，經過長久的期間，把滯積着的肉的分解產物，如數肅清。又一方要儘量享受美食的快樂，一方要避免那害毒的人們，吃起來必須注意，使蔬菜、果物，比所吃的肉類，超過兩倍以上。但蔬菜類，備有為美食家所珍重的資格的，畢竟是少數，而且非具有十分強健的胃腸的人，要把他多量的消化，也是很困難的。

這裏所要注意的，蔬菜、果物，一經煮過，重要的鹼性鹽類，就有溶解出來的危險，所以應儘量生吃纔好。不過蔬菜不煮熟，既不易消化，也有藏着寄生蟲、病原菌的危險，所以最好略煮一下。如果用在湯裏，則溶出的鹽類，依舊能夠收回，所以認為是極好的辦法。

又把蔬菜做成鹹菜，則能增進香味，刺戟食慾，且因食鹽和醱酵生成的乳酸，而細菌得以殺滅，所以是絕好的鹼性食物。不過醃藏得過久的，鹼質因受酸的作用，而終至溶解出來，所以最好是新鮮醃漬的。

綠茶的效果　我國吃茶的風氣很盛行，不單供解渴，也用做待客、消悶的妙品。這種習慣，對於美食家是極合理的；因為綠茶一〇〇克的鹼度，達五三以上，而異常豐富的緣故，雖然是祇飲用一〇克的茶（茶葉），卻有捲心菜一百克以上的效力。且能使精神爽快，含生活素C、A，也有利尿的功效。不過有一點，是應該知道的，劣等的茶葉，幾乎全是茶梗，不單風味欠佳，無論怎樣多飲，也絕少效果，且不含生活素C。

第五節　蛋白質不消化所引起的弊害

以上是蛋白質在體內被吸收時的弊害，而第二個條件，肉類如果不使他好好的消化，也能釀成可怕的害毒。

肉類如果不細細的咀嚼，使他充分消化，這不消化物進入大腸後，便變成毒物。縱使咀嚼充分，如吃得過多，仍有發生消化不良的危險。

原來蛋白質在水裏，是幾乎不溶解的東西，所以照那原有的狀態，不能吸收，由胃液、腸液的作用，分解為易溶於水的所謂氨基酸的物質，於是成為可以被小腸管壁吸收的狀態，進入血管中，再組成蛋白質。因而不消化的蛋白質，不被吸收，終至輸入大腸中。但大腸裏面有各種細菌繁生着，所以不消化的蛋白質，即行腐敗醱酵，變成所謂屍毒的猛烈毒素。

吃了腐敗的魚肉、牛肉，即起劇烈的中毒，也是屍毒中毒的緣故。這屍毒在大腸內多量產生，即呈現貧眩、嘔吐、頭痛、血壓上昇等症狀，而十分不快。這稱爲「腸性自身中毒。」

此外，蛋白質在大腸內腐敗醱酵的時候，因發生硫化氫、氨（硇精　等有毒氣體，放屁發惡臭。這惡臭氣體，又盛行吸收於血液中，而損害健康。

所以如果放屁發出惡臭，便是表明肉類過食或咀嚼不充分的一種信號，不可不深自警戒。

即使不引起消化不良，吃了肉食，雖屬少量，在大腸內也一定有毒物產生着。如果發生便祕，勢必全部吸收進去。因而便祕如果繼續着，便不能不認爲，毒素累積體內，發生慢性的中毒，遂至害及健康。所以每早舉行大便，使宿糞排盡，也是保健上必要工作之一。

如每早起身，隨即喝一杯開水，可以使大便爽利，精神暢快。但能多吃蔬菜、果物，大便自能通暢，就用不到再喝開水了。

第六節　便祕和老衰

●據本書著者考察的結果，未老先衰的人，幾乎都是常習便祕的患者。最近日本慶應醫大的川上博士，舉行動物試驗及人體試驗的結果，證明便祕和老衰，確有密切的關係。這研究，先從一種可怕的疾病，叫做「腸管閉塞症」的研究入手。

這病症，是在蛔蟲結成大塊，阻塞腸管，及大塊的糞便，因其重量，使腸管扭曲，或因脫腸而腸管閉塞等情形下，所發生的。如處理不當，大概一夜中間，便會悶死。爲什麼腸管祇是一夜的閉塞，便引起這樣重大的惡果呢？以前一直不甚明瞭。當然，這件事，成爲全世界醫學上的問題，而引起了熱烈的研究。剖開動物的腹部，用帶子把那腸管束縛起來，動物即非常困苦，短時間內，歸於死亡。動物的確是發生了腸管閉塞症。可是他的原因未能完全說明，且試驗方法，也嫌粗率。但在慶應醫大，想出了一種很有趣的方法，用來造成人工腸管閉塞症。

有一種叫昆布的海藻，具有吸水而漸行膨脹的性質。把他封閉在橡皮如意袋裏，在一兩處地方，用針尖開着小孔；然後把他寬鬆的束在動物的腸上，再把腹壁，照舊縫好。這樣，在一星期裏面，動物保持健全的狀態。但腹腔內的液體，逐漸從小孔滲入橡皮袋內，使昆布膨脹起來；所以腸管漸被縊陷，遂以自然狀態，發生腸管閉塞症，以至悶死。此時，把這實驗動物的腦髓檢査起來，一定見到發生着腦出血。

其次，把腸管閉塞部以上、腸的內容物取出，以其濾液注射於健全的動物；祇見那動物，並不經過怎樣的困苦而歸死亡，其腦髓部分，也發生着出血。此外，把發生腸管閉塞的部分，仔細檢査起來，見腸黏膜已壞死。因腸管受着壓迫，那部分的血液，變成不流通，腸管便腐爛起來。現已明瞭，因這腸管壞死而生成毒素，循環到腦髓裏面，引起腦出血。由於這實驗，而聯想到的現象，便是便祕。便祕也可以說是一種輕的腸管閉塞，腸管因糞塊、氣體充塞，受到很大的壓迫。因而腸黏膜雖不至壞死而惡化，因血液的流通變爲不良，也成爲近於壞死的狀態，其結果，可以決定毒素雖則不多，而也會生成的。

這研究者，再進一步，用人體做實驗材料，使受驗的人，服用多量的便祕劑，故意引起強度的便祕，然後取出腸的內容物，把那濾液，注射於動物。果然百發百中，那動物的腦髓，發生出血。

由於以上的試驗，可以證明，如果發生便祕，則腸黏膜衰弱，也發生足以引起腦髓出血的毒物。還有別的研究者，把許多人的腦髓（當然是死人的腦髓，）用顯微鏡來檢查，曾發見其中九七%，都發生着大小不一的腦出血。

當然，這裏面也有因中風而發生腦出血的，不過祇占四%。所以可以說，我們九三%，都是發生着極輕微的中風，無論自己或醫生，都覺察不到的。再把這九三%的人數，按照年齡比例起來，一到一〇歲，發生着腦出血的，是零；從一〇歲以上起，開始漸漸增加，到了六〇歲、七〇歲，出血的百分率，隨年齡的增高而遞加。我們看到這兩種可怕的事實，不能不感覺到，腦髓那樣高等的細胞，抵抗力是非常薄弱，而且是極缺乏復原能力的。例如因微細的腦貧血，也就立即昏倒，爲了腦充血，很容易陷於人事不省。足見我們的腦，是容易因極少的血液的過多不足，而受挫折的。這樣柔弱的腦髓，何況有毒素侵入，而返覆引起出血，腦髓那得不弱呢？

腦髓是所謂神經中樞，支配我們全身機能的所在；所以腦部如發生障礙，我們全身的作用衰弱下去，是當然的。綜合以上所講的各種事實看來，便不能不斷定，所謂便秘的東西，是使人類變成老衰的一個重大原因。

我們文明人，歷代下來，無形中，努力養成着便秘的習慣。雖然誰也沒有規定，大家都認定每天大便一次，如果行了兩次，就會遭人家鄙視。經過兩天以上，纔排糞一次時，稱爲便秘。因此我們無論老少男女，不拘貧富貴賤，四五十年之間，都有過無數次的便秘。每次便秘，由於那努責而引起腦出血，因那出血而死的腦細胞，不會再復原。這樣幾十年累積起來，達到所謂老衰的狀態。要而言之，不問他原因如何，可以認爲腦出血如返覆發生，人就會老衰起來。

所以血液在腦髓裏而急激的增減，也應當非常有害的。依據動物實驗，用指頭壓迫頸動脈，以引起貧血，暫時之後，移開手指而復原。這樣返覆以後，檢查這動物的腦髓，即見有腦出血發生。自古以來，認爲使精神安靜，是長壽的祕訣。突然間，像烈火般發怒，是使血液急激衍向腦髓。所以動不動就發怒動氣的人，不是老衰得更快嗎？讀者中間，如有性情暴烈，容易動怒的人，爲着你自身的壽命，切莫過於動怒。

第二章　脂肪

第一節　脂肪的種類

脂肪是幾乎一切動物質或植物質的食物都含有的營養素。因而可供食用的脂肪，種類極多，像牛脂、豚脂、牛酪、麻油、豆油等等，不勝枚舉。

但按照習慣把他們分類起來，大體可以歸做三類。就是：像牛脂那樣，在常溫下成固體狀態的脂，牛酪般半固體狀的油脂，豆油般液狀的油。

原來所謂脂肪的東西，是脂肪酸和甘油的化合物，而這脂肪酸，種類很多。人們所熟知的醋裏面含有的醋酸，酸牛乳裏面含有的乳酸，也是脂肪酸的一種。因爲這脂肪酸的種類，分量不同，脂肪的性狀，隨之各異。例如菜子油、洋橄欖油般液狀的油，是以油酸、缺氫亞麻油酸等液狀的脂肪酸爲主成分，像牛脂、豚脂般的脂，則以軟脂酸、硬脂酸等固形的脂肪酸爲主成分，所以呈固體形狀。

此外，像石油、蠟、香油一類的油，並不是脂肪酸，而是其他種類的油。

第二節　脂肪的效果

食物中含有的脂肪，受消化作用而分解爲脂肪酸和甘油後，卽變成溶解於水中，由小腸吸收，隨卽在腸壁內，重新組成脂肪，循環體內，成爲我們體細胞的成分；但大部分，作爲我們活動力、體溫，卽所謂「能力」(energy)的來源，燃燒而消費掉。

如果供給超過必要量以上時，便成爲體脂肪而蓄積着。所以多吃脂肪，便肥胖起來。脂肪在體內氧化，卽燃燒而發散溫熱，分解爲二氧化碳（俗名碳酸氣）和水，由肺臟呼氣中排出。

脂肪的熱量，比較同樣用做熱源的澱粉、糖類等，多至二倍以上，而且脂肪在體內，能完全燃燒而利用，所以作爲能力的給源，是能率最高的營養素。需要高度能率的飛機、軍艦，所以使用氣油、重油，也無非是這理由。

蛋白質、澱粉，一克的熱量是四卡路里，但脂肪一克的熱量，是九．三卡路里。因而吃脂肪，祇要澱粉二分之一的分量，就可以獲得同量以上的熱量。

所以不能不作劇烈勞動的人，爲了要取得最高的能率，必須把澱粉多而脂肪少的米減少，多吃富於脂肪的食物。喜吃豬肉、鰻魚的人，精力充足，是多量攝取脂肪的緣故，其理由也就不難了解。

此外，關於「能力」，想在後面碳水化物一章裏，再詳細說明，還有一天需要多少熱量，也到下章再討論。

第三節　脂肪的營養價值

可供食用的脂肪，種類極多，他的營養價值，也像蛋白質一樣，隨其種類而異。并各種脂肪，和在食餌裏面，來飼養動物，在動物的發育上，發生很大的差異。下面的圖表，便是那試驗成績。

一看就很明瞭，牛酪營養價值最高。植物油，從牛脂、豚脂等看來，也很不差。鯨油、魚油，營養價值最劣。

牛酪的營養價值所以最優良，主要是因爲從分子很小的脂肪所構成，消化容易，吸收後，也易於同化。而且因爲牛酪裏面，含有多量的生活素A，脂肪能完全燃燒，沒有有害的渣滓留下來。所以同一牛酪，他的效果，因生活素A的含有量，而生出差異來。

這生活素A的多少，可從牛酪黃色的濃淡，分別出來。就是黃色愈濃的，生活素A的效力愈強。

牛是從牧草裏面，攝取生活素A的，牛酪的黃色，便從這青草轉移到牛乳裏面。所以青草吃得很多

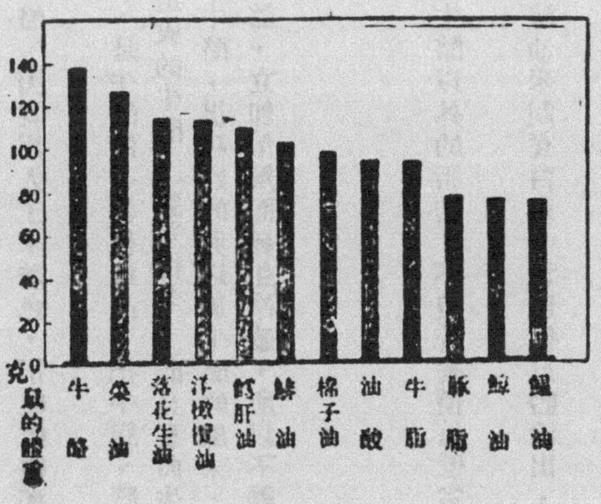

第六圖

各種脂肪營養價值的比較

的夏天，用那牛乳造成的牛酪，黃色最濃，在沒有牧草的冬天所造成的，幾乎近於白色。不消說，夏天的牛酪，營養價值來得高。但市上出售的牛酪，因爲用人工來着色，很難依據那顏色來鑑定。

這裏還有一點要注意的，人造牛酪(margarine)，是牛酪的一種仿造品，把牛脂、豚脂、豆油等混合起來造成的，所以營養價值，比牛乳所造成的牛酪，要差得多。而且裏面生活素A，也不含的多，所以營養效果，更是低劣。又人造牛酪，很巧妙的與以眞牛酪的風味，非仔細考察，很難辨別。不過放在口裏試驗起來，眞的牛酪，立即溶解而發生冷感，所以不難區別出來。

第四節　脂肪的害毒

像上面那樣，牛酪固然是極有效果的營養物，但牛酪以外的脂肪，不但營養價值低劣，有的會現出有害作用，所以不能不注意。

有害顯現得最厲害的油，是鯨油。祇加入一%的鯨油來飼養白鼠，油即從鼠體滲出，毛像油浸一般濕濕，逐漸衰弱，結果歸於死亡。

近來劣等的人造牛酪中，有把鯨油混入的，所以要特別注意。

魚油在食物中加入五%以上，也呈現有害作用，而停止成長。所以鰮、秋刀魚、鯽魚一類油分富厚的魚，常常多吃，是不相宜的。

肝油富於生活素A、D，在發育中的兒童，認爲是極端需要的；但在食物中，和入肝油到五%以上，也顯出有害作用，而成長歸於停止，加到一五%，即呈現劇烈的毒害而歸死亡。最近川上博士，從肝油中提出有毒成分，祗注射千分之一克，鼠即發生痙攣，幾分鐘內，便行死亡，其毒力之強，竟有這樣的厲害。小學校裏的兒童，大抵每天攝取三百克左右的食物，所以一天給與一五克的肝油，便會引起中毒作用。實際上，兒童們飲用肝油，由於生活素

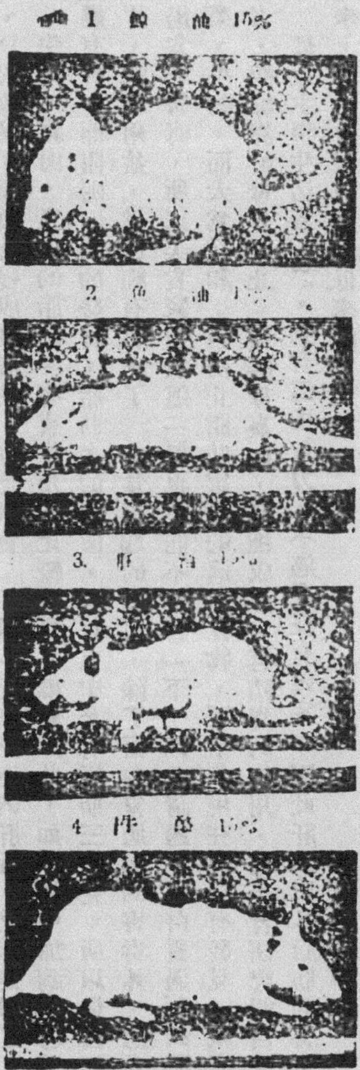

第七圖

脂肪的毒害試驗

A、D的效果，而顯著變成強壯的，也是事實；不過一天有三克的肝油，已很足夠了。牛肉、豬肉、鳥肉的脂肪，有害作用，比較少見；雖然如此，如食物中加到一〇%以上，也屬有害，而阻礙動物的發育。脂肪多的豬肉，一百克中含有脂肪三七克；所以像白切肉、炸肉片，吃到兩盆，就已經有害處了。美食引起的弊害，除了蛋白質過剩的害毒外，應當還受脂肪過食的害毒，所以美食家對於這一層也不能不反省一下。以前講過，蛋白質過剩的弊害，因蔬菜、果物，而大為緩和；但防止脂肪害毒的適當食物，可惜到現在還沒有發見。祇有肝油的害毒，能夠靠酵母來防止。但酵母裏面，何種成分，有防毒的作用，還不曾研究明白。最近主張生活素B_2，具有這種效力，不過還沒有確定。因此肝油以外脂肪的害毒，意想起來，恐怕也可以靠酵母來防止。

後面講到的砂糖、酒的害毒，也完全能夠用酵母來防止，所以酵母值得特別的看重。所幸我們東方人常吃的豆油、麻油等的植物油，裏面有害成分，幾乎完全沒有。但是要知道植物油，因不含生活素A，如果多吃，終究會現出有害作用的。

第五節　脂肪過食的弊害

脂肪裏面，不單是含有以上所講的有害成分，攝食超過需要以上，也有引起各種弊害的危第一，多吃不含生活素A的脂肪，體內發生生活素A的缺乏，對於健康卽非常有害。原來生活素A，是溶存於脂肪中的生活素。雖則在牛酪、卵黃油、肝油等裏面，含得很多，在麻油、豆油等植物油裏面，幾乎是不存在的。而生活素A，是對於脂肪的代謝有重大關係的營養素，所以脂肪吃得愈多，需要的生活素A也愈多。

如果是像牛酪一樣的脂肪，有害成分幾乎沒有，而且是富於生活素A的，雖相當多量攝取，也不會發生弊害。在動物試驗，食物內加入五〇%的牛酪而飼養，也看不出什麽弊害。可是像植物油之類，沒有生活素A的，如果多吃，因爲脂肪在體內不能完全燃燒，遺下有害的分解產物，結果卽害及健康。

所以用牛酪煎炒的油煎物、炸肉片，不會受生活素A缺乏的害處。還有像牡蠣、青魚、胡蘿蔔等富於生活素A的拌麵油煎物，也是合理的食品。不過像美食家所重視的麵炸魚蝦，無論是煎的油裏或魚蝦裏，都不含生活素A，所以必須特別注意。

鰻魚含脂肪在一一%以上，極富於油質，但生活素A也很多，所以雖多吃些，脂肪仍全部可以利用，在精力上，可以顯出他的效果。

生活素A的缺乏症，是怎樣的悲慘，到後面生活素一章裏，再行細講。

第六節　脂肪過食與老衰

膽脂　前章講過便祕和老衰的關係：在脂肪裏面，雖分量極微，含有所謂膽脂(cholesterin)的一種東西，蓄積體內，也便發生老衰的現象。

膽脂在腦髓、神經裏面，含得很多，身體細胞內，也一定多少含着。雖然，在小孩的腦髓，這膽脂極少，不過三%內外；他隨年齡而遞增，到了壯年以上，卽變成含有一〇%以上。論到膽脂怎樣蓄積在體內，我們吃的脂肪裏面含着的膽脂，一部分被排泄出去，一部分則殘留在體內，而積集起來。

膽脂在我們的成長和腦神經的構成上，是必要的成分；但在成人，尤其是老人，幾乎是不必要的。

這不需要的膽脂，隨着年齡的遞增，四、五十年的蓄積在體內，漸漸達到妨害新陳代謝的地步。關於這一點，蘇俄的卡拉特烏、日本新潟醫大的川村博士、帝大的濱野博士等，舉行着詳細的試驗。

動脈的硬化，是膽脂積集在血管內部的緣故。害腎臟病的時候，尿中發生葉狀的結晶，這也是積集在腎臟組織內的膽脂，被排泄出來的緣故。其次，稱爲奢侈病的膽石病，是因爲膽脂存積在肝臟內而發生的疾病。

從這些事實看來，也可以明瞭膽脂如果蓄積起來，重要的腎臟、肝臟的作用，便變爲不良。川村博士故意把膽脂和在脂肪內，餵給動物吃，據說，膽脂積集在動物的血管、腎臟、肝臟等內，能够使他們的組織，短時期內變爲老衰。腦脂在卵黃裏面，比較是含得很多，單把這卵黃，多量的餵給動物吃，卽很快的顯出老衰狀態，眼珠的角膜周圍，現出黃色的環來，鼓膜周圍，發生脂肪沉着，顯出血管硬化症一類的狀態。

腦脂通常在動物性的脂肪內，含得很多，雞蛋、魚卵中尤多；所以又不能不認爲在美食家的食物內，促進老衰的腦脂是特別多。

近來性刺戟素的研究，日漸盛行，他的化學性質，也已逐漸闡明，知道性刺戟素，不外乎是腦脂受了氧化的東西。

最近鈴木博士，把腦脂氧化，造成了效力極強的男性刺戟素。因此對於腦脂，可以作下列的解釋。

所謂腦脂的東西，在幼少年的時候，在腦神經等的建設上，是非常必要的，所以消費得很厲害。從身體建設已畢的青年時代到壯年時代，把這腦脂變形爲性刺戟素，多量的消費掉。而這性刺戟素，再從尿中排出而消失，所以腦脂的積集，不會發生。實際腦脂那東西，在食物裏面，是極少的一種成分。例如在靑魚卵塊中，認爲腦脂是極多的，也祇有〇・五%以下。

原來動物，對於像生活素那樣，以微量的成分，而完成極重要的作用的東西，在攝取得過多的時候，一定貯藏在肝臟等裏面，以備不時之需。因而腦脂過量攝取時，也可以變做貯蓄着的成分。

所以一經到了生殖生活終了，性刺戟素的分泌也開始衰退的老年時代，膽脂的消費，便突然減少起來。這時候，如果不改舊態，依然貪吃着膽脂多的脂肪，則膽脂勢必貯藏在肝臟內，遂而積集在血管等裏面，終至陷入老衰狀態爲止。

然則這積滯在體內的膽脂，竟沒有把他除去的方法嗎？是的，到現在還沒有。我們祇有設法使膽石不殘留在肝臟內。

據動物試驗的結果，給與多量的膽脂，使生活素A的供給不足，即因膽汁變爲濃厚，以至肝臟內的膽脂，形成結石。所以如果多量給與生活素A，膽汁的分泌，便變爲旺盛，肝臟內的膽脂，在糞便內盛行排泄出去。

因此，也有此學者，主張生活素A，是防止老衰的生活素的。祇是生活素A豐富的食物，如肝油、卵黃等，不是膽脂也含得很多嗎？

胡蘿蔔、青菜一類東西，含有和生活素A具同樣效力的胡蘿蔔紅色素很多，如果攝取這類食物，當能防止膽脂的侵入。這樣看來，可以說蔬菜在防止膽脂所引起的老衰上，也是必要。

此外，也有以爲排除血管內積集的膽脂，刺戟素的注射，未嘗不是一個有效的方法。如果注射腦下垂體刺戟素，性刺戟素的製造，也變爲旺盛，因而他的原料膽脂，像備戰時候的鐵一樣，需用大增，於是在血管內預備貯藏的膽脂，受到非常的召集，轉移到睾丸、卵巢裏。實際，由於腦下垂體刺戟素的注射，血壓確乎是低降的。

照理論講，這狀態如果長時繼續着，一方再限制脂肪的新輸入，蓄積在體內的脂肪，便可以如數除淸，全身的細胞組織，變成柔軟活潑，而達到返老還童的目的。

第七節　禿頭與脂肪過食

據木靑著者的觀察，在禿頭的人，正常的固然不少，而喜歡吃油膩食物的，似乎很多。關於頭髮的變成稀薄，當然也有疾病、遺傳等各種情形，但是也有毫無疾病，而年齡不到四十，已變成牛山濯濯的。用腦過度，自然也有關係，而耽於美食，未嘗不是一個重要的原因。

脂肪如過度攝食，雖則是獸類的猴子，頭部也便很厲害的禿起來。而且禿面、禿頂，都可以由我們自由選定。

但是爲什麽因脂肪的過食，頭就禿起來，還沒有研究明白。不過和脂肪的過食，有密切關係，則是無可否認的事實。

第三章　碳水化物

碳水化物，是糖類、澱粉的總稱。因爲糖類、澱粉，是碳素、氫素、氧素所構成，氫素和氧素的比例，和水(H_2O)相同；所以把這些化合物，當做碳素和水的化合物，而總稱爲碳水化物或含水碳素。這碳水化物，是植物性食品的主成分，所以是我們日常的食物裏面含得最多的一種營養素。

第一節　碳水化物的效果

然則這碳水化物，進入我們體內以後，完成怎樣的作用呢？他也和脂肪一樣，成爲我們活動力、體溫即「能力」的給源。

我們使用木柴、煤、炭，把東西燒熱；一切生物，也因爲取得體溫，在體內燃燒着碳水化物、脂肪等。

大抵所謂燃料，都是以碳素爲主成分的物質；無論是碳水化物、脂肪或蛋白質，也和柴炭、石油等一樣，都是富於碳素的有機物。

把這富於碳素的物質加熱，使他和氧素化合，即發生所謂燃燒的現象，放散多量的熱。這燃燒，如果是像木柴在空氣中燃燒那樣激烈，便發生熱和光，如果是很緩慢，便祇生熱而不發光。

這緩慢的燃燒作用，在體內進行，給與我們一種體溫。燃燒木柴、油類，便發散二氧化碳和水蒸氣，無機物成爲灰而留下。如果此時空氣（氧素）的供給是不充分，便放散黑煙。這煙，無非是不完全燃燒物。和這個同樣的變化，也在體內進行着。

體內的糖分、脂肪，由於肺臟所吸入的空氣（氧素），極穩定而巧妙的進行氧化，發生體溫，同時把產生出來的二氧化碳、水蒸氣，作爲呼氣而從肺臟呼出。所以肺就像風箱，同時也是煙囪。但相當於煙的不完全燃燒物，以及灰分一類的不燃性物質，則溶解水中，經過腎臟，變成尿而排泄於體外。

這時候發生的能力，成爲我們的體溫，成爲我們的活動力。這情形，正像運動火車的時候，用機關車來燒煤、熱水、造蒸氣，用這蒸氣的壓力，運動機械，使火車行走一樣。

爲什麼會從糖分、澱粉裏面，生出這樣的能力來呢？

原來植物利用日光的能力（光、熱），在葉中，使空氣中的二氧化碳和水化合，造作糖類。把這糖類多數結合，製造澱粉、纖維、形成植物體。

所以在這糖類、澱粉裏面，會蓄積着日光的能力。因此他受氧化作用，分解爲原來的二氧化碳和水，其中潛藏着的日光的能力，便重新顯現，發生熱、光。

因而我們的體溫、活動力，追考他的本原，不外乎是日光的能力。

第二節　何謂卡路里

像剛才所講的，把燃料燒起來，便發生熱，用數字來表示這熱的數量的，便是「卡路里。」所謂一卡路里，是使一仟克的水，溫度升高一度所需要的熱量。例如用澱粉一克來燒熱一仟克的水，他的溫度，卽升高四度。所以澱粉一克的熱量，是四卡路里。按照這樣，把營養素的熱量測定起來，得到下列的數目：（1）蛋白質一克，四卡路里；（2）碳水化物一克，四卡路里；（3）脂肪一克，九卡路里。

根據以上的數目，食物的總熱量，可以像下面那樣計算出來。

例如白米一百克的熱量，爲得三五一卡路里：

白米的成分	蛋白質	脂肪	碳水化物
成分	8.0%	1.6%	76.2%

$8 \times 4 + 1.6 \times 9 + 76.2 \times 4 = 351.2$ 卡路里。

不消說，如果吃白米一百克，便是供給體內三五一卡路里的熱量。

第三節　碳水化物的種類

碳水化物的種類很多，我們日常所吃的食物裏面含有的，是糖類和澱粉。

糖類也有許多種類，就普通的食物裏面含有的糖類講起來，存在於果物、蔬菜中的糖分，是葡萄糖和果糖。這兩種糖類結合起來的，是蔗糖，即普通的砂糖。

葡萄糖二分子結合成功的，就是飴的糖分麥芽糖。

葡萄糖再多數結合起來，便成澱粉。所以用酸來分解澱粉，即變成甜的葡萄糖。

第四節 碳水化物的利用

食物裏面含着的糖類、澱粉，受消化作用，都變成葡萄糖，由小腸吸收，進入血液，轉移到全身。這葡萄糖，在全身燃燒，有的成為體溫，有的成為活動力，漸漸的消費掉。所以在飲食不進的重病人，作為一種人工營養而注射葡萄糖，可以助長元氣。

循環體內的血液，其中葡萄糖的分量，常有一定，平均是〇·一—〇·二%；過多或不足，都不是良好的狀況。如糖分、澱粉，多量供給時，過剩的葡萄糖，便變做類似澱粉、叫做肝臟粉的東西，暫時貯藏在肝臟裏面，跟着血液中葡萄糖的被消費，肝臟粉再分解為葡萄糖，補充進去。

第五節 糖尿病

因某種緣由，變成沒有力量來把過剩的葡萄糖變做肝臟粉，或是燃燒葡萄糖的能力減退，血液中過量的糖分，即從尿中排出。這便是所謂「糖尿病。」

要而言之，血液中葡萄糖的分量，到了不能調節的時候，即成糖尿病。管理這調節作用的，是後面要詳細講到的刺戟素。腎上腺（一名副腎）所分泌的刺戟素，具有分解肝臟粉，而造作葡萄糖的作用；胰臟刺戟素相反，把葡萄糖合成肝臟粉，並具有促進葡萄糖氧化燃燒，使血液中糖分減少的作用。所以近來已有注射這胰臟刺戟素，來治療糖尿病的了。

第六節　肥胖病

飯、點心等，如攝食超過需要量以上，過剩的糖分，便造成肝臟粉；但肝臟粉在體內的保有量，也有一定的限度。如果在這限度以上，仍繼續過剩的供給，糖分便改裂爲脂肪，作爲體脂肪貯藏起來。這體脂肪的蓄積，超過必要以上，結果即壓迫心臟、肝臟及其他器官，發生脂肪變性，使他們的機能衰退，陷於所謂肥胖病的狀態。

所謂體脂肪的東西，通常好像都認爲是食物裏面的脂肪所造成；實際我們的體脂肪，大部分都從葡萄糖改造成功的。

所以要防止過度的肥胖，像飯、薯芋等富於澱粉的食物，糖分很多的點心等，非加以節制不可。

第七節　尿毒症

又食物吃得過多，不但身體肥胖而不舒適，腎臟也變爲過勞，減低他的機能。

各種營養素，在體內代謝後所生成的產物，大部分成爲二氧化碳，從肺、皮膚排出，其他的老廢物，由血液送到腎臟，成爲尿而排泄出去。卽腎臟具有從血液中分離老廢物的作用。血液依靠這腎臟的作用，常行淨化，而保持一定的狀態；如因腎臟的過勞，失卻這作用，各種有害的老廢物，便蓄積在血液裏，結果，到引起尿毒症爲止。

從以上看來，肥胖的人、所以多患腎臟病、尿毒症，便不難了解。

第八節　熱量的保健量

像以上所講，碳水化物、脂肪的過食，對於我們的健康，是有害處的；然則我們每天要攝取多少分量，纔算適宜呢？換言之，要補給每天活動力、溫熱的損失，而不至過剩，究竟一天需要幾許的「能力」卽熱量呢？

像蛋白質一章裏所講的，在福埃特的標準食量，體重七〇仟克的成年男子，做着輕度的工作時，一天需要三、四四五卡路里的熱量；而契泰頓氏，則主張這數量的半分，就足够了。

但近來因發明熱量測定機，把人類關閉在這機械裏面，已經可以把實際所消費的熱量，測定出來。

我們體內所有的營養素，無論是糖分或脂肪，消費以後，都是變做二氧化碳而消失。這二氧化碳，大部分從肺中呼出；所以把人類關閉在箱裏，使這二氧化碳無從散失；把他的全量稱起來，根據這分量，即可算出養分的消費量。熱量的消費量，當然隨年齡、體重、氣溫、身體的肥瘦等，而略有不同；用這呼吸熱量測定機，測定體重五〇仟克的人，一天所需要的熱量，則如下表所示：

人體需要的標準熱量（體重五〇仟克的成年男子）

		對於體重一仟克一小時的卡路里	實計卡路里
睡眠時間	八小時	〇・九三	七・四四
休息時間	六小時	一・四三	八・五八
輕度工作	八小時	一・九三	一五・四四
中等工作	二小時	四・一二	八・二八
合計	二四小時	—	三九・七四
體重五〇仟克的總熱量			一、九八七・〇〇

這總熱量，是實地測定者的平均數；再把他和根據實際調查到的食物消費量所計算出來的，綜合看起來，知道從事輕度工作的人，一天所需要的熱量，對於體重一仟克，以四〇到五

○卡路里爲適量。因而體重五○仟克的人，一天取得二、○○○到二、五○○卡路里的熱量，便已充分。

這數量，當然隨勞動的程度而增減，像從事步行，玩網球、高而夫球等日子，便不能不增加，倦怠而單是躺着的日子，就要減低二、三成，那是不用說的。

第九節　碳水化物和脂肪的保健量

這許多熱量，普通是從食物中的碳水化物、脂肪取得，由蛋白質供給，當然也可能的。不過像以前所講的，把多量的蛋白質，做能力的給源，會引起非常有害的作用，而實際上，我們大部分的熱量，也是仰給於澱粉。

脂肪雖則是能率極高的給源，多吃會引起各種弊害，而且價值也較貴，所以用澱粉做熱源，最爲安全而經濟。雖然這樣講，如果食物裏面，把脂肪除去，生活素A、D，便有缺乏的危險，而對於生殖有重要關係的生活素E、腦脂，也會發生恐慌。

因此脂肪的分量，以生活素類不感缺乏爲度，牛酪以外的豚脂、植物油等，務必要限制稍好。實際我們東方人的食物裏面，脂肪不過含三%左右，因而品質純良的牛酪，一天如攝取三○到五○克，生活素A便不愁缺乏了。

然則要取得這二、○○○卡路里的熱量，每天應該吃多少食物呢？普通的人，每餐約三碗飯，所以一天可以取得約一、八〇〇卡路里的熱量（飯一碗，約一五〇克，有二〇〇卡路里。）其餘的二〇〇卡路里，可以靠副食物來補給。例如從牛肉一盆，可得一〇〇卡路里，從馬鈴薯七〇克，可得五〇卡路里，蘋果一隻，又是五〇卡路里，共計二〇〇卡路里。如超過這分量，便成爲過食而肥胖。

第十節　生活素B_1缺乏引起的弊害

關於生活素B_1，在下面生活素一章裏，講得很詳細：如果缺乏這生活素B_1，不但澱粉不能充分使用，健康也會受到嚴重的損害。

如果生活素B_1不足，便陷於食慾不振，以至飯量減退；有些人，卻不顧利害，茶淘湯澆，胡亂的把飯灌入胃囊裏面去，於是澱粉的害處，愈加增大。

「自然」措置得很週到，在米裏補充着很多的糠、胚芽，使人們吃了，也決不會發生弊害。我們人類，輕視這天意，費了很多手續，把他舂得十分精白，生活素B_1也就消失無餘。不過在現今非勞動腦筋不能生活的時代，運動不足的結果，食物消化機能的衰退，是理所當然的，其勢不得不採取容易消化的白米。因爲糙米，非細細的咀嚼吃下去，便不能充分消化，他的效果也就難以發揮。實際上，至少在普通的人，要強制吃糙米，是很困難的；而且從後面所講的鹽類的營養關係看來，也不能無條件的與以贊成。這是因爲糙米裏面，鈣少而鐵較多，雖免有鉄的弊害發生的緣故。

關於這生活素B的不足問題，在後面還要詳細的加以說明，這裏所要提出的，祇是勸告大衆每天服用含有多量生活素 B_1 的酵母，作爲一種補救的方法。

第十一節　砂糖的弊害

齲齒的原因　從來就知道，如果多吃糖菓，便會發生齲齒。他的原因，認爲是由於糖菓吃得過多，糖類發生乳酸醱酵，齒質因受這乳酸侵犯，而發生齲齒。

但據最近的研究，知道齲齒的發生，另有他根本的原因　關於這一點，在生活素一章裏，講得很詳細；這裏祇把馬加拉姆博士很幽默的一句警言，引徵一下。他說：「世界上最健全的齒牙，在牙刷未發明前，就多得很呢！」

筋骨變薄弱　要之，砂糖吃得過多，不但成爲齲齒，骨骼也變得細小。都會裏面的人，所以多齲齒、筋骨薄弱者，可以說是在於砂糖的過食。

從來紳士富庶人家的人，多纖瘦文弱，以爲是優秀文雅，實際便是偏好肉類、砂糖，發生營養障礙所造成的筋骨薄弱者。

幾年以前，日本大阪醫大的片瀨教授，曾在食料內和入白砂糖來飼養稚兎，發見胸廓即變爲狹長，四肢纖細而脆弱，把砂糖的害毒，顯然愈加嚴重。

又日本文部省的校醫，調查東京市小學生得到的結果，用統計來表示砂糖的害處，是出於意料之外的厲害（參看第一九圖。）

依照平常的嗜好，把多數的小學生，分成大甜癖羣、中甜癖羣和小甜癖羣三組，而比較其體格時，大甜癖羣，體格幾乎全部是丙等，齲齒很多，而且成績很壞。最近報告者，罹結核病的人，多數是甜食嗜好者。

片瀨教授在兎以外的幼小動物，也曾證明砂糖的害毒，和多數助手，協力工作，經過幾年研究的結果，發表五、六歲的兒童，如一天吃五克以上的砂糖，便已有害，使世人大爲震驚。平常的方砂糖，每塊就有六克重。由此推論起來，成人如吃方砂糖四塊，便已受到砂糖的害處。爲什麽砂糖是這樣的有害呢？

血液的酸性化　依據片瀨博士的說法，認爲砂糖如吃得過多，便與蛋白質的過食一樣，血液傾向酸性而害及健康　因而要防止砂糖的害處，以鈣、鈉等鹼性鹽類爲必要。

但砂糖是鹼性的食品，在體內消費，最後分解的產物，也決不是酸性。白砂糖裏面，蛋白質全然沒有，而且鈣、鈉等的鹼性鹽，含有一%左右，所以酸性物質，決無殘留之理。

但事實上，食物裏面，加入三〇%的砂糖，飼育白鼠時，不要說成長，竟以非常之勢衰弱，而立即歸於死亡。檢查他的血液，的確變成近於酸性。

用生活素B來防止　鈴木博士，在這三〇%的砂糖食裏面，祇和入一%的啤酒酵母，來試其次，在食餌內加入五五%的砂糖而飼育時，砂糖的害毒，異常強烈，加入三%的酵母還不够，加到五%，纔開始完全成長。

試驗的結果，知道砂糖的害毒，能够用酵母來防止，砂糖的量加多，需要的酵母也愈多。就是說，砂糖的害毒，是能够用生活素B來完全防止的。

此外，飼料內，如果澱粉用五〇%，和入酵母一%，飼育白鼠，便能成長；砂糖用五〇%，酵母非加入三%，不能成長。所以知道澱粉和砂糖，雖供給同量的熱量，用砂糖時，需要三倍的生活素。

於是可以認爲，所謂砂糖的東西，如果生活素B的供給豐富，在體內便完全燃燒，全部成爲二氧化碳，從肺中呼出；如果生活素B不足，便發生不完全燃燒，這時候生成酸性的中間產物，結果，使血液變成酸性。

餘下的問題，便是血液如變成酸性，爲什麼便侵犯齒和骨骼呢？在蛋白質的情形，如鹼性鹽類缺乏，便把蛋白質變形爲鹼性的物質來中和，但在砂糖，這樣的理由，不能成立。但血液如果變成了酸性，最後祇有死亡，所以結果，作爲一種應急的辦法，從鈣分最多的骨、齒，剝取鈣質來使用。

這種狀態，如長久繼續着，齒自然不得不歸於脆弱，骨骼也不得不變爲纖細。

可是砂糖儘管是怎樣的有害，到了現在我們文明人，斷然沒有把他廢止的道理。吃糖菓先要預備酵母　所以我們唯一的辦法，就是用什麼方法來防止這害處。現今假定要吃一〇〇克的蛋沙糕，這裏面大約含有二五克的砂糖，所以已經有害處了。如果再吃咖啡一杯，用方砂糖兩塊，共計是三七克。要防止這害處，究竟需要多少酵母呢？從鈴木博士的白鼠試驗計算起來，便需要純粹的酵母三克左右　現在市上出售的「食母生」、「寶齊春」等，都

砂糖食的試驗

（上）白糖 60%
體重 52 克（試驗開始後第 39 天）

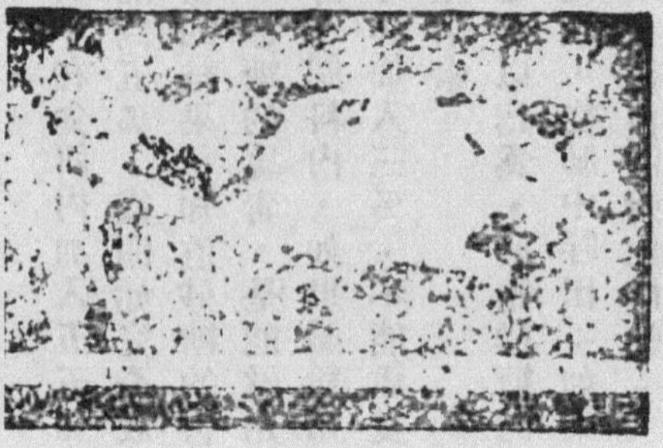

（中）白糖 60%＋糖漿 5%
體重 97 克（試驗開始後第 39 天）

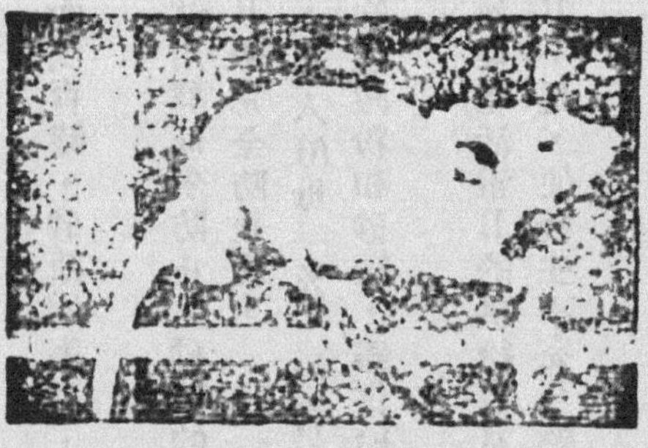

（下）紅糖 65%
體重 9[illegible] 克（試驗開始後第 39 天）

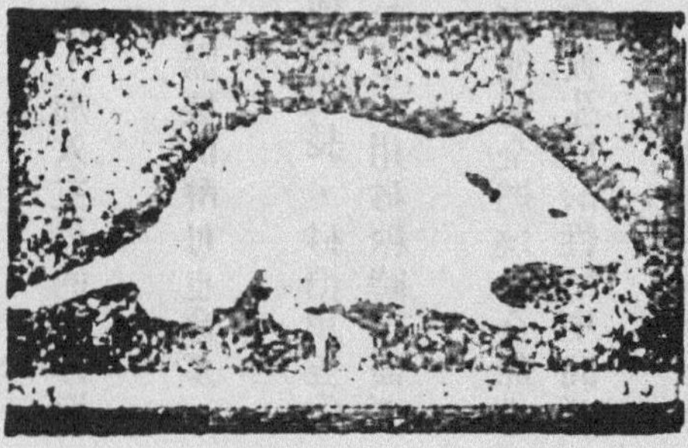

加。

在鄉村裏的人，吃了甜食以後，如多吃些鹹菜，砂糖的害處，便能夠藉蔬菜中的生活素B、鹽類來消除。又吃茶的人，吃一塊糖糕，喝一杯濃茶，也是極合理的，因爲茶的鹼度極高，且含有相當的鹽類在內。

砂糖裏面，如果是赤砂糖，雖然多吃，也不會發生有害作用。因爲赤砂糖裏面，灰分含得很多，也有生活素B，所以稍些多吃一點，也全然無礙。

所以在小孩，應獎勵食用赤砂糖的糖菓。從前沒有糖菓的時候，把柿餅、葡萄乾看得很貴；這些甜食，雖則極甜，並不呈現有害作用，也是和赤砂糖一樣的理由。

此外，關於砂糖的害處，可以看生活素 B_2 一項。

第十二節　酒的利害

酒成爲問題的，在於酒裏所含的酒精，所以在論述酒的利害得失時，祇要把酒精的效果和他的害毒來評論一下，就好了。

縣來對於酒，有兩派極端相反的主張：一派認爲酒是百藥之長，是解愁消憂的妙品，竭力加以頌揚；一派則取仇視的態度，以爲是有百害而無一利的東西。他們對於酒的毀譽褒貶，各有相當的理由，令人無所適從。

但一般的人，大體上似乎都相信酒在保健上祇有害處，營養上並沒有多大的貢獻，且是罪德的大本營。

平心而論，酒當然是缺點很多的食物；但在營養學上看來，不能說沒有相當的價值，而且無論在生理上或心理上，都具有十分可貴的一面的。

酒精的營養價值　酒精的營養問題，從頗早的時期以來，經多數的營養學者加以試驗，他的報告，不勝指數；但把他們歸納起來，不外乎認為酒，如果使用得適當，是有相當的營養價值的。

第一點，也可以看做酒精的特質的，便是毫不煩勞消化器官，隨即能夠吸收掉。

水和葡萄糖以外的食物，不消說，在胃腸裏面，是受長時間的消化作用，纔被吸收的。所以普通的食物，要經過消化器一番勞苦的工作，方始消化，而可以輸送到血液裏去，這時候所需要的能力，為數是很可觀的。

然而酒精，少量飲用時，隨即被胃所吸收；飲得多的時候，到了十二指腸裏，也大部分被吸收掉了。結果，不必煩勞小腸、大腸，便行吸收，一〇〇%在體內吸收進去，而且飲了一分半鐘，就已出現在血液裏面了。

酒精進入體內，隨即氧化燃燒，成為能力；而一克的熱量，有到七卡路里，雖比脂肪的九卡路里少，比較澱粉的四卡路里，卻高得多。而且進入體內的酒精如屬適量，有九九%可供利用。

祇是飲酒後，如跳舞、奔跑，便有三—五%，從呼氣中、尿中排出。所以要飲酒，便應保持安靜；過於興奮，就損失很大。

像這樣，酒精成為我們能率極高的能力的給源，且和澱粉相比，他的利用效率也很高。

酒精，普通是澱粉用麴來糖化，再靠酵母的力量，化為酒精而造成的。現今假定是吃一百克的澱粉，在消化吸收之前，費去相當的能力，所以減去這消費的能力，則結果在體內可以利用的量，不過是三一〇卡路里。澱粉一百克，原保有四一〇卡路里的熱量，現在因受消化工作的損失，實際可以利用的熱量，弃到祇有三一〇卡路里。其次，從一百克的澱粉，可以產生五六克的酒精，把這五六克的酒精喝下去，假定其中五%，是從呼氣、尿中損失掉的，可以利用的熱量，還有三七〇卡路里；因此可以確定，以酒精的狀態飲用，比較以澱粉的狀態食用，可以多得一六%。

酒精的營養價值，比澱粉、砂糖等高得多，所以生產體脂肪的力量，也比碳水化物強。因而飲酒而不節制飯量，即有肥胖的危險。

清酒（日本的一種米酒，和我國的紹酒相仿）五．五兩的熱量，約保有二一〇卡路里，略相當於一碗飯的熱量，所以每天喝十幾兩酒的人，便不能不把飯量減少二碗。

幾年以前，日本理化學研究所，曾舉行着酒精的營養試驗，證明酒精不但可以做熱源，用來代替砂糖、澱粉、脂肪，並且動物能完成良好的發育。

例如作成祇含蛋白質和脂肪而全然不含碳水化物的食餌，節制分量，飼養白鼠，不但不能好好的發育，像圖左的鼠那樣，竟現出中毒的症狀。但近食餌內添加酒精，就像圖右的鼠那樣，發育非常良好。

所以知道酒精也和砂糖、澱粉一樣，在營養上有着充分的效力。

此外，還證明鼠飼以酒精時，生活素 B_1 的消費量，更比飼以等量的砂糖或澱粉時，要少得多。就是說，如果用生活素 B_1 缺乏的食餌飼養白鼠，到三十天，飼以葡萄糖的鼠，便像圖右那樣，罹腳氣病而漸歸衰弱，但飼以酒精的鼠，雖經過一百天以上，也不見腳氣發生。因而可以斷定嗜酒的人，陷入生活素 B_1 缺乏的危險，遠比嗜甜的人來得少。

酒精在生理上的效果　酒精如適量飲用，能促進消化液的分

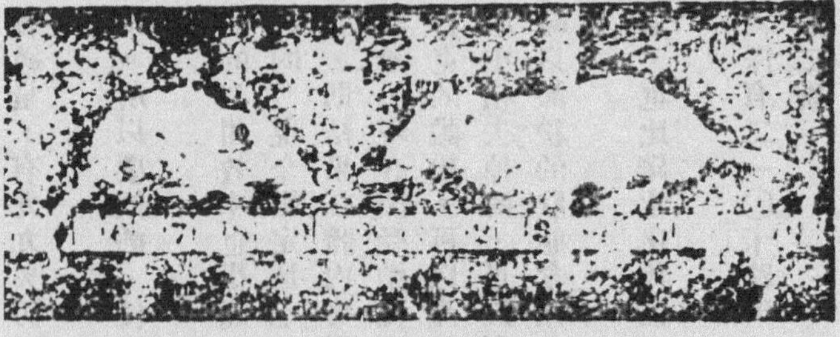

第九圖

食脂肪（左）　食酒精（右）

泌，使食慾旺盛；所以在進食以前，喝一杯葡萄酒，是很相宜的。像以前所講的，酒精因為被吸收的速度快，熱量多，在疲勞的時候，喝一點啤酒，就能夠使疲勞很快的回復過來。又身體覺得寒冷的時候，喝些熱酒下去，可以說是最簡便的取暖方法。

酒精在心理上的效果　有一次，勞澤門在德雷斯頓的衛生學會講演的時候，曾經這樣的說：「酒精能制止純粹心理上的不快之感，因此如在適當的時機飲用，有安慰心身之效。」至少在憂鬱的時候，小酌一會，胸襟便驟然暢快起來，確是事實。

尤其是對於在工作上、人事上不絕操心，心境不暢快的人們，酒可以說是一種必需品。對於每天發生的許多煩瑣事件，一樣一樣的忙着處理，亦許會弄到食不甘味，夜不安眠，結果，非陷於神經衰弱不止。但如果夜來淺酌幾杯，陶然而醉，脫離一切煩惱，酣然熟睡到來朝，那末心身不是都自會得明朗暢適起來，而一切事務，可以順利的解決了嗎？

像我們這般人，既沒有值得信仰的宗教，也求不到實做心靈的哲學，要處身在像現今那樣杌隉不定的社會情勢下，不是祇有酒，纔是容許我們的安慰所，是給與我們超然的樂趣的嗎？

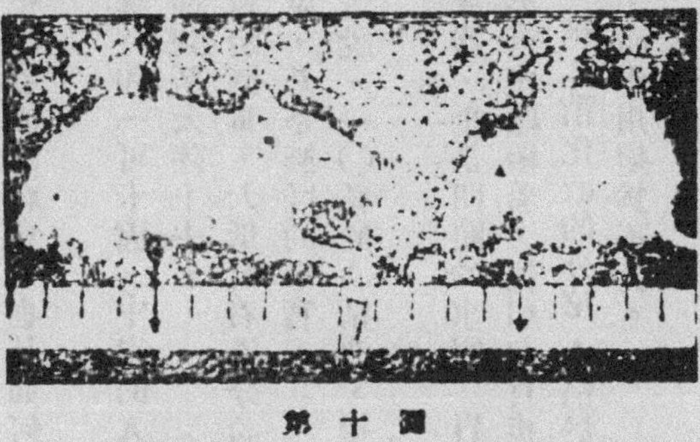

第十圖

（右）葡萄糖食（20%）　（左）酒精食（20%）

曾經把酒當做擾亂社會秩序的毒物，而施行禁酒的美國人，把沒有酒的社會，也是如何的可怕，實地的顯示了出來。

幾千起的肇禍事件，無數的喪德敗行，照樣横行着，而「嗎啡」和「可卡因」中毒的人，卻與年俱增。於是禁酒的法令，祇得取消，重新把酒的女神，歡迎到新大陸上去。

酒精的害處 關於酒精的害處，想諸位讀者早已明瞭；不過對於酒害，大抵有着過分誇張的傾向，必須把他重新審查一下。酒如果多量飲用，其有害於健康，乃是無疑的事實。有一位名叫闊培爾的生物學者，用各種動物試驗的結果，報告說，一〇%的酒精液，損害一切的生活細胞。

又實際上，如果飲用酒精成分很高的酒，其損害消化器、泌尿器，也是明顯的事實。胃黏膜的原形質，受酒精作用，有發生凝固而細胞被破壞的危險。如果返覆繼續着，便引起胃炎、胃囊的肌肉弛緩，而變成像過勞的狀態。又舌的味覺，也變爲遲鈍，消化液的分泌，陷於過剩。此外，還侵犯肝臟的機能，使膽汁的分泌減退，腎臟也萎縮，而作用變爲不良。

不過這裏有幾點，不能不替酒稍微辯護一下。

無論是蛋白質、脂肪或砂糖，如過量食用，或沒有相當的用意而亂吃，都會釀成很大的害處的。

酒，像燒酒、威士忌一類的烈酒，如空腹的時候喝下去，胃壁的細胞，不能立即應付而受害，那是當然的。

雖然，不能就此斷定，吃一瓶啤酒，也能傷胃，夜來淺斟低酌的喝半斤黃酒，就有害處。

啤酒是很稀薄的酒；含四—六％的酒精，而且在胃裏起出泡來，吸收也很良好。因而在空腹的時候喝個暢快，也不致損害胃壁，雖吃到半打，並不會引起泄瀉。

良好的紹酒，約含有酒精一二％，雖比啤酒濃烈，如果用小杯喝一口在嘴裏，和唾液混合，再佐以菜餚，一同緩緩的吃下去，認為損害胃黏膜一類的情形，是決不會發生的。

要之，酒的害處，也看他的分量和用法怎樣。

祇是飲酒，因為時常容易忘卻分寸，有愈飲愈醉，終至過量，不能適當使用的危險。還是酒精最大的缺陷。

祇有意志強固的人，纔能好好的使用他：略一沾脣，便醉態百出的那種人，應絕對禁酒。

又如果多年狂飲着多量的酒，內臟器官，便發生脂肪變性，使其機能衰退，確是事實。不過這現象，不獨酒精，形成體脂肪的澱粉、砂糖、脂肪等，也都是如此。他的罪惡，應歸之於過用的弊害。酒還有一點認為可怕的，是促使動脈硬化；這究竟是不是酒的過失呢？

酒徒多喜歡美食，這是用不到統計的事實。他們所嗜好的菜餚，大都是富於脂肪和蛋白質，而膽脂也很多。且往往厭惡果物、蔬菜。就於這樣一類的美食，便是不飲酒，也會使血壓增高，肝臟衰弱，是前面屢次講過的。

照這樣的審查起，酒不是在代人受過嗎？

本書的著者，曾用動物試驗，研究酒精的害處和他的預防方法。白鼠極喜歡酒，而且酒量很大，照體重比例起來，相當於人類三・六斤多些的分量，喝下去，還是若無其事的。依據試驗的結果，如隨酒的分量增加，而多給酵母，不但酒的害毒不發現，發育也十分良好，而且很快。要之，酒的害處，是可以用生活素 B_1 和 B_2 來防止的。其詳細情形，可參看生活素 B_2 一項。

其次，酒精如飲用過度，便侵犯神經系統，使腦力、工作能率等降低，這也是事實。

如患酒精中毒，注意力便變爲缺乏，且失卻傾聽事理的能力，一般腦神經的活動，變爲遲鈍。又記憶力減退，精神作業的能率，大爲降低，也都是無可爭辨的。

喝醉了酒，克己心卽變爲缺乏，行爲本能化，以至容易作奸犯科。所以君子人，以不親近酒爲上策。

但既經嚐到了酒的滋味和醉興的人，禁酒很是困難，而且在交際上，也有不容你一概拒絕的時候。

酒精的適量，像以前所講的，酒精如適當飲用，是很有效果的；如不加節制而泥醉、中毒，不消說，會遭到可怕的害毒。然則我們飲酒到怎樣的程度，是最有效果呢？

要把酒精定出一個適量的標準，還不容易；不過把進入體內以後，能夠完全利用的一種分量，定做標準，認爲最屬穩當。

把歐美諸大家對於人體、動物所做的試驗成績，綜合的看來，對於體重一千克的酒精量，如果一天是〇・八到一立方厘米（公撮），便能利用到九八%，幾乎不顯現中毒作用。

把這個數目，換算爲體重六〇千克的人，如果是黃酒，則認爲五〇〇立方厘米(約一斤)，是他的許可量。如果是啤酒，可以喝到兩瓶。

但這個適量，並不是任何人都適用的。有些人，喝上幾口，面色就變得緋紅，有些人，喝了幾斤，還是若無其事；因此這個適量，祇有依據各人巳往的經驗來決定。

據本書著者的意見，自己的適量，可依據下面的標準來決定。如果飲酒超過適量，便呈中毒症狀。中毒症狀最顯著的現象，是宿醉。宿醉的特徵，是煩渴口燥。

所以在晚上，先試喝一斤。如果來朝醒來，是口燥好飲，這便受中毒作用的現象，第二天便減爲十兩。

多吃鹹的菜餚，當然也要口渴的，不過鹽分所引起的這個口渴，應當歸劃在夜裏。因此，來朝如果並沒有要喝水的意念，那末自己的適量，大體可以定做十兩到十五兩之間。

此外，酒量大的人，假使要在酒精量最小的限度內，迅速的入於陶醉狀態，可以把酒和啤酒，交互飲用，因爲啤酒的起泡，使吸收加快，二氧化碳的刺戟，提高酒精效果的緣故。

這樣的講下去，好像著者有意在勸導諸位喝酒，那是擔當不起的，所以就此收住。要之，如果竭力避免喝強烈的燒酒，空腹時作鯨飲，這一類不合理的情形，平心靜氣的享樂者適量以下的美酒，那末酒還是百藥之長，還是解愁消憂的妙品。

第四章　無機鹽類

第一節　人體內的鹽類

動植物體如燃燒完全，便祇有一些灰分留下。這灰分稱爲無機鹽類，或簡稱鹽類。

在我們身體裏面，當然也含着這鹽類，於骨骼的構成上或生理作用的調節上，執行着重要的作用。然則所含着的，是那幾種鹽類呢？他們的含量，又有多少呢？在體重七〇仟克的人體內，含着的無機鹽類，其分量略如下表所示：

鈣	一、〇五〇克
燐	七〇〇克
鉀	二四五克
硫	一七五克
鈉	一〇五克
氯	一〇五克

鎂	鐵	碘	氟 矽 鋁
三五克	二八克	〇、〇二八克	極微量

此外，還含着極微量的銅、鋅、鋁、砷等，看了這表，就知道鈣含得獨多，其次是燐。這些礦類，共計是二、三一七克。雖然，在我們體內，還含有水分六五%，所以體重七〇仟克的人，其固形物不過二四、五〇〇克。這樣計算起來，礦類在人體的乾物中，佔到一〇%。這些礦類，不消說，是從食物裏面取來的，而且都因為生活作用，而時刻在消耗着；所以我們不能不每天不斷的用食物來補充。這些礦類，都富含於蔬菜類中，所以攝取普通的食物，便不愁缺乏之。

但在都會裏面的人，多吃礦類少的白米、肉類等一類食物的，礦類頗有缺乏的危險。尤其是喜歡美食的人，血液容易變成酸性，所以特別需要多量的礦類，這一點在前面也屢次講過了。因此在這裏想把各種礦類具有的生理作用，大略的講一講，以喚起諸位讀者的注意。

第二節 鈣

骨、齒的主要成分是磷酸鈣，全部的鈣，九九%構成着骨骼。其餘的一%，廣佈在組織、血液等裏面，保持血液的鹼性，使細胞的活力旺盛。

鈣的缺乏症 因此日常的食物中，如鈣分不足，骨、齒便變爲脆弱。生活力衰退、身體的抵抗力，也薄弱起來。

又鈣分缺乏，腦神經細胞的亢奮性卽增高。虛弱兒童，所謂疳積（慢性胃腸病）和癇積（偏急易怒）的症狀，可以說，便是鈣分缺乏引起的神經的興奮狀態。

原來鈣，是具有一種藥物作用的東西，能抑制腦神經細胞的亢奮；所以在成人，鈣分不足，其勢也會變成神經質，對於瑣細事故，會發生暴怒。

我們平常把冷靜的人，稱爲岩石人，其實稱做鈣人，最爲確當。科爾根大學裏，曾做過一次很有趣的試驗，就四個學生，舉行那血液檢查的結果，查知鈣對於人類的感情，具有重大的關係。

在人類的血液裏，有少量的鈣存在。那鈣的分量，有些人，是隨時增減，動搖不定的，有些人，則大體常屬一定。

四個學生裏面，鈣量的動搖率極少的兩個，都是具有穩健性格的人，感情的動搖很少，忽而喜悅，忽而變得憂鬱，那種情形極少。可是其他兩個鈣量動搖得激劇的學生，感情的轉變，也很明顯。他們的感情，高昂與低落，和他們血液中鈣量的增減，確然成正比例。他們在鈣量多的時候，幸福、快樂，成爲樂天的感情狀態，反是，在鈣量少的時候，憂鬱、消沉，呈現悲觀的感情狀態。

血液中的鈣量，當然受食物內所含鈣的多少的支配。

都會裏的人，多神經質，農民比較滯鈍，當然也是環境所造成，不過鈣分攝取量的多少，認爲也有顯大的影響。還有蛋白質、脂肪或砂糖的過食，也足以使血液成酸性，而招致鈣量的減少，在蛋白質一章酸過多症項下，已詳細的講過。

鎂過剩症　雖然，據片瀨教授的研究，血液的傾向於酸性，當然對於健康是非常有害，不過血液的鹼性，要用鈣和鈉保持纔好。雖是同一鹼性，如果是鎂、鉀，雖不特別引起顯著的病狀，能使細胞的機能衰弱而易於老衰，曾由動物實驗而確實證明。並稱之爲病態的鹼性血液。

鎂、鉀都和鈣一樣是鹼性的物質，當然也有中和美食所生的酸性物質，防止血液變成酸性的作用；但血液如果是鎂所造成的鹼性，認爲仍然是有弊害的。

然則這病態的鹼性血液，是怎樣發生的呢？不消說，是起於攝取多鎂分的食物。

原來鈣和鎂，在體內是互相頡頏著的。如進入體內的鎂多起來，鈣卽以一定的比率，多量排除於體外。反是，如鈣多量攝取，鎂便以一定的比率，驅逐出去。兩者之間，保持着吞食或被吞食的關係。

所以要血液中保留鈣，便不能不攝食鈣比鎂更多的食物。雖是鹼性的食物，也必須揀取鈣分多的東西。鈣分絕對豐富的食物，是蔬菜類，動物性的食物，則祇有牛乳和蛋兩種。

鈣分多的食物（灰分百分中）

食品名	鈣	鎂	食品名	鈣	鎂
糙米	三·五	一〇·三	蘿蔔	二二·四	六·一
白米	四·〇	八·〇	胡蘿蔔	一〇·九	五·〇
小麥粉	六·八	九·一	甘藷	一二·〇	八·七
大豆	六·〇	八·八	菠菜	一二·一	六·四
赤豆	二·九	一〇·七	玉蜀黍	二三·二	四·二
豆腐	五·四	一〇·四	捲心菜	一二·四	四·一
落花生	五·五	一四·七	甜菜	一一·四	四·六
牛蒡	一一·八	二一·五	[illegible]	二一·一	七·四
百合	二·〇	一〇·九	雞蛋	一〇·九	一·二
蘋果	四·五	九·一	乳（人）	一六·六	二·二
香蕈	二·〇	六·三	茶	一三·七	五·七

蔬菜和果物，如上表所示，鈣比鎂顯然來得多。惟牛蒡、蘋果是例外。穀類都是鎂多，糙米尤甚。因此糙米飯，從生活素B看來，固然是絕好的食物，但多含鎂分的這一點，卻不能令人滿意。現下有許多精細的人，用糠來飼養家畜時，和入一〇%內外的碳酸鈣，以防止鎂的弊害。還有赤豆，鎂也很多，所以多吃用豆沙和麵粉來做的點心，即有變成病態的鹼性血液的危險。

然則血液因鎂而變成鹼性時，會呈現怎樣的症狀呢？這問題講起來，略嫌專門，現在且就老衰問題有關係的事項，說明一下。

鎂與老衰　我們可以看片瀨博士的說明：「病態的鹼性血液，其狀況幾乎和正常的鹼性血液（血液因鈣而成鹼性的時候）一樣，很難區別。不過最顯明的特異之點，有二：第一是，由於鎂的過量而引起細胞機能的衰弱，因此發現脂肪新陳代謝的障害；第二是，脂肪代謝障害的結果，發現組織、臟器的脂肪沉積。在病態的鹼性血液時，細胞的機能，尤其是氧化作用，變為遲鈍，所以攝取的脂肪、膽脂類，不能充分燃燒，先蓄積在血液內。脂肪逐漸積集在血液內，并到一定量以上，那脂肪即不得不沉積在自己所好的組織內，誘發老人性變化。」

動脈硬化　血液內鈣少而鎂多，脂肪、膽脂即沉積在動脈的內膜上，結果，動脈硬化，迅速老衰。

動脈硬化症，先出現於大的血管，漸行波及末梢的小血管。大動脈如硬化，血管壁對於血脈的抵抗力便減退，有時膨出而形成動脈瘤，於是有破裂而發生大出血，成爲猝斃的原因的。

這動脈硬化，發生於腦的動脈，即起腦溢血（俗稱中風）。又營養心臟自身的血管如果硬化，血管便變爲狹窄，血液的循環，因以不良，所以心臟的營養衰弱，成爲狹心症。如果腎臟的小動脈再硬化，便同樣發生營養障害，而腎臟萎縮，機能衰退，成爲所謂慢性腎臟炎、萎縮腎。

因此，懼怕動脈硬化症的人，對於日常的食物，必須加以注意，不使鈣分缺乏。此時，祇有努力多吃蔬菜類、果物。著名的營養學者福背先生，曾經明瞭成生活細胞活力中心的細胞核，含着鈣分，這鈣分消失，細胞便立即死亡，主張人類鈣分易於缺乏，一定要加以補給。他自己，從年輕時候起，在咖啡內，加入氯化鈣約一克，每天在早上飲下，從未間斷，現今年紀雖然已到九十多歲，仍埋頭研究，精神矍鑠，和壯年人一樣。

鈣的必要量　然則我們每天應攝取多少的鈣，纔算適宜呢？成人對於體重一仟克，每天需要〇．〇〇九七克，如果是六〇仟克的人，便必須攝取〇．五八克。

食品中鈣的含有量（一百克中）

乾酪	〇．九三〇（克）	白米	〇．〇〇九（克）
牛乳	〇．一二〇	大豆	〇．一三〇

雞黃	〇・一三〇	捲心菜	〇・〇四五
魚肉	〇・一一〇	蕃薯	〇・〇六四
牛肉	〇・〇〇七	橘子	〇・〇四五
牡蠣	〇・〇五〇	蘋果	〇・〇〇七

從上表也可以看出，我們吃得最多的白米，鈣的含量很少，不是多攝取蔬菜類，很難獲得那保健量。住在鄉村裏而飲用井水的人，可以從飲料水取得相當的鈣分；但在自來水內，幾乎可以說沒有，因而都會裏的人，鈣分常易缺乏。病弱的人，如果到海濱地方行轉地療養，便漸漸回復健康，雖新鮮的空氣，紫外線豐富的日光，也有關係，而鈣分極多的飲料水，認爲是執行着重要的作用的。小孩、姙婦，在構成骨骼上，需要的鈣分特多，所以連骨殼吃的小魚、小蝦，應儘量的多吃。最後對於癖好美食的人，勸告他們最好服用乳酸鈣一類的鈣劑，每天約一克左右。

第三節　燐和鐵

燐也和鈣一樣，是骨骼的重要成分，而對於細胞核、腦神經等，也是不能缺少的成分。成人一天的需要量，對於體重一仟克，是〇・〇一九克，所以六〇仟克的人，必須攝取一・一四克。

燐在動物質的食物內，比較多些，白米裏面，也相當的含有；所以飲喜美食的人，大概最不會缺乏。這燐，對於小孩、姙婦，也是十分必要的，在米、麥的胚芽內含得最多，所以應獎勵多吃保有胚芽的半白米。

食品中燐的含有量（一百克中）

乾酪	○·六八○（克）	大豆	○·四七○（克）
雞黃	○·五二○	落花生	○·三九○
牛乳	○·○九三	馬鈴薯	○·○五八
牛肉	○·二八○	胡蘿蔔	○·○四六
牡蠣	○·一五○	玉蜀	○·○四五
白米	○·○九四	香蕉	○·○三一
小麥粉	○·○九四	蘋果	○·○一二
小麥胚	一·○五○	蜜柑	○·○二一

在血液內流動着的紅血球，含有一種紅色的血色素，鐵便是構成這血色素的重要成分。

這血色素的作用，非常重要，他在肺臟內，吸收空氣中的氧素，輸入組織中，把燃燒作用所必要的氧素，供給體內。可是鐵的攝取量不足，這血色素即減少，引起貧血症。

這鐵分，每天平均約損失七毛克（公絲），所以必須不絕加以補給。尤其是婦女，因月經而損失頗多的血液，須特別注意。

貧血而血色蒼白的人，如果攝食肝臟、菠菜等富於鐵分的食物，便能補給。

食品中鐵的含有量（一百克中）

牛血	四四・四〇（毫克）	菠菜	三・六〇（毫克）
牛肝	八・三〇	捲心菜	一・一〇
卵黃	七・〇〇	胡蘿蔔	〇・六〇
牛肉	二・五〇	馬鈴薯	一・三〇
牛乳	〇・二四	蘋果	〇・三〇
白米	〇・九〇	香蕉	〇・六〇
小麥粉	一・〇〇	橘子	〇・二〇

第四節　碘

甲狀腺所分泌的刺戟素內，含有碘。這刺戟素，對於新陳代謝，很有關係。因此，如果碘缺乏，這刺戟素也就缺乏，新陳代謝因以降低，元氣衰退，發育受到阻害。而脂肪的燃燒，所受阻害尤大，於是體脂肪增加而肥胖起來。這碘，海藻類裏面含得很多，所以常吃昆布、海苔，便不致缺乏。又海產的魚肉內，也相當的含着；所以近海的居民，祇要不過分偏食，患碘缺乏症的，絕無僅有。

但離海很遠的地方，如阿爾卑斯山脈地方，及我國內地，咽喉隆腫的病症，所謂「甲狀腺腫」的，時常有得發生。

第五節　鈉和鉀

鈉、鉀，都是生理上必要的鹽類；但攝取普通的食物，便不致缺乏。祇是蔬菜類裏面，鉀非常之多，所以蔬菜吃得多，食鹽的需要也就加多；因爲鉀鹽多量進入體內，血液中的食鹽，卽盛行排出的緣故。

農村裏的人，比都會裏的人喜歡吃鹹的小菜，是基因於蔬食的生理現象，所以並不是可笑的事。而且我們還認爲，不是這樣喜歡吃鹹的小菜，便不是正當的健康狀態。因爲蔬菜吃到需要多量食鹽的地步，鈣和生活素類的補給，便很充分的緣故。

以上都是需要特別注意的鹽類，此外的鹽類，祇要攝食普通的食物，便能補給。祇是據最近的研究，知道還有幾種礦類，像銅和錳，分量雖則極微，也是非常重要的成分。

第六節　銅和錳

銅認爲在形成紅血球的血色素時，具有助其合成的作用；錳是發育、繁殖上必要的要素。據馬卡拉姆博士的研究，食餌內如果加入微量的錳，雖鼠便給幼鼠哺乳，錳除去，哺乳便停止。馬氏以爲這是對於幼兒的愛情消失的緣故，他把錳稱做「愛情的要素。」錳最多的食物，是木耳、米的胚芽等。

第五章　生活素

第一節　生活素概說

生活素的發見　大約在三十年以前，日本鈴木博士，從米糠內發見「米素」(Oryzarin)，開始發表所謂生活素的學說。這便是生活素學說的濫觴。

蛋白質、脂肪、炭水化物和鹽類的四大營養素，如果加以精製，供給無論如何豐富，動物終究不能生育，也不能保持健康。可是食餌裏面，如果補給極微量的米素，動物便得良好的發育。所以他主張米素是營養上不可缺的養分。

鈴木博士先用雞、鼠，後來從狗、豬、羊、馬，以至細菌之類，逐一舉行試驗，來證明這學說。但是當時的化學家不必說，醫學家具有所謂營養的觀念的，也不多，因此對於這生活素學說關心的人，幾乎沒有，甚至加以訕笑詈罵，肆意抨擊，使他毫無立足的餘地。

可是，就在那明年，英國的芬克，把這微量的營養素，命名為「生活素」，開始唱導生活素學說，自是以後，就漸漸引起世人的注意，遂至確立現今的生活素學說。

等到這生活素說，被一般人承認以後，生活素就像救世主一般受人信仰，生活素製劑，不分AB的區別，作爲萬能的靈藥，風行於世。可是生活素雖則十分貴重，並不是能治百病的東西，所以逐漸引起世人的失望，從前的生活素熱、在現今已變成冷落了。

最近又有性刺戟素發見，當做自古以來所不絕追求的不老長生的靈藥，而喧傳於世。到現在，舉世有造成刺戟素時代的趨勢。因此許多人，好像有「生活素廢而刺戟素興了起來」的一種感想。

但是生活素，決不是像衣服、裝飾品那樣，跟着人們好惡的變遷，而流行、廢棄的輕賤東西。

誠然，生活素、刺戟素，都以極微的分量，獲得生理上的效果，所以在一般人，都覺得具有玄妙不測的威力，而且因爲現今還有許多不可解的疑問留着，激起我們充分的好奇心，十足具備着成爲流行的對象的誘惑力。

可是生活素類，對於各自的缺乏症，發揮醫療的效果，但斷不是藥物，而是我們生命上、保健上必不可缺的營養素，無論在病弱的人或健康的人，都一樣是必要的東西。

還有，生活素和刺戟素不同，在體內不能合成，所以我們必須不絕的從食物中補給。而且生活素並非一切的食品都含有，他們的種類，也有ABCDE五種，各以極微的分量，分佈在各種食品裏面。

生活素缺乏症　生活素容易因食品的精製調理而消滅，所以我們對於日常攝取的食物，如果它不注意，便於不知不覺間，發生生活素的缺乏，以至損害健康。而且生活素的缺乏症，起來十分徐漸，沒有特異的自覺症狀，以至健康暗中為其蝕害。尤其是在都會裏生活的人，生活素容易不足，所以關於生活素，不能不加以深切的認識，時時留心着，不使陷於缺乏。

生活素既不像蛋白質、鹽類，在身體的構成上有關係，也不像脂肪、碳水化物，具備可以成為能力的給源的性質，而是以極微的分量，調節體內的新陳代謝，管理動物的營養、繁殖的重要營養素。

平常的人，講到生活素，似乎都有一種錯誤的見解，以為A、B、C、D都是一樣的東西，而混淆不分。但各種生活素，其生理的效果，截然不同，各有獨特的性質，絕對不能互相交換、代用。生活素的化學，最近已有長足的進步，也能夠合成了，因過於專門，所以從略。這裏想主要就生活素缺乏之症，按照一般人所能瞭解的程度，加以說明。

第二節　生活素A

眼病與生活素A　到了將夜的時候，就看不見東西，這種病症，俗名「夜白眼」，在醫學上稱為「夜盲症」。體內生活素A缺乏起來，即變成夜白眼。

雖到了黑暗裏，視力即消失。雖如果多吃生活素A，也治得好夜白眼嗎？聽說有一位營養學者，曾經碰到這樣疑難的一種質問，目下讀者裏面，大概不會再有這樣淺薄的人了，不過為避免誤解起見，稍稍說明一下。

通過眼珠而來的像，落在眼底的視網膜上。這視網膜細膜內，有稱做「視紫紅」的感光色素。這色素在黑暗裏，是紫紅色；當着光，即變做黃色的「黃視」。在這視紫紅內，含着多量的生活素A。如果生活素A缺乏，這視紫紅即發生異常，眼適應黑暗的機能，變爲不完全，引起夜盲症的疾病。

這視紫紅，從下等的魚類到人類，一概存在，而夜間眼珠閃爍發光的梟，尤其多。可是在雞的視網膜內，卻缺少這東西；所以雞，不拘生活素A的有無，終歸是夜盲眼。這夜盲症進行，眼的角膜即化膿而崩潰，終至全然失明。

生活素A的缺乏增劇，結果，即陷於角膜軟化症。這病症，多見於小孩。還有，生活素A缺乏，即發生眼球乾燥症，因淚腺分泌停止，眼的黏膜乾燥，而眼珠生澀起來。因爲，生活素A，和眼有密切的關係，所以也叫做「抗眼病性生活素」。

生活素A與成長　生活素A，對於動物的成長，也具有極重要的作用。如果這生活素A的攝取，發生不足，不但完全的成長，變爲不可能，且健康不能保持，體重激減，遂至死亡。動物因生活素A缺乏而不能發育，是因爲陷於食慾不振，且腸管的機能衰退，發生消化不良，不能充分吸收營食物的緣故。因此生活素A，又稱做「成長促進生活素」。

皮膚病與生活素A　生活素A缺乏，皮膚即乾燥而枯澀起來。病勢增進，皮膚表面即變做粗糙，發生鱗屑，毛孔角化，而成苔蘚狀。

好歡吃鰻魚的老年人，皮色比較平常人豐潤，是生活素A的供給豐富的緣故。手掌、足蹠發生角化的人，皮膚易起皴裂的人，飲用富於生活素A的肝油，即易治愈。也有認爲常患凍瘡的人，從十一月末起始，飲用着肝油，即能預防的。

傳染病與生活素A　生活素A不足，容易感染傳染病，是老早就知道的；關於他的原因，祇以爲是身體細胞因生活素A缺乏而變爲虛弱，對於病原菌的抵抗力減退的緣故。

可是據最近的研究，已會知是生活素A的缺乏，引起皮膚的角化、黏膜的

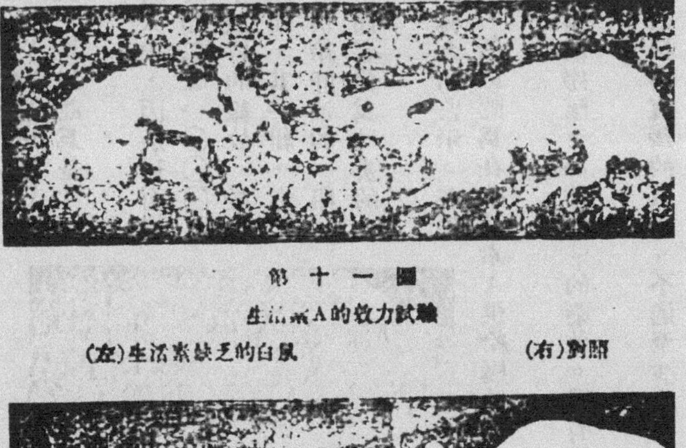

第十一圖

生活素A的效力試驗

(左)生活素缺乏的白鼠　(右)對照

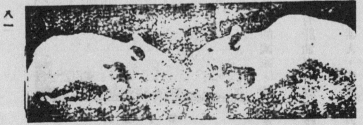

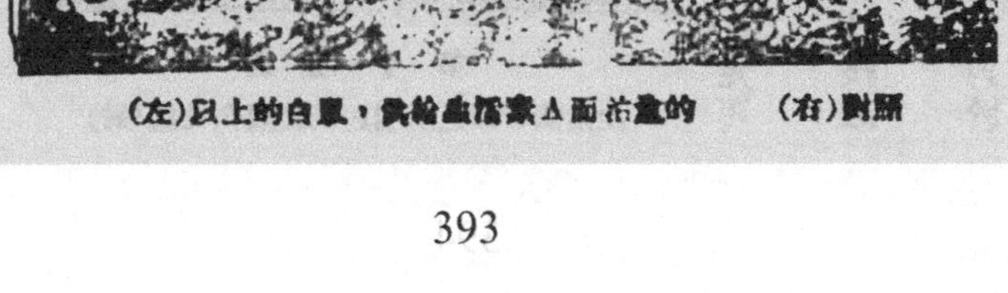

(左)以上的白鼠，供給生活素A而治愈的　(右)對照

變性，以致病原菌的透過性增高的緣故。所以容易患感冒、支氣管炎、肺炎、中耳炎、尿道炎等的人，可以認爲是生活素A不足的人。

據美國的調查，勞動者三、五〇〇萬人中，因疾病而停止工作的，在一年內，以日數計算，共達二五、〇〇〇萬日，平均每人得七日。其中大半都是爲了感冒的緣故。於是在伊斯特門柯達克公司，分全體職工爲二組，其一組，從十二月到四月，每天供給肝油一匙。結果，供給肝油的一組，停工的人，祇有不給肝油組的半數左右，而惡化爲肺炎的，幾乎可以說沒有。

這事實，對於國家的勞動能率，與以極大的啓示。在牛酪、牛乳豐富的美國，還表示這樣的成績，所以認爲在生活素A供給極缺乏的國家，是一定可以收穫到驚人的效果的。

在和漢的各種古書內，也記載着鰻有醫治癆咳（肺結核）的藥效。還有肝油有治療結核之效，也是歷來所知道的。

雖然，不能就此斷定生活素A，對於結核有直接的效果。不過至少生活素A，能增加對於

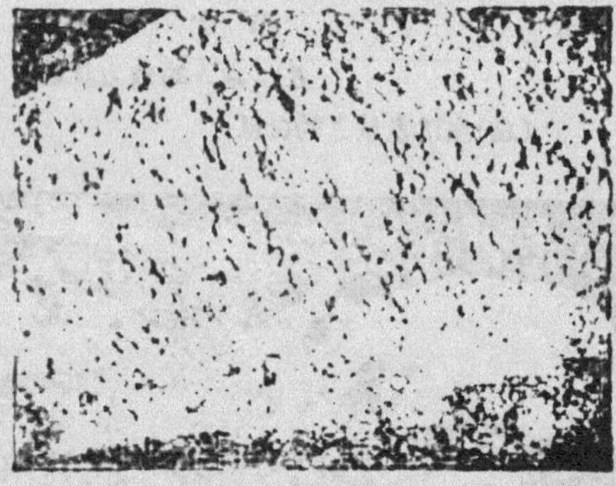

第二十圖

生活素A缺乏所引起的皮膚角化症(附)

結核感染的抵抗力，並與肝油中多量的生活素D，互相協力，來促進結核病灶的治愈機能，是不能否認的事實。最近還有一種報告，說每天全身用牛酪揉擦，肺病因此治愈。實際上，生活素A，也能從皮膚吸收進去，所以在皮膚結核、骨膜結核，揉擦肝油軟膏，收效很大。

生殖機能與生活素A 生活素A缺乏，在男子則輸精管變性，女子則妨害卵子的受精機能，男女都失去性慾。因而對於不感症、不姙症，需要生活素A的補給。此外，還有一種報告，說生活素A缺乏，即發生消化器疾病，變成容易寄生蛔蟲，膀胱、腎臟、肝臟等發生結石。

要之，我們要牢記着：生活素A，在各種疾病的預防及治療上，不必說，對於保健、發育、繁殖等，也是不可缺少的營養素，如果生活素A不足，在身體的各方面，會引起種種可怕的障害的。

含有生活素A的食物 然則這重要的生活素A，我們要怎樣來補給纔好呢？生活素A，是溶存於動物脂肪內的東西，在肝臟的脂肪內，所含尤多，在牛乳、牛酪、卵黃內，也相當的豐富。獸肉、鳥肉內，通常很少，惟在鰮、鰊、鮭、鰻、鮪等魚類，含量較多。還有蛙的卵塊、牡蠣等內也有。

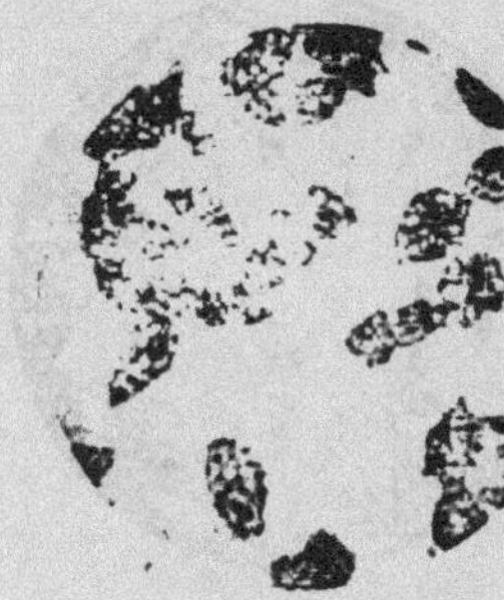

第三十圖 生活素A的結晶

胡蘿蔔紅色素與生活素A 生活素A，植物界裏面並不存仕；不過在胡蘿蔔、南瓜等裏面，含有叫做胡蘿蔔紅色素的一種橙紅色的色素。這色素，在動物的腸內吸收後，在肝臟內變化爲生活素A，所以如果攝食富於這種胡蘿蔔紅色素的食物，便能獲得和生活素A同樣的效果。胡蘿蔔紅色素多的食物，是胡蘿蔔、番茄、南瓜、辣椒等一類富於橙黃色的東西，還有甘藷、玉蜀黍，黃色濃厚的東西，也含得很多。果物裏面，像柑橘類、香蕉、蘋果等有黃色果肉的，也很豐富。此外，胡蘿蔔紅色素也多量存在於菠菜、青菜、蘿蔔葉及海藻等綠葉的部分，在捲心菜、白菜、葱等的白色部分，並不存在。

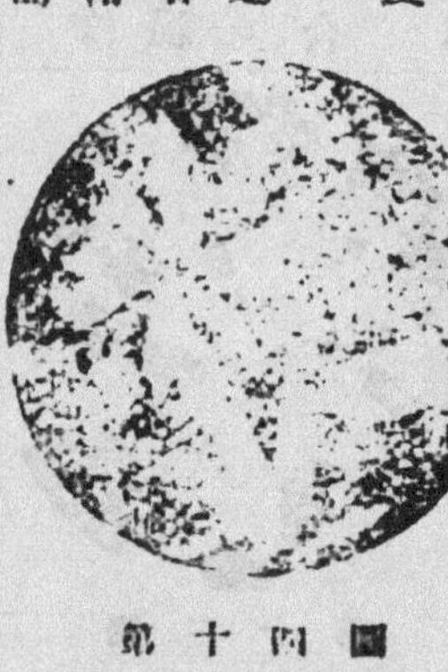

第十四圖
胡蘿蔔紅色素的結晶

牛、雞，從牧草、青菜裏面，攝取胡蘿蔔紅色素，在體內把他變成生活素A，轉移於牛乳、雞蛋中，所以在夏天的牛乳、牛酪，生活素A非常豐富，多吃牧草的牛，其脂肪，黃色也較濃，而富於生活素A；以澱粉粕爲主食的豬肉、豬油裏面，幾乎可以說沒有。

生活素A的含有量（一百克中，以胡蘿蔔紅色素的量表示）

肝油	四　二〇〇毫克	牛酪	二——二〇毫克
卵黃	四　二〇	菠菜	八・二四

牛乳	〇・二—〇・八	胡蘿蔔	八
乾酪	一・六—三・二	番茄	一・六
牛肝（夏）	四〇	青豌豆	一・四
同上（冬）	七—一二	青菜	・四
鷄蛋	二〇	白菜（綠）	四

生活素A的保健量　生活素A對於人類的必要量，報告的成績，種種不一，把各家的報告歸納起來，大體每天應需要一到五毛克。

據日本理化學研究所的白鼠試驗成績，對於體重二百克的白鼠「胡蘿蔔紅色素」的保健量，是〇・〇〇五毛克。把他換算爲體重六〇仟克的人類，其量相當於一・五毛克。把鼠的成績，照樣充當於人類，當然不能認爲確當，不過在我們脂肪吃得少的東方人，認爲每天如果攝取三・〇毛克的生活素A，大概不會不足了吧？

然則這許多生活素A，我們用那種食物來補給纔好呢？今假定每天要供給生活素A三毛克，可列成下面的一個表：

生活素A的保健量

食品名	含生活素A三毛克的食品量
牛酪	30克
卵黃	26克
牛乳	600克
乾酪	125克
牛肝(夏)	75克
同上(冬)	32克
萵苣	15克
菠菜	18.6克
胡蘿蔔	37克
番茄	186克
青豌豆	214克
捲心菜	75克
肝油	3克

要之，如果每天不缺，適當的吃着富於生活素A的食物，那末大體上，保健量就能補給了。

但是小孩比較成人更需要多攝的生活素類，所以在子女多的家庭裏面，須要特別注意，供給肝油、牛酪，來積極的促進發育。又運動劇烈的人，患熱病的人，生活素A的消費量較多；還有脂肪攝取得愈多，需要的生活素A，便隨着加多，這一點也是要注意的。在嗜好美食的人，生活素A，大概是不會缺乏的。不過胃腸虛弱的人，要從蔬菜類攝取生活素，頗爲困難，所以不能不靠牛酪、肝油一類生活素A含量極多的食物，來補給。厭惡肝油的人、病人，服用生活素A的製劑，最是相宜，因爲這類製劑，含着的生活素A，相當肝油十倍以上。

年老的人，普通運動較少，脂肪的攝取也不多，所以生活素A的量，應當可以比年輕人少得多。但心臟和別的器官都很衰弱的老年人，一旦罹患傳染病，即易致死亡。因此，使抵抗力年過的人，把「胡蘿蔔紅色素」改變為生活素A的能力，已十分薄弱，所以每天可以攝取適量的牛酪、卵黃等。此外，也報告着，生活素A、D，攝取過多，即伴發各種弊害；不過我們祇要吃着普通的食物，是絕對不會受那害毒的。祇是肝油一類東西，如果多量（二〇克以上）連用，像脂肪一章裏所講的，會因生活素A以外的毒物而受害。

最後要注意的，生活素A不足時，是沒有可以確切認識的自覺症狀的。如果全然缺乏，便現出以前所講的各種症狀，纔能知道他。但是在未曾達到這一步以前，繼續着相當長時間的生活素A不足時代，其間，健康受到深刻的侵害，以致到了注意的時候，早已難於恢復了。在幼少年時代，如果因父母不注意，生活素A時常不足的育養着，便成為虛弱的體質，不能充分發育成人。這樣的小孩，祇有託付命運於病弱的體質，在憂鬱悲慘中，葬送他的一生罷了。

肺病非遺傳 在現今，把肺結核認為血統病的人，雖然是沒有了；但一般人，似乎都相信肺病患者的子女，在遺傳上是繼承着易於感染結核的體質的。這一點，如果從營養學上看來，似乎認為肺病患者的子女，因為對於兩親的食物，多遺傳其嗜好，且承繼兩親的生活習慣的緣故，來得正確些。

容易被結核侵犯的人，幾乎都是偏食的人，而多數是不甚喜歡牛酪、蛋一類富於生活素A的食物的。攝取這樣營養缺陷多的食物的母親，胎內寄養着的小兒，其不能強健生長，是當然的。而且還以營養不良的母乳來育養。現在把營養不良的母乳和營養良好的母乳比較起來，其優劣如下表所示：

成分	營養不良的母乳	營養良好的母乳
水分	八八・三〇%	八五・七九%
蛋白質	二・四一	二・六五
脂肪	二・八九	四・四六
乳糖	六・一六	六・七一
灰分	〇・二四	〇・三九
熱量（百克）	六〇卡路里	八〇卡路里

營養不良的母乳，一切的成分都低劣，熱量也少二〇卡路里。因而小兒在哺乳時代，有了營養不良的母親，其結果，在成長上，乃生出顯著的差異。

此外，母乳中的生活素量，和母親食物中的生活素量成比例：所以用營養不良的母乳育養的小兒，生活素A，常有不足的傾向；因此不但體格很低劣，抵抗力也非常薄弱。像這樣根抵淺薄的小兒，再由母親所嗜好的食物來育養着。

被他所同化。所以兩親中有一方，如果有攝取易受結核侵犯的食物的習慣，那末他的子女，自然也有非至感染不止的趨勢。

像這樣，那無辜的小孩，也弄到陷於罹患肺病的命運。但是，雖是肺病患者的子女，如果斷然改掉兩親的嗜好習慣，對於日常的營養，加以注意，那末這可怕的災難，也未嘗不能脫離。

閒言表過不提。像前文所講的，生活素A不足（不是缺乏），並不顯出明瞭的自覺症狀；但是極仔細的注意起來，也未始不可以得到一些端倪。沒有特別可說的疾病而食慾不振，無端的精神不舒暢，這些現象，生活素B、C也都是一樣，是報告生活素不足的最初的警報。

其次是面上的氣色，無端的變爲難看，容易發生疲勞，這時代，相當長久的繼續以後，可怕的生活素A缺乏症，便突然的襲來。所以諸位讀者，可以每天對着鏡子，看看自己的面色怎樣，不要疏忽。假使有生活素A不足的嫌疑，隨即飲用五到一〇克的肝油約五、六天，來考驗。如果因此增進食慾，神氣增長，那末無疑的，可以斷定是生活素A不足。

第二節　生活素B

腳氣病的歷史　生活素的發見，在營養學上和醫學上，興起了劃時代的大改革，尤其是營養學，因此而完成驚人的發展。這可貴的生活素，其發見肇端於腳氣病的研究。這腳氣病，在現今已不再認爲可怕的疾病，但在三十年以前的脚氣病，是僅次於結核病的可怕的疾病，都會裏的人，不問貧富老少，都會對他頭痛。

考察脚氣病的發生史，很容易看出脚氣病和白米，有着密切不離的關係。在日本，食用精白米的風氣，始於奈良朝；從平安到鎌倉時代，白米祇有上等階級食用，脚氣也是祇限於上等人的病。

但在戰亂不息的足利、豐臣及德川的初期，因專食糙米，而脚氣全然絕跡；其後，脚氣的流行，隨米穀的豐歉，而有消長。米穀豐收的明年，因米價低落，而盛行食用白米，脚氣因此大爲流行；遇到饑饉，因多吃糙米，脚氣也就激減。進入明治時代以後，隨實業的振興，人口集中於都會，益以碾米機的進步，脚氣病愈加猖獗起來，而且這脚氣，在勞動者和兵士中間，蔓延得最厲害；勞動能率的低落，國防力的削弱，使政府感到極大的威脅。於是日本的醫學者，一致起來，從事脚氣的原因和對策的研究；但諸說紛紜，不曾得到什麼結果，所明瞭的，祇是白米如改爲麥飯，脚氣便能防止罷了。

雖然，在這時候以前（一八九七年），爪哇刑務處有位叫阿克曼的醫生，曾觀察單用白米養雞，脚即痲痹，而患着和人類的脚氣恰正一樣的疾病，且發見如給與少量的糠，便行復原，如果是糙米，則此病決不發生。因此他提出一種解釋，認爲白米上附着的黴菌，在胃腸內繁殖，發生中毒，因而患脚氣病；但在糠內，含有中和這毒素的物質其時，熱心研究着米的營養價值的鈴木博士，在一九一〇年，從糠裏提出能治愈雞的脚氣的米素，明年，舉行多數動物試驗的結果，證明米素，不但預防脚氣，並且是動物生育保健上必不可缺的營養素，建立了現在生活素學說的基礎。但是對於脚氣的原因，直到最近以前，擁護黴菌說、中毒說等，而反對生活素B缺乏說的人，很多。後來經多數人體試驗的結果，證實脚氣病因生活素B的補給而治愈，脚氣病是生活素B缺乏之症，遂爲世人所承認。

這生活素B，據最近的研究，可以像下表那樣，分成七種；不過在這裏，想專就關係最重要的B_1 B_2兩種，敍述一下。

生活素B_1　酵母裏面，含有多量的生活素B；把他提出而精製起來，査知他是兩種生活素的混合物，一種是預防脚氣的生活素B_1，一種是促進動物成長的生活素B_2。因此，生活素B_1，稱爲「抗脚氣生活素」，B_2稱爲「成長促進生活素」。

生活素B羣
- 生活素B_1（抗脚氣因子）
- 生活素B_2複合體（生活素G）
  - 生活素B_2（成長促進因子）
  - 抗皮膚炎因子
    - 生活素B_6（Y因子）（抗鼠的皮膚炎）
    - F因子（P.P.因子）（抗雞的皮膚炎）
    - 「菸鹼」酸（抗皮膚炎）
- 生活素B_3（鳥成長促進）
- 生活素B_4（鼠成長促進）
- 生活素B_5（鴿成長促進）

生活素B_1的缺乏之症　日常吃的食物裏面，缺少生活素B_1，最初卽食慾變成缺乏，其次發生消化不良，泄瀉、便秘，交互發生。結果，體重逐漸減低，身體成爲虛弱，漸次發生頭痛、貧血、體溫異常、心臟障礙等，而現出所謂脚氣症狀。最後，發生心臟痲痹而送命，是不消說的。

這脚氣，在人類的時候，有兩種：一種稱爲「痲痹脚氣」，在初期，手足感覺痲木，其次感覺手足沉重乏力，漸次身體全體倦怠起來。從此時起，心臟發生障礙，逐漸氣喘而心搏增高，胸中煩悶不安起來。病勢更進行，痲痹加甚，終至陷於步行困難。如果到這一步，當然就不能不覺到生命已很危險了。此時注射純粹的生活素B_1約一毛克，祇經過幾小時，就會感覺輕快，經二星期而全然痊愈。

還有一種脚氣，是「水腫性脚氣」，多見於婦女，特別是姙婦。患這種脚氣時，身體成爲水腫，血色幾乎全然消失，大小便也變成不通起來。其次，發生頭痛、暈眩、呼吸困難等，而陷入重症。這病症，也能由生活素B_1的注射，而隨即輕快痊愈。脚氣病不待醫生診斷，在初期也能察知。最簡單可察的足部脚氣鑑定法，從初夏到夏天，爬樓梯、斜坡的時候，如果覺得十分吃力，那末斷定是患着脚氣，大概不會錯的。

潛在性脚氣　常吃白米的人，生活素B_1大抵不足，所以是處於脚氣發病的前期狀態。處於這狀態之下的人，週期的發生食慾不振。就是食慾暫時減退着，白米的攝取，即自行減少；其間又由於副食物而補給若干生活素B_1，因而驟然增進食慾，飯不必說，點心等，也毫無節制的

濫吃　這好景況經過一星期，生活素B_1又不足，以至食慾消失，像這樣屢次返覆着的時候，陷入胃弱、胃擴張、胃下垂等慢性胃病，最後弄到患起胃潰瘍來。

　還有，到了夏天，陷於食慾不振，感覺倦怠的人，就是所謂「疰夏」的人，也多數可以認爲是生活素B_1不足的人　此外，還認爲生活素B_1缺乏，即引起視力，聽器的障礙，性慾也減退。

　生活素B_1缺乏的誤，因內臟肌肉極度衰弱，胃下垂，發生便祕、泄瀉，對於疾病的抵抗力，也衰退起來　因爲病原菌容易通過衰弱的內臟壁，在別的部分，造作病灶的緣故。

　實際上，罹患肺病、傷寒症時，生活素B_1缺乏的人，是容易陷入重症。

　勞傷與生活素B_1　據日本慈惠醫大忽滑谷博士的研究、除肺炎、齲齒等所引起的「勞傷」外，特發性的勞傷，和白米食有着密切的關係，這特發性的勞傷，認爲多發生於美食肥胖的人，如果在勞傷集中部分注射生活素B_1，祇要一小時，便能消散云。

　又據日本九州醫大的赤谷博士說，生活素B_1的注射，對於難治的坐骨神經痛，也能見效。

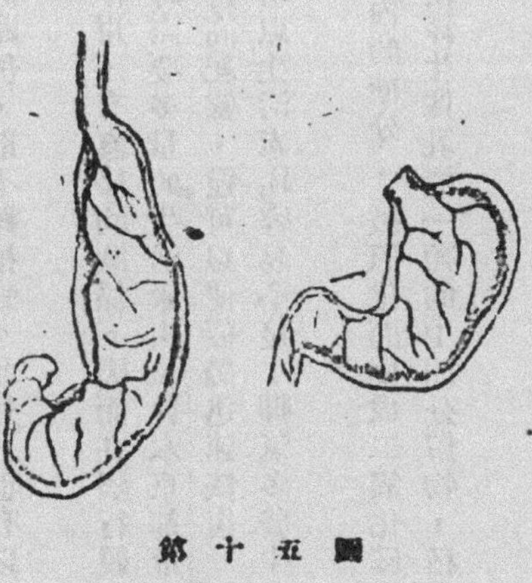

第十五圖

(左)因生活素B_1缺乏而弛緩的胃。

(右)正常的胃。

此外，對於姙婦的惡阻，據說也有效果，對於結核、傷寒症的預後，都有很大的功效。

白髮與生活素B_1缺乏 據最近的研究，黑色的鼠，長期間在生活素B_1不足的狀態下飼養着，毛色即變爲白色。這是生活素B_1的直接原因，還是間接原因，不甚明瞭，這或者是由於生活素B_1缺乏，時常發生便祕，以至中毒而變做白毛，也未可知。不過人類白髮的原因，認爲是很複雜的；祇是生活素B_1的缺乏，和白髮也有相當密切的關係，則不難推知。此外，也有以爲白髮多數是生活素A缺乏所引起的。

運動與生活素B_1 生活素B_1對於澱粉、砂糖的代謝作用，有直接的關係。因而在舉行競技等劇烈的肌肉運動時，引起糖分激烈的消費，所以一時需要多量的生活素B_1。日本京都帝大的深山氏報告說，游泳選手給與生活素B_1製劑，不但能提高紀錄，還可以使疲勞迅速恢復。通常青年人，運動量多，因而澱粉、砂糖的攝取量也多，所以生活素B_1容易不足；腳氣多發生於青年，而女子比較少見，便是那證據。

生活素B_1的生理作用 像碳水化物一章所講的，體內的糖分，被氧化而變成二氧化碳和水，發生能力；如果這氧化作用不能順利進行的時候，便產生像乳酸一類的中間分解物，積集體內，即引起各種有害作用。

雖然，生活素B_1擔任着使這代謝作用完滿進行的一種作用；所以代謝作用愈旺盛，生活素B_1的消費量也愈高。腳氣多發生於兵士、勞動者，而傷寒症、肺炎等的高熱患者，併發腳氣，也便是這緣由。

含生活素B_1的食物　植物能合成生活素B_1，動物沒有這機能。但動物多量攝取生活素B_1時，便在內臟（尤其是肝臟、心臟、腦髓等）裏面貯藏着。又因爲預備幼兒成長的緣故，也移行到卵、乳等裏面。所以肉類內少，而內臟、卵裏面含得多。

在穀類的胚芽、糠裏面，含得很多，不過這些部分已除去的白米、麥粉裏面，全然沒有。又豆類內，也很多。不過要知道在穀類、豆所造成的醬油、醬裏面，絕不含有。還有果物、蔬菜內頗多，尤其是菠菜、萵苣一類的靑菜內最多。但在薯類、根菜類裏面很少。

酵　母，生活素B_1含量最多的，是啤酒酵母。酵母有吸收生活素B_1而貯藏的性質。製造啤酒時，使連皮的大麥發芽，先製造糖液。因而在這糖汁裏面，有多量的生活素B_1，從大麥的糠中溶出。這糖汁內，如加入酵母，酵母便盛行繁殖而醱酵，製造酒精，發生二氧化碳。於是糖汁內所含的生活素B_1，全部被他吸收掉。

所以啤酒酵母內，生活素B_1很多。反是，啤酒裏面，沒有生活素B_1含着。因此，雖同樣是酵母，麪包酵母、酒粕等裏面，含得極少，或則幾乎沒有。用白米製造的酒，其酒粕內所有的酵母，也沒有生活素B_1。還有，新鮮酵母，極易腐敗，所以不是用完備的裝置，使他迅速乾燥的，生活素B_1的量，也就很少，不可不注意。

注射用的純粹生活素B_1從糠內提煉出來，一千仟克（一公噸）的糠，不過提得四克，因而價値非常高貴。在日本理化學研究所，正在研究着過生活素B_1的合成，最近已漸見成功。如果到了工業上可以製造，那末生活素B_1，定能以低廉的代價，供給於世。

生活素B_1的補給　生活素B_1對於我們人類每天的保健量，現在還不曾明瞭；不過按照鼠計算起來，以〇・五毛克爲最低量，但生活素B_1的必要量，隨澱粉、砂糖的攝取量而有差異，更因體重、職業、年齡等而不同。因此假定普通的成人，大體每天作爲吃米飯七合，來計算生活素B_1的必要量。據歷來的試驗，如果吃着糙米，生活素B_1便能充分的補給，如果是胚芽米，無論怎樣，脚氣病是可以預防的了。

雖然，糙米七合（五六〇克）內，糠約有五〇克，其中約含有生活素B_1〇・五毛克。又胚芽米七合內，胚芽約有一〇克，生活素B_1的含量，是〇・三毛克。所以吃白米七合的人，每天便不能不補給生活素B_1〇・三到〇・五毛克。

生活素B_1的含有量（新鮮物一百克中）（r等於〇・〇〇一毛克）

牛肉	九〇r	牛乳	四〇r
羊肉	一一〇	雞黃（煮）	七五〇
豬肉（燒）・	五八〇	雞白（煮）	痕跡
鰻	七〇	豆（乾）	二三〇
鰈	一一〇	紅蘿蔔	二三〇

胡瓜	五五
捲心菜	一一〇—一四五
花甘藍(生)	二〇〇
同上(煮)	五五
蠶頭豌豆	二二〇
馬鈴薯(生)	七〇
同上(乾)	五五
蘿蔔	一一〇
蘋果	七〇
香蕉	九〇
無花果(乾)	一八〇
葡萄(生)	七〇
同上(乾)	一三五
梨	五五

李	七〇
蜜柑	七〇
番茄	七〇
栗	一六〇
胡桃	二七〇
咖啡	二五〇
可可	〇
小麥	四一五—六一〇
小麥胚	一〇六〇—三三七五
飯	二三五
燕麥片	五八五
酪	一〇一〇—一三七〇
酵母(乾)	一一〇〇—四一五〇

生活素B_1最安全而容易實行的補給方法，是吃胚芽米。這胚芽米內，也含有生活素E（生殖生活素），所以對於這方面的補給，也有功效。而且比糙米容易消化得多，滋味也和白米沒有多大差異。

不過貯藏得不好的米，因初夏的濕熱，而生活素B_1，大部分歸於破壞，所以必須注意。患脚氣病的人，所以多在夏天發生，他的原因，大概就在這裏。

現在假定每天要補給〇・三毛克的生活素B_1，那末如果是卵黃，一天大約吃兩個半就够了，如果是豌豆，近乎要吃一五〇克，如果捲心菜，非三〇〇克不可，蠑也要三〇〇克左右。又如但是每早如吃一小碗燕麥片，那末定能補給到定量以上；不過砂糖，無論如何不可多加。又如果吃蕎麥麵二碗，生活素B_1也就可以補給了。所以與其吃切麵，還是吃蕎麥麵値得 補給最少量的生活素B_1，是如此的麻煩，所以兩三天副食物內生活素B_1缺少，祇消體內沒有貯藏着，就會受生活素B_1不足的侵襲。

又胃腸衰弱的人、老年人，從蔬菜類內補給定量的生活素B_1，很是困難，吃着胚芽米，也不能完全消化，所以生活素B_1不足起來。因此，有錢的人，服用可緣的酵母製劑約五克，養成習慣，是最安全的保健法。

在我國，對於病人，有給與易於消化的白米粥、肉鬆、醬菜等的習慣，但是照這樣的食餌，在健康的人、經二、三星期，也要陷於生活素B_1缺乏狀態，食慾愈加減退。縱使再加上

二、三合的牛乳，生活素B_1還是不充分。如果給與糙米的糜粥，或胚芽米的粥，食慾即能非常增進，復原也可以快些。

在傷寒症患者，厭惡牛乳、蛋等，而用白米粥、醬菜等來營養的，結果往往不良。還有家庭裏面有小兒、青年的，一定要採用胚芽米，使他們的發育，得以完滿進行。如果是麥飯、有三成麥和入，便能預防脚氣。

第四節　生活素B_2複合體

生活素B_2，據最近的研究，可以分做成長促進因子和防止皮膚炎的生活素二種。抗皮膚炎生活素，還可以分為防止人類皮膚炎的「菸鹼一酸、防止鼠皮膚炎的生活素B_6和預防雛皮膚炎的F因子三種。這生活素B_6、F因子，對於人類具有何種作用，還不曾明瞭。要之，幾年前稱為生活素B_2（在美國，稱為生活素G）的生活素，已查明至少是四種以上生活素的混合物，而故稱為「生活素B_2複合體」了。

一、成長促進因子

從牛乳裏面除去白的蛋白質，即留下淡青黃色的液體。這青黃色的色素，便是成長促進生活素。這種生活素，具有促進成長的作用，所以在幼少年時代，如果這種生活素的供給不足，即不能完成充分的發育。

用全然不含成長促進生活素的食物，飼養幼鼠，二、三星期後，成長即停止，起始頭上、眼緣的毛脫落，繼而全身發生脫毛，其間，前肢、面部充血，變成血汚，終至眼瞼腫脹閉塞。最後，發生泄瀉，衰弱而死。又患背盲（有眼而不能見物的眼病）的很多。

但人類如果成長促進生活素缺乏，會現出何種症狀，現在還不曾明瞭；不過幼少年時代，如果這種生活素缺乏，便不能充分成長，這一點大家都已承認。

成長促進因子與壽命　這種生活素，在成長以後，似乎也是必要的。美國著名的營養學者舍曼，多年研究着食餌和壽命的關係，根據鼠的試驗，斷定我們如果平常充分攝取生長促進生活素，可使壽命相當的延長。

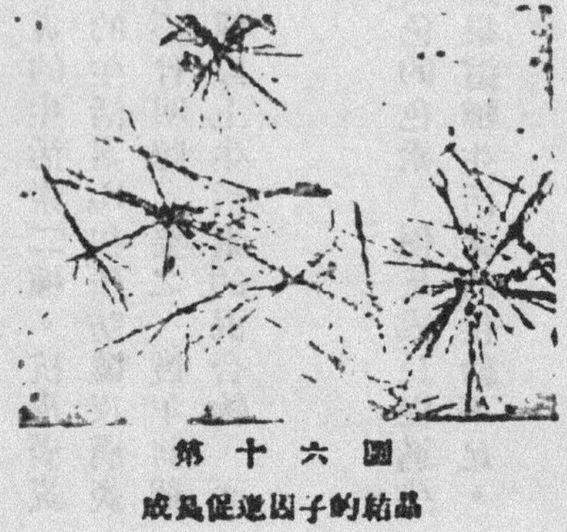

第十六圖
成長促進因子的結晶

含成長促進因子的食物　這種生活素，如前所述，在牛乳、蛋裏面，含得很多，牛肝和酵母內，也有多量含着。此外，菠菜、豌豆、蜜蜂等內，也很多，通常蔬菜、果物內，多少也含有。不過在我們平常吃得很多的白米（糙米、胚芽米內，也幾乎沒有）、魚肉內，幾乎沒有；所以東方人體格比西洋人矮小，認爲在成長促進生活素時常缺乏的狀態下養育起來，也是一個原因吧？

進生活素，多量的含在牛乳、蛋一類幼動物的食物內，暗示着這些生活素，對於動物的成長，是非常重要的要素。

歐美人，每年平均每個人要吃牛乳三、四石，蛋一五〇個以上；看了這個數目，誰也會發到西洋人的發育充分而成為強大的體格，是當然的。尤其是牛乳，多量含着構造肉體最適宜的蛋白質，還有構成骨骼所必要的鈣分，也含得很多。

食品一百克中成長促進生活素含有量（r等於〇・〇〇一毫克）

牛肝	九〇〇—一、八〇〇r	馬鈴薯	七r
卵白	四五〇	香蕉	八
卵黃	五五〇	銀杏	五七
牛乳	六九	香蕈	九九〇
山羊乳	八一	豆醬	一二—二八
人乳	二五	甜酒	二三
小麥胚	三三	麥芽糖	二一〇

鈦	三三	白葡萄酒	一二
番茄	七一	啤酒	一四
胡蘿蔔	二〇	黑啤酒	二五
菠菜	五七	酵母(乾)	一、八〇〇—二、一〇〇

幾年以前，洛杉磯的鈴木醫生，就在美生長的日僑一、二〇〇人，舉行體格檢查時，在小學生到十六、七歲的兒童，一些也看不出和美國兒童有什麼差別，比較日本內地的兒童，身長超出七%，腿長超出九至一二%。這種情形，鈴木氏斷定是在美生長的人，生活起居美國化，飲食也美國化的緣故。

但是照現在的生活程度，要使牛乳、蛋等，普及於一般人民，當然是很困難的。結果，除了從廉價的蔬菜、果物，攝取成長促進生活素外，沒有別的辦法：不過在斷乳後的幼兒，要從消化不良的蔬菜來攝取，很是困難。幸而大豆、豆醬裏面，也多少含着，所以祇有從這類食品中補給。如豬肝、牛肝，也能以廉價取得　在西洋，向來把肉汁當做病人復原上必要的補品。據近年分析的結果，肉汁裏面，幾乎不含什麼營養素，其功用祇是鼓勵病人的食慾，不大加以重視；不過優良的肉汁裏面，仍有多量的成長促進生活素含着，對於熱病患者等，可以得到良要的生活素。這種生活素，在現今可以用化學方法合成；不過關於他的生理作用，不明瞭的地方還很多，由於今後的研究，其重要性當可逐漸闡明。

二　抗皮膚炎的生活素

生活素B_2羣內的生活素B_6如果缺乏，先則鼠的四肢、鼻端，發生皮膚炎而衰弱，終則口內黏膜糜爛，舌也腐爛而歸死亡。又F因子缺乏，雛雞即發生皮膚炎而衰弱；如犬，舌腐爛、變黑，發生泄瀉而衰弱　這類生活素，對於人類有何種關係，還不曾明瞭；不過最近已查明「菸鹼」酸，對於人類的一種皮膚炎，很有關係。

含抗皮膚炎因子的食物　這種生活素，在酵母、肝臟內，含量最多，此外，牛乳、卵黃、魚肉、胚芽米等內，認爲也含得很多。

三　生活素B_2複合體缺乏所引起的疾病

人類假使生活素B_2複合體缺乏，除皮膚炎外，會引起何種疾病，還不曾研究明白；不過總可以認爲是營養上不可缺的生活素。

歷來應用生活素B_2複合體含量很多的肝臟抽出物，而收效卓著的疾病，也不乏其例。現在把其中主要的，略述於下：

皮膚炎　是一種可怕的皮膚病，多發生於以玉蜀黍爲主食的羅馬尼亞、美國南部地方等。

他的症狀，主要是顏面、手背的皮膚，發生疹子，皮爲粗硬而起龜裂。其次，炎症波及口、舌到直腸全部的消化管，而發生消化障礙，到末期，精神錯亂而死。這種皮膚炎，在東方不曾見過；但是和他相近的一種疾病，即「潛在性皮膚炎」，則屢見不鮮。他的病狀，是發生失眠、

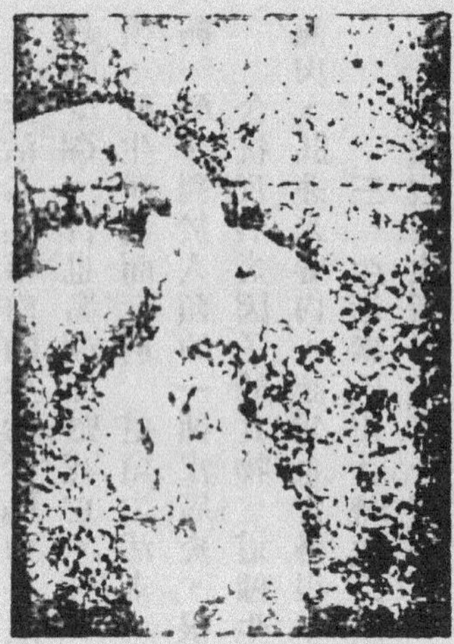

第十七圖

鼠的生活素B_6缺乏症

（鼻及四肢發生皮膚炎）

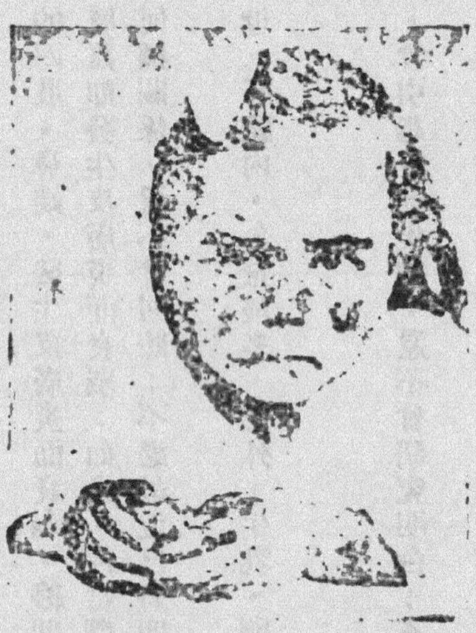

第十八圖

皮膚炎的狀態

與癖狀態、體重減少、毛髮脫落、爪甲缺損等；這種病症，與其說是爲了食物中缺乏生活素B_2複合體的緣故，毋寧說是胃腸病的結果，吸收成爲不充分而起。

胃腸疾病 [illegible]

爲其代表。患這種疾病，即繼續發生慢性的泄瀉，以至脂肪不能吸收。其糞便，因強度醱酵而含有氣泡。其次，發生口腔炎、舌炎，陷入類似皮膚炎的病症。此外，慢性的生活素B_2缺乏症，胃液內胃酸變爲缺乏，發生消化不良，並發生腸出血、腸潰瘍等。要之，生活素B_2複合體缺乏，即引起食慾不振、失眠症、胃腸障礙等。

肺結核　石井氏，經二年以上的臨床實驗，曾證實給與豐富的生活素B_2複合體，對於肺結核的治療，可以獲得空前的良好效果。他使九個重篤的肺病患者，服用牛肝中抽出的生活素B_2複合體，祇經過半年，全體都挽救過來；而且在兩年後，都精神充足，從事齊職業。結核患者所特有的食慾不振，胃腸障礙、失眠症等的症狀，幾乎和生活素B_2複合體的缺乏症，全然相同，所以這類病狀，由於生活素B_2複合體的供給而治愈，認爲是當然的。不過此時所應注意的，這生活素B_2複合體，不但含量要濃厚，更須存在於極易吸收的狀態。像酵母，生活素B_2複合體相當的含有，因消化困難，對於病人，幾乎毫無效果

天然物裏面所有的生活素B_2複合體，因爲多數和蛋白質結合，非充分消化，不能吸收。祇有牛乳中的生活素B_2，不和蛋白質結合，所以小兒也容易吸收。

四　砂糖的害處與生活素B_2複合體

在第三章裏面，敍述砂糖過食的弊害，曾紹介片瀨教授的說素，認爲防止這種弊害，以鈣分爲必要；但由於理化學研究所的研究，知道片瀨教授的說素，並不是絕對的，那爲害的最

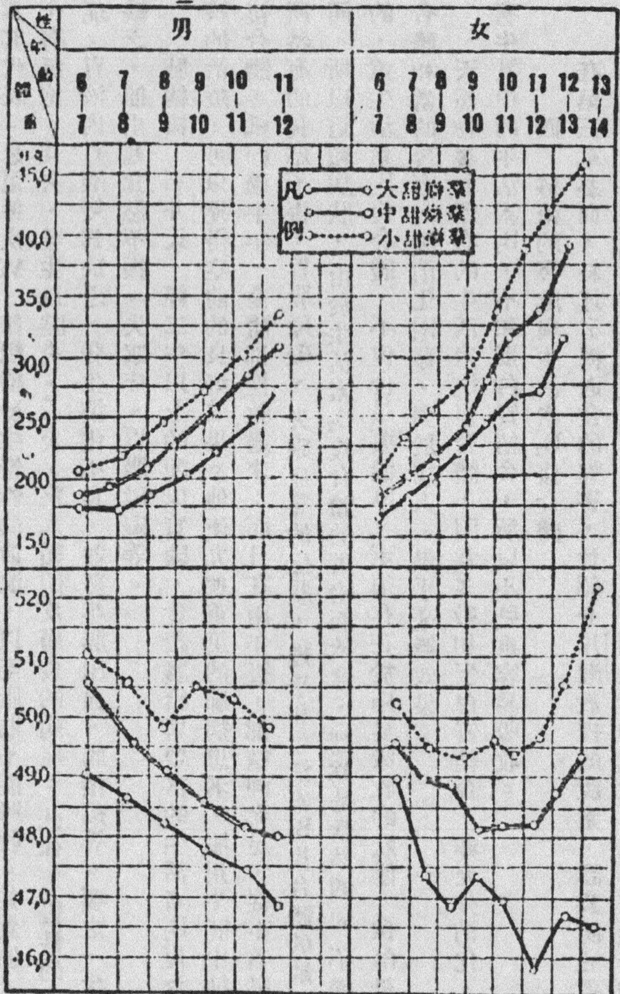

第十九圖

(上)兒童甜餅聚別與年齡別體重圖

(下)兒童甜餅聚別與年齡平均比胸圍圖

度，也看食物的配合如何而有差異。

食物內缺乏生活素B_2羣時，砂糖的害處，顯現得最厲害。誠如片瀨教授所說的，要中和砂糖過食所引起的血液的酸性，而使用鈣劑，雖有一面的理由；但在理化學研究所的實驗，如果缺乏生活素B_2羣，單是鈣分，決不能見效。

用鈣分中和血液的酸性，是治標問題；如果生活素B_2羣充分供給，那末砂糖雖吃得很多，也能把他完全氧化掉，所以血液不會變成酸性。

現今用含有白砂糖六五%的食餌，飼養白鼠，經二、三星期，即發生抗皮膚炎生活素缺乏。其次發生皮膚炎，而變成非常衰弱。此時給與生活素B_2羣，元氣便迅速恢復，得以完成正常的發育。總之，可以認爲砂糖吃得過量，生活素B_2羣的需要量，即照砂糖的分量而增多，所以食物中如果缺少生活素B_2羣，便立即受害。

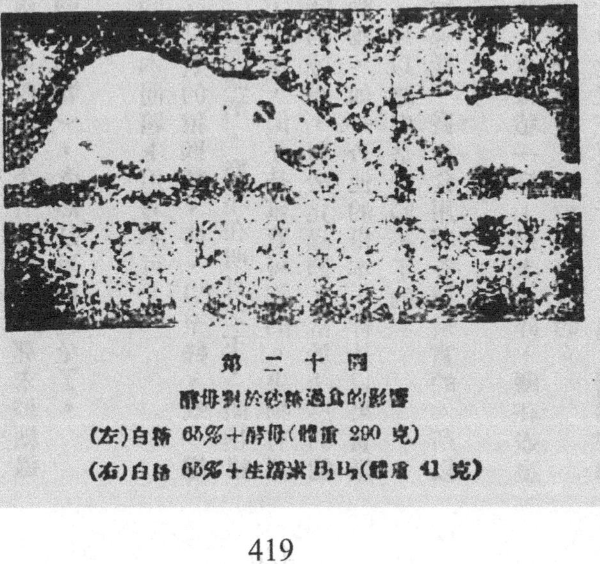

第二十圖

酵母對於砂糖過食的影響

(左)白糖 65%+酵母(體重 290 克)

(右)白糖 65%+生活素 B_1B_2(體重 41 克)

但是把他作爲實際問題，來推考人類的情形，那末大概是由於生活素B_2和鈣分同時供給不足，而受砂糖的害毒的。因而我們如果日常攝取着這兩種東西多量含有的食物，那末砂糖過食所引起的血液酸性化的害處（最後是及到齒牙、骨骼的惡影響），當然是可以避免了。

五　酒的害處與生活素B_2複合體

酒的嗜好出於天性　要解決這問題，非得從生物學的根本問題上追考不可。

大凡喜歡吃果實的生物，似乎都嗜好酒的，從喜歡吃果實的猿猴類、熊，以至蜂、蚊、蠅等的昆蟲類，對於酒都非常嗜好。猿把果實啣碎，藏入樹洞釀酒，聚集在明月之下，開懷暢飲，熱鬧非凡。這種猿酒，本書的著者也曾見過，所以這種事，似乎是確實可靠的。果物有甜味，是熟極而正要發生酒精醱酵的時候；果物開始醱酵時的芳香，對於昆蟲們，富於誘惑的能力。我們人類，在現今固然吃着山珍海味，儼然是雜食動物，如一查他的根本，卻是以果實做主食的動物，祇消看齒的構造，和猿是同屬一類的形式，所以終究是掩飾不了的。

因此，可以推定幾百萬年以前，我們的祖先，是像猿那樣，盛行食用着各種果實的。所以我們好酒的習性，可以認爲祇是遠祖傳來的一種本能罷了。

後來從果樹種植，進化爲農業，那時我們較近的祖先，也像猿一樣，把米弄碎，藏在壺裏造酒，這是米酒的起原。當然，在米酒之外，果酒大概也盛行製造，而被嗜好着的。

在這造酒的原始時代，飲酒的風氣，無論男女貴賤，會比現在更盛行，更普遍；因爲在那時代，既沒信教的人，也沒有醫生。但當時生理學的智識固然十分幼稚，說不定是見不到酒的害處，也未可知。因爲混雜着酵母的濁酒、果酒裏面，含有生活素B，對於酒精的害處，能够緩和的緣故。

關於這一點，後面還要詳細敍述；而人類的歡喜飲酒，從下面的事實，可以看出來。在不懂酒怎樣造法的未開化人，給酒他喝，非常高興，他們除了生命以外，不惜用最寶貴的東西，來和酒交換；據說，用一火油箱的燒酒，從北康百地方的奧洛次科人手裏，換取一隻價值千金的銀狐，並非難事云。

現代文明人，在理智上明知酒的弊害，也一面深切感到是壞處，一面還是喝着酒。現代的男子們，如果連酒也不喝，便無所排遣。如果尋求麵包，投身於職業界，在合理化的鐵絲網重圍密佈之下，簡直分寸都轉動不得。工作完畢，又得不到一些餘暇，不得不投入合理化的家庭牢獄裏。但是在喝酒的時候，他們纔得解放。如果是燒酒，更其爽快，乾了一杯，便能達到陶醉的境地。

酒醉的分析

酒醉的程度	表面態度自若	精神愉快意氣洋洋	捷意嘔吐	頭暈腦脹步履歪斜	天旋地轉立脚不定	爛醉如泥	昏睡（性命危險）
血液中的酒精濃度	〇·一五以下%	〇·二	〇·三	〇·四	〇·五	〇·六	〇·六以上
飲酒（清酒）的分量（體重七〇仟克空腹時飲下）	一·二六斤	一·六六	二·五〇	三·三一	四·二〇	五·〇〇	——
酒精消失的時間	一〇小時	一四	二二	二八	三五	四二	——

酒的害處是否可以防止　如以前所述，多量的飲酒有害處，乃是無可否認的事實。我們面前遇到這兩個問題，究竟要怎樣纔好呢？祇要地球上酒不滅掉，大概儘量使酒的有害作用緩和，是我們唯一的適當辦法了。

仔細觀察世人的喝酒，酒量的大小，暫置不論，有的對於少量的酒，便害及健康，有的酒喝得極多，極其健康，這現象，不能單將體質論，遺傳說來處理，就算了事。還有，雖然大多數的生物，在一〇%以下的酒精內死亡，但酵母在二〇%的酒精內，不但照常生活，且行繁殖。

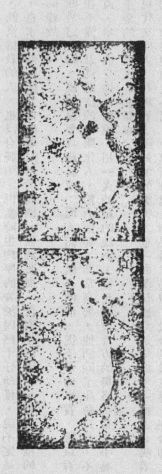

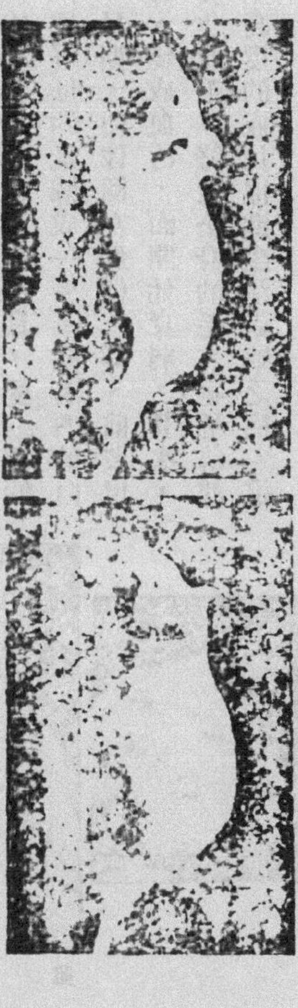

第二十一圖

酒精的實驗(其一)

(左方・酵母3%;右方・酵母4%)

(右上)對照(不給酒,體重165克)

(右下)理研酒,體重158克。

(左上)對照

(左下)理研酒

不過酵母原是分解糖分而生產酒精的，所以抵抗酒精的力量強大，也是當然的；雖然，在酵母裏面，還含有某種防止酒精有害作用的物質，是無疑的。還有，酵母因爲把砂糖做主食，能耐頗濃厚的砂糖液，而不受砂糖的害處。就是酵母無論在好的環境內或壞的環境內，都很強健的。

在酵母內，有防止砂糖害處的物質即生活素B_2羣，業已查明。從這一點推想起來，酵母裏面防止酒精害處的物質，也未嘗不可以存在。試用「理研酒」(日本理化研究所特製)每天給白鼠多量(在食餌內，不必說，飲料水也是酒，所以不管他喜飲不喜飲，不得不多量的攝取。這分量，換算爲人類的體重，相當五・八斤。)飲用，一方在食餌內，加入四%的酵母而飼養時，酒的有害作用，竟全然不見，而且像上圖那樣，發育還比不給酒的，遠爲良好而迅速。雖然，把酵母減半，作成二%，發育就變不良，受到酒的有害作用。再把酵母的量減成一%，飲着酒的白鼠，祇經過一星期，便像圖左那樣，耳、前肢出血，顏面充血、變成血污，而開始衰弱。其次，頭部、眼緣發生脫毛，終至全身的毛，也稀薄起來。就是發生高度的成長促進生活素缺乏症。這

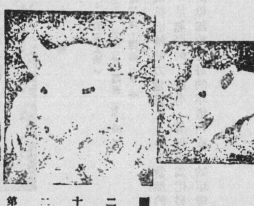

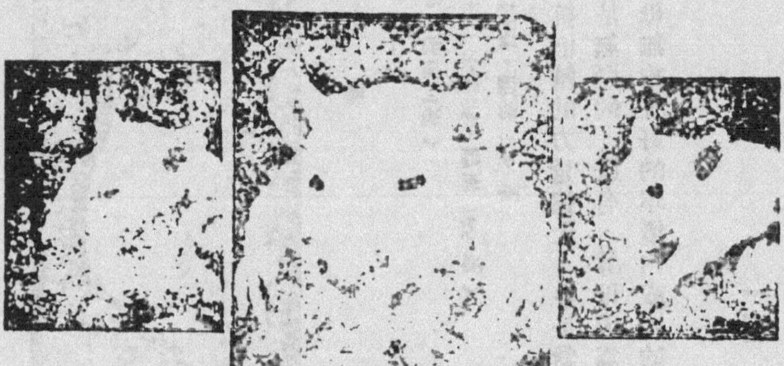

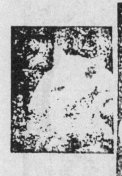

第二十二圖

酒精的營養試驗(其二)

(酵母 1%)

(左)生活素B_2羣缺乏症　(中)生活素B_6缺乏症(鼻端發生皮膚炎)　(右)因供給生活素B_2羣而恢復。

狀態經過一星期，像腦中央那樣，鼻端、前肢發生皮膚炎，紅腫起來。如果到了這步，便發生激烈的泄瀉，而陷於極度的衰弱，生命也就危險了。

在不給酒的對照動物，當然這種症狀，不會發生。受到酒的害處而將要死亡的鼠，如果給與微量的生活素B_2羣（從酵母中抽出），元氣即迅速恢復，體重激增，祇一星期內外，病狀即歸痊愈。如果再繼續供給着，雖飲着酒，也能正常發育。此外，把鼠解剖，而檢查內臟，供給酵母四%的，內臟方面看不出有什麼變異。但用二%酵母飼養而受到酒害的鼠，都發生着腸炎、肝臟、心臟、脾臟等衰退。要之，每天雖飲用多量的酒，如果供給酵母四%，便毫不受害，寧可發揮酒精的營養效果，而發育非常良好。但用二%酵母，就已現出害處，在一%，則受到劇烈的害毒。結果，由於以上的試驗，得以明瞭生活素B_2羣，雖分量很少，對於酒精的代謝，有着重大的關係。生活素B_2羣裏面的成長促進生活素，如前所述，在體細胞內，助長氧化作用的力量很強；從這一點來思考，大概是具有使體內進入的酒精，迅速氧化，分解爲無害的二氧化碳而消失的一種作用。犬注射成長促進生活素後，使他飲酒，發見酒醉覺醒得非常之快。

在人類也見效　關於這試驗在人類究竟是否能夠適用，發生了疑問。又縱使酵母的確有效，如果要服用相當於食物三%的分量，那末對於酒三．六斤也就非使用二〇克的酵母不可。一〇克的粉末酵母，在手掌中有一握。一次吞服這許多分量，也很不容易。因此，本書著者最近從肝臟抽出極濃厚的生活素B_2複合體，就人類來試驗，看是怎樣。

著者先就自己試驗三次，得到非常良好的結果。利用宴會，三次都希望醉倒，飲用多量的酒，在宴會半中間，把這生活素B_2羣一・五克吃下去　到來朝，酒氣全消，口裏也不燥，和平日毫無異樣。於是再就喜歡喝酒的五位朋友來試驗，都說是情形異常良好。

其中酒量小的朋友，喝了一瓶啤酒就醉倒的，據說在飲酒一小時前，服用着生活素B_2時，喝上一瓶半，也不十分醉，到來朝看不出有什麼宿醉的現象。因此就二百個相近的人來試驗，確定九〇%，都有效果。

酒的害處能藉食物緩和　相傳宿醉時，果物、綠茶、或醬油湯、牛乳等，是極有效果的醒酒物。從這些食物內含有生活素B_2羣很多的一點看來，覺得對於以上的實驗，又得到一種證明。

因此，平常祇吃幾乎不含生活素B_2羣的食物（例如白米、魚等一類東西）的人，可以認爲容易感受酒的害處。所以各人對於酒害的不同，食物的差異，也未嘗沒有關係吧？

夕陽西下，工廠附近，常見一般工人、苦力們，聚集在飯館、酒店內，喝着烈性的酒類，藉此把一天的疲勞，稍稍舒解一下。他們的下酒物，由豬的肝、腸等臟物所組成，是大家都知道的，這類食物內，含有多量的生活素B_2羣，他們無意中由此解除了強烈的燒酒的害處，來朝又照舊很有精神的從事着劇烈的勞作。此外，生活素B_2羣，在釀造酒（即米酒、啤酒、葡萄酒等）裏面，也多少含着。

雖然，近來因為大家有一種風尚，喜歡顏色淡的米酒，甚至用骨炭來做着脫色的工作。使米酒是黃色的色素，一部分是成長促進生活素。因而在所謂品質優良的酒，幾乎全不含成長促進生活素。清酒也像白米一樣，從濁酒中除去富於生活素B_1類的酒粕，再除去成長促進生活素，遂至成為營養不良的東西。

第五節　生活素C

壞血病　生活素C，也像生活素B因脚氣的研究而被發見一樣，是因壞血病的治療效果而被發見的生活素。壞血病這種病，在東方很少見，但在歐洲，卻是非常可怕的疾病。他的病狀，全身發生皮下出血，像胸中那樣，生出紫色的斑點。於是像風濕一般，關節疼痛。病勢更進行，齒齦腫脹，變成紫色而出血；其次，齒鬆動、脫落，骨骼變為脆弱。最後，心臟衰弱，陷於呼吸困難，引起腸出血，而歸於死亡。

壞血病，由於十三世紀的十字軍，而留下明確的記錄。從前航海的人，對於這病的恐怖，非常厲害，因此當時的探險事業，難以儘量發展。

進入十八世紀以後，克雷馬、李德等，由於歷史上的研究，發見新鮮的蔬菜、檸檬，對於救治這可怕的疾病，具有顯著的效能，於是庫克採納這學說，貯藏多量的蔬菜、檸檬，從事長途探險，以至在太平洋內，尋到澳洲。他們取得羊毛的寶庫，還是受檸檬的恩惠啊！

英國的海軍，像日本海軍受腳氣的麻煩一樣，對於壞血病，也受累不淺。但自一八四〇年後，就規定每天供給檸檬，於是壞血病在英國水兵中間，成爲極稀少的疾病。

像這樣，蔬菜、果物，對於壞血病的治療，具有效果，已逐漸明瞭。但是直到近世，在戰爭時候，還可怕的疾病，一是時常發生。普法戰爭，巴黎圍城中的兵士，受壞血病的蹂躪，比德兵還困苦。在歐戰時候，無論在法蘭西軍或俄羅斯軍，都發生這疾病，還有派遣到美索不達迷亞的印度兵，因壞血病而損失一萬人相近。可是因爲受了這樣的困苦，壞血病的預防法及治療法，在科學上加以研究，於是壞血病的原因，爲生活素C缺乏所引起，因以確定。

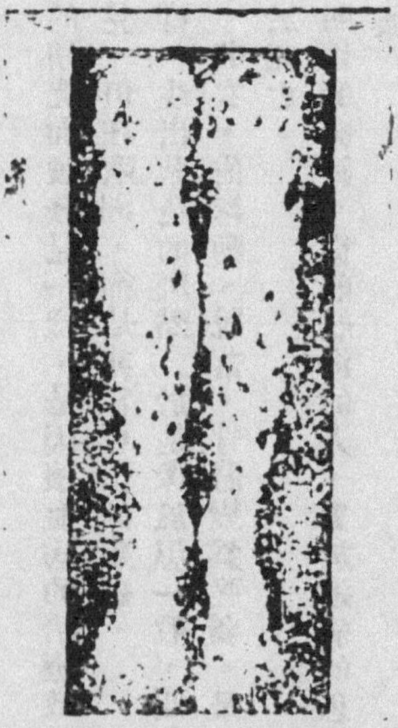

第二十三圖

壞血病（生活素C缺乏症）

潛伏性壞血病　生活素C的缺乏，在惡化到成爲壞血病以前，已發生各種障礙。在這個可以稱爲壞血病的準備狀態的時期，健康早已受到了很大的侵害。

在他的初期，並沒有何種原由，而元氣漸漸消失，食慾不振，結果體重逐漸減少起來。

這病狀，在用高熱殺菌牛乳哺育着的乳兒，常可發見，也發生於厭惡蔬菜、果物的兒童。當然，這狀態如長久持續着，即引起小兒壞血病。這種小兒，面色蒼白，興致全無，陷於睡眠不足，有時伴着發熱。此時給與富於生活素C的檸檬汁、蘿蔔汁，二、三天就能復原。

在成人，生活素C缺乏，最初全身感覺疲倦，接着發生食慾不振、呼吸困難等。又對於傳染病的抵抗力減退，也有伴發貧血的。

病勢進行，即發生齒齦炎、口內炎等，以至齒齦、口內黏膜腫脹，呼氣發惡臭。生活素C繼續缺乏，即發生齒齦出血，於是進入壞血病時代。在東方，正式的壞血病很少，不過這種潛伏性的生活素C缺乏之症，在都會裏面，也時常可以見到。尤其在嗜好美食的人，是常有的症狀；春暖時候，感覺疲倦，齒牙浮起，齒齦腫脹，這一種人，可以認為是壞血病的後補者。追考他的原由，無非是因為冬天得不到新鮮的蔬菜、果物，而引起的生活素C缺乏，隨春天的到來而爆發。還有，生活素C缺乏，皮膚損傷時，不但出血較多，傷口的癒合也很慢，且容易化膿。此外，也有認為生活素C缺乏，對於胃腸傳染病的抵抗力減弱，且發生不姙、流產的。

齲齒與生活素C　生活素C在齒的發育和保護上，具有非常重要的作用。生活素C缺乏，造齒細胞即起退行變性，而漸歸消失，引起琺瑯質(釉質)形成的減退，齒不完全而變成容易缺損，象牙質(骨質)發生氣孔性變化，而變為脆弱。這樣的齒，是極容易患齲齒的。

據神林博士的調查，東京市的兒童，雖然刷牙齒的很多，而齲齒多至六〇%，不大刷牙齒

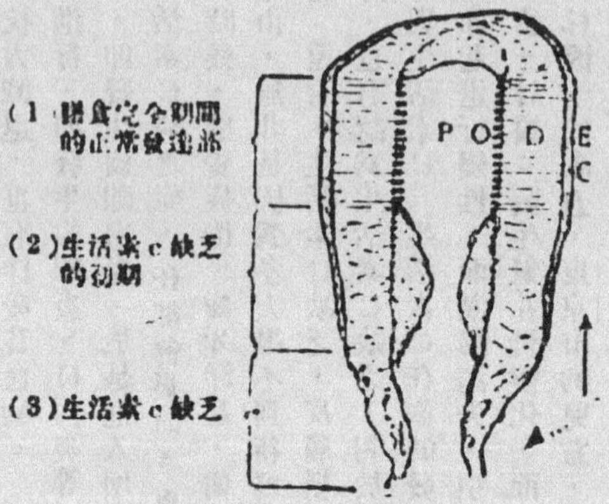

第二十四圖

生活素c缺乏所引起的齒的變化

齒的斷面圖

P. 齒髓　　O. 造齒細胞

D. 象牙質　　E. 琺瑯質

(1)正常發達期　造齒細胞正常，象牙質發達成管狀

(2)壞血病初期　造齒細胞的一部消失，象牙質的形成不規則，一部分突出在齒髓內。

(3)壞血病期　造齒細胞消失，象牙質、琺瑯質的新生，全然停止。

的鄉村兒童，倒不過二七%。要之，齲齒的發生，是發育過程中慢性生活素C缺乏的部分症。結果的過食、不刷牙齒，都是第二次的原因了。

鄉村的兒童，因為受着富於生活素C的新鮮蔬菜的恩惠，齒發育得十分健全，因而不容易患齲齒。在成人，如生活素C缺乏，也容易發生齒槽膿症，或則因齒齦衰退，變為柔弱，而齒脫落。

止血作用與生活素C　生活素C缺乏，皮膚、黏膜、體腔內卽發生出血，以至認爲傷寒患者的腸出血，也是因爲生活素C缺乏而引起的。實際上，腸出血也由於生活素C注射而治愈。還有咯血時，也一樣，患肺結核的人，據說是容易陷於生活素C缺乏，其結果，微血管變爲脆弱，越能够誘發咯血。

要之，患熱病的人，生活素類的消費是很高的，所以容易陷於生活素C缺乏。在這種病人，用食物來作多量的補給，很是困難，所以有注射人造生活素C的必要。此外，也有報告說，生活素C，對於胃潰瘍、腎出血、子宮出血、腦溢血等，亦屬有效云。

總之，我們可以明白，生活素C豐富的供給，是使血管壁緊密堅牢，並因促進血液的凝固作用，而增高止血作用的效果的。

皮膚的黑色與生活素C　生活素C和皮膚的黑色素有着密切的關係，現已逐漸明瞭。生活素C，有抑制黑色素形成的作用。例如愛迪生氏病（因副腎有病，全身呈青銅色）、胃腸障礙等所引起的皮膚的黑色，可以由生活素C的注射，使他褪色。也有些人，認爲對於皮膚上的汚斑、雀斑、焦黑，也能見效。

在西洋，歷來傳說如果多吃果物，皮膚就能變成白晰而美麗。還有，認爲皮膚如用檸檬汁塗佈，便能變白；這大概是由於生活素C的還原作用，使皮膚漂白的緣故。海水浴的焦黑，會通經三個月，使能復原；不過經半年還不轉白的人，不妨施行生活素C的注射療法來試試。總之，並無內臟疾病而皮膚異常黝黑，大體可以斷定是生活素C缺乏。

此外，生活素C，還能強化肝臟而增高解毒作用。因而有些人，認爲生活素C，對於病原菌、藥物等的中毒，具有消解的作用。還有些醫生，主張生活素C，對於肺炎、百日咳、白喉、支氣管炎、喘息等，都有效果；不過是直接的還是間接的，不甚明瞭。

生活素C的生理作用　生活素C在體內有怎樣的生理作用，現在還不甚明白；不過在呼吸作用上有着關係，似乎是很明顯的。

在構成身體的一切細胞內，不絕進行着燃燒作用，發生着工作時必要的能力。可是這燃燒作用卽氧化作用，乃生活素C和紅血球協力而經營着的。原來紅血球在肺臟內捕集空氣中的氧素，巡行身體各部，把氧素供給各細胞，生活素C則應細胞的需要，調節着氧素的分配量。具體的講來，就是生活素C，在氧素的供給過剩時，加以吸收，不足時，把他放出而補給，具有這樣的一種作用。因而生活素C如果不足，細胞就會不能行使正當的燃燒作用。此外，生活素C也認爲能夠提高各種刺戟素的分泌作用。各種刺戟素的分泌作用如不能照常進行，身體當然是要發生異狀了。

生活素C不能在人體內造成，所以祇有從食物來補給，而且生活素C和別的生活素不同，過剩分在體內不能貯藏，所以非每天繼續供給不可。尤其是像運動員等肉體勞動劇烈的人，以及患熱病的人，燃燒作用特別激烈，因而生活素C的消費量，自然也更多，所以對於生活素C的補給，有特別注意的必要。

含生活素C的食物　富於生活素C的食物，在以上的記載中，大體可以見到，就是像下表所示，在蔬菜、果物等最多。

就中如菠菜、蘿蔔汁、檸檬汁等內，所含尤富。又在綠茶、辣椒、山葵裏面也很多。生活素C接觸空氣或加熱，即易破壞，所以烹調時，要特別注意。在新鮮牛乳內，相當含有，但市上買來的，因施行高溫殺菌，含量很少。

又蔬菜經過醃漬，生活素C即減少。新鮮的捲心菜，會有三四到五〇毛克，糖漬後，即減至四毛克。尤其是像鹹菜、蘿蔔乾那樣醃藏得長久的，幾乎全歸破壞，所以應該要吃生漬的纔好。

食品中生活素c的含有量

（100 克中毛克數）

蘿蔔汁	50-25	菠菜	100-50
檸檬汁	32	馬鈴薯	5
蜜柑汁	12	甘藷	5
綠茶	240—60	胡蘿蔔	1 6
下等茶	60-[illegible]	茄子	1.2
辣椒	362-186	胡瓜	5
山葵	160	玉葱	2
雞肝	26.2	青萵苣	26
牛乳	0.2	番茄	20
蘿蔔	20	柿子	10
蘿蔔乾	0	葡萄	3
捲心菜	50-34	香蕉	5-32
同上（糖漬）	4	梨	1 8
白菜（鹽漬）	10	甜瓜	13

生活素C的必要量　關於成人的生活素C必要量，有種種說法，還沒有決定；不過每天有二〇到三〇毛克，大抵健康就可保持了。要補給如許的生活素C，蔬菜類每天攝取五〇克以上就可以了。如果是蘿蔔，約需一百克，蜜橘則需要二個到三個。不過胃腸衰弱的人，不能從蔬菜類中把他充分消化吸收，所以必須用蘿蔔汁或果物汁來補給。

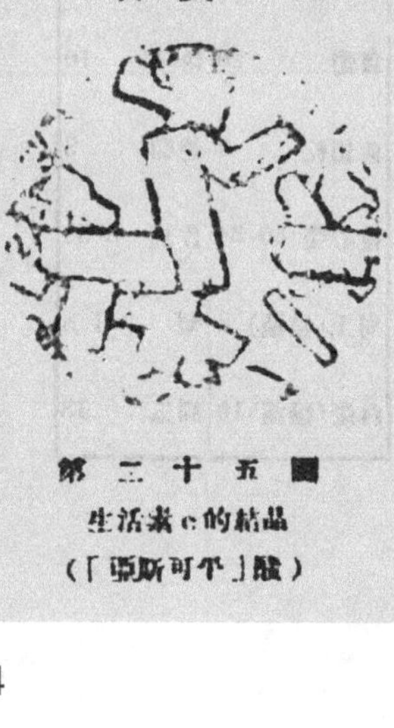

第二十五圖
生活素c的結晶
(「亞斯可平」酸)

如以前所述，綠茶內生活素C極多，所以都會裏面的人，大可利用綠茶來補給。近來生活素C，也可以用化學方法來合成了，採用「亞斯可平」酸的名稱販賣着，不過價格貴些，有錢的人可以利用他。

在戰爭的時候，新鮮蔬菜的供給，變爲非常困難，幸而豆芽菜裏面，生活素C極多，可以儘量製造，供給軍隊。一斗大豆的豆芽菜，每天可以預防一千多個兵士的壞血病。

第六節　生活素D

佝僂病　生活素D缺乏的代表症狀，是「佝僂病」。佝僂病俗名「軟骨病」，在北歐、英國等地方，一向就知道的，所以又叫做英吉利病。

一八〇九年巴姆觀察這病症多發生於日光不足的地方，和日光有密切的關係，於是叫導日光浴的療法。

實際上，佝僂病在終年少見日光的北歐和多濃霧的英國地方，所見最多。又雖是日光充足的地方，而終年蟄居室內的土耳其、喀什米爾等婦女，這病也很多。在近代，煤煙蔽天的工業區，以及高樓大廈矗立的大都會裏，也相當的發生着。

佝僂病普通是侵犯發育中的骨骼的疾病，所以乳兒、小兒最多，有時十三、四歲的兒童，也有得發生。這病的症狀，像圖右那樣，骨的發育十分不良，脊柱、四肢彎曲，成雞胸。又易於骨折，齒的發育不良，重症的人，陷於步行困難。

佝僂病患者的骨，用X光線檢查起來，像圖左那樣，石灰質缺乏，尤其是骨端，現出軟骨化。關於佝僂病的原因，最初分成傳染病說、遺傳病說等，到後來，日光不足說和食物缺陷說互相對立，爭執得很厲害。

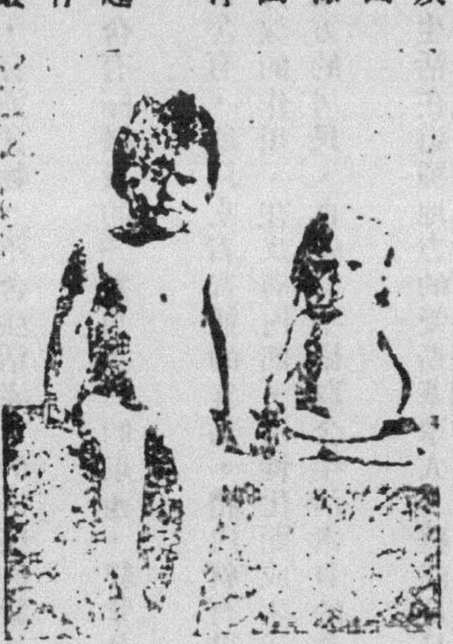

第二十六圖

生活素D缺乏

(右)三歲的佝僂病兒

(左)同年的健康兒

實際上，像以上所說的，佝僂病多發生於日光不足的地方，且能用日光浴來治療，所以這病症和日光確實有密切的關係。不過在日光不足的地方，並不會都發生這疾病，還有，也能因服用肝油而治愈。

但是後來（一九二三年），查知肝油中除生活素A以外，還有生活素D存在，佝僂病可以因生活素D的補給而治愈。就是說，已經明瞭佝僂病是由於生活素D的缺乏而發生。一方又查知佝僂病不但能夠用紫外線的照射來治愈，普通食物（不含生活素D的）經過紫外線照射的，也能用來治療這疾病。

此外，研究的結果，又已明瞭脂肪中含有極微量的「麥角脂」的東西，經紫外線照射，即產生生活素D的效力。

這所謂麥角脂的東西，大抵脂肪內都含有，所以吃着普通的食物，體內就有得存在。如果舉行日光浴，這麥角脂由於日光中，紫外線的作用，在皮膚內部，活性化而成生活素D。所以佝僂病能因日光浴而治愈，而日光不足地方的居民，也祇有不攝取含生活素D的食物的人，感染佝僂病。

北極地方，一年中半年永遠是黑夜，生活在這種地方的愛斯基摩人，雖然是日光不足，他們因爲把肝油、富於生活素D的魚肉等作爲常食，患佝僂病的人很少。可是牛乳因爲比較缺乏生活素D，在得不到充分日光的大都市裏的兒童，發生佝僂病的很多。

在倫敦地方，五歲以下的小兒，有八五%受着佝僂病的侵襲，紐約地方不見日光的黑人部落的兒童，幾乎一〇〇%罹患本病。

在日本，這種調查報告，還不曾見過；但在煤煙、塵埃密佈的大都市的工廠區域，大概也表示着相當的罹患率，這是因爲煤煙從日光內奪取紫外線的緣故。幸而日本人，比較富於生活素D的魚肉，攝取得很多，所以不像歐美各國那樣的多，不過在粗食的貧民窟裏，當然是很多的。

生活素D的生理作用　關於生活素D的生理作用，不曾明瞭的地方還很多，不過在體內參與着鈣和燐的新陳代謝，則已確定。生活素D缺乏，構成造骨材料的鈣、燐，無論攝取多少，也幾乎毫不吸收而在糞便中排泄掉。因而血液中鈣、燐的含量減少，骨的生成，變爲不充分

可是生活素D能充分補給，腸管內鈣的吸收，即變爲良好，血液中鈣和燐的含量及其比率，保持正常，骨的石灰化變爲良好。

不消說，生活素D不論怎樣多量的供給，如果不攝取含鈣、燐的食物，骨還是不發育的。所以富含這等礦類的蔬菜、果物，有充分攝取的必要。雖然，無節制的攝食鈣、燐，而生活素D如果不足，則結果反而不良。

用牛乳養育的小兒，比較母乳養育的小兒更易受佝僂病侵襲，可以認爲牛乳內生活素D含得較少，而鈣、燐遠較人乳爲多的緣故。

骨軟化症　生活素D缺乏，小兒容易患佝僂病；在成人則鈣和燐的代謝，發生紊亂，鈣和

鈣從已經形成的骨中遊離出來，排泄於體外，骨軟化而成蠟狀。

尤其是婦女，因姙娠、哺乳，而石灰質被胎兒、乳兒盛行奪取；如果食物中生活素D和鈣不足，便有罹患骨軟化症的危險。

又小兒生活素D不足，血液中鈣分減少的結果，神經、肌肉變爲敏感，發生強烈的痙攣。這種病而名強直性痙攣"Tetanie"。如果女孩在生活素D時常不足的狀態下養育者，骨盤卽不能充分發育，而有難產的危險。又成長以後，生活素D缺乏，因骨軟化而骨盤變形，也引起難產。近年來，都會裏生長的婦女，難產的人非常的增多起來，大抵不外乎上述的理由。

齲齒與生活素D　齒、骨都一樣，因生活素D缺乏而石灰化成爲不良，琺瑯質變爲脆弱，易受齲齒侵犯。佝僂病兒幾乎全部都是齲齒患者，生活素D缺乏，則齒比骨的軟化先一步受到侵犯。

小兒在生活素D缺乏的狀態下養育者，便齒的發生非常遲緩，又因顎骨的發育不充分，齒列變爲參差不齊。又齒的形狀也不良，齒的表面發生污斑、條痕等。但此時供給豐富的生活素D，齒的表面，不久卽變成白晰美麗，不過排列和

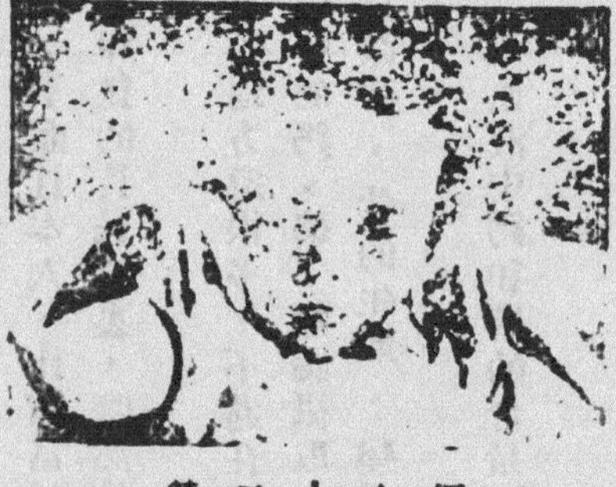

第二十七圖

生活素D缺乏症

強直性痙攣兒的手掌痙攣

形狀上的缺點，永遠不能治愈。

要使小兒的齒健全強固，在姙娠中和哺乳時代，母親有充分攝取生活素D的必要。

如前所述，生活素C缺乏，因造齒細胞受到侵犯，從齒的內部崩壞起來；生活素D缺乏時，不但齒表的石灰化成爲不良，縱使是十分堅固的齒，琺瑯質也逐漸脆弱起來。所以齲齒的根本原因，不是生活素C的缺乏，便是生活素D的不足。因而每天勤於刷齒，而忽略這根本問題，是徒勞無益的。

講到構成齲齒根本原因的二種生活素裏面，通常那一方的缺乏來得多，據支加哥大學亨凱博士的調查講，齲齒半數是單單生活素C的缺乏所引起，其他的一半，是生活素C和生活素D兩方的缺乏所造成。要之，齲齒是可以因生活素C、D和鈣分的充分攝取來防止的，換言充足的日光和新鮮的蔬菜，乃是使齒健全發育的要素。

生活素D的醫療效果　小兒的濕疹、乾疹，因生活素D的服用而見效，並且濕疹及外傷，也能因外部塗佈而收效。這是因爲生活素D，把傷口殺菌，促進表皮形成的緣故。在日本理化學研究所，用「愛克辛」的名稱販賣着。此外，生活素D製劑，也應用於結核、骨折等的治療。

含生活素D的食物　生活素D，普通和生活素A一同存在於動物脂肪中。魚肝裏面，含量尤多，因而在肝油中，有多量含着。此外，動物的內臟、肌肉、卵黃、乳汁、牛酪等內，很多，魚肉中，鰮鰊等最多。在植物裏面，幾乎沒有，不過在夏天的菠菜內，也多少含着。

如以前所述，麥角脂由於日光的照射，可以變成生活素D，所以攝取富於麥角脂的食物而從事日光浴，則生活素D當可補給。麥角脂廣佈於動植物食品內，所以祇要不陷於過度的偏食，在體內可以充分的含着。

所以如果常常舉行日光浴，生活素D便不會不足。祇是有一點要注意的，就是通過窗玻璃的日光，因爲有效的紫外線已被玻璃吸收掉，所以是沒有效力的。還有衣服，也祇有白地的棉布，最容易透過紫外線，染成黃色的絲、人造絲等，以及近於黑色的衣服，幾乎完全不能透過。

生活素D的含量

(100 克中) r =0.001 毛克

鰮	0.14 r
鰊	0.14
卵黃	20.00
牛乳	0.2 –0.4
牛酪	0.4—20
肝油	40—400

如以前所述，塵埃、煤煙等，也能吸收紫外線，因此像東京市和郊外的紫外線量，成爲八・九對一〇・〇的比例。又紫外線的強弱，像下表那樣，隨四季而不同，從午前十一時到午後二時，力量最強。

紫外線的強弱比

春	四・九	夏	七・六
秋	四・四	冬	一・七

在倫敦，因爲濃霧和煤煙的關係，紫外線的量非常減少，在六月裏一個月中間紫外線的總量，僅僅和太陽燈在二、三尺的距離照

一五分鐘的量相等。近年來，都會裏面，高層的建築物一天多似一天，塵埃、煤煙，也愈加增多，而且因爲這煤煙的關係，以致常受濃霧的侵襲，所以種種佝僂病患者，有日漸增多的趨勢，這是值得我們注意的。

都會裏的人，白天在電燈下從事工作的很多，這類人，必須格外注意，儘量利用休假的日子，到郊外去走走，在忙迫的人，則必須受太陽燈的照射。在美國的小學校，把窗玻璃改成紫外線能透過的玻璃，使兒童受紫外線照射，從事生活素D的補給。在厭惡皮色變黑的漂亮朋友，可以服用肝油。

特別富於麥角脂的食物，是香蕈、松蕈，酵母裏面也含得頗多。在日本理化學研究所，從香蕈裏面提取麥角脂，用紫外線照射，製造濃厚的生活素D劑。最近也能够從膽脂來製造了。在歐美諸國，牛乳用紫外線來照射，使生活素D增加，而販賣着。

生活素D過剩症　近來在小兒科醫生中間，有唱導生活素D過剩的弊害的。白鼠給與過量的生活素D，四肢卽起痙攣，血管、內臟發生石灰的沉着，引起腎臟結石、血管硬化而死。但實際上，這過剩症，並不見得怎樣可怕。治療小兒的佝僂病時，需要肝油○．五到五克，除非給與這一萬倍大的分量，生活素D過剩症是不會發生的，所以用不到擔心。又過度的日光浴，也不致引起生活素D過剩的弊害，因爲過度的紫外線供給，誘起皮膚表面黑色素的增生，可以阻止光線透入體內的緣故。

第七節　生活素E（生殖生活素）

化學方法精製的各營養素內，和入A、B、C、D四種生活素，來飼養白鼠，白鼠發育完全，健康上看不出什麼異狀，但結果，他們變成不能妊娠分娩；可是食餌內加入萵苣葉或米、麥的胚芽少許，就變成可以正常的分娩。這就是說，萵苣、胚子油裏面，含有豐富的生活素E，如果這生活素E缺乏，繁殖即變爲不可能。

生活素E的缺乏症　生活素E缺乏，如上所述，在外觀也看不出什麼異常；但解剖來考察，生殖機關發生着異常。不消說，生殖機關的構造，隨雌雄而異，所以生活素E缺乏所引起的那種變化，也必須分開來說明。

雄性生殖器的變化　在雄性，生活素E缺乏，睾丸非但不發育，且萎縮下去。用顯微鏡加以檢視，睾丸的細胞組織崩壞，大多數精蟲死亡，即使活着，運動也極不活潑　性慾當然完全消失。可悲的是，在雄性動物，生活素E缺乏症進行到這一步，便畢生沒有回復原來的健全狀態的時候了。

雌性生殖器的變化　在雌性，生殖機關的變化，比雄性少，且不是不可救治的。生活素E缺乏，祇是靠近

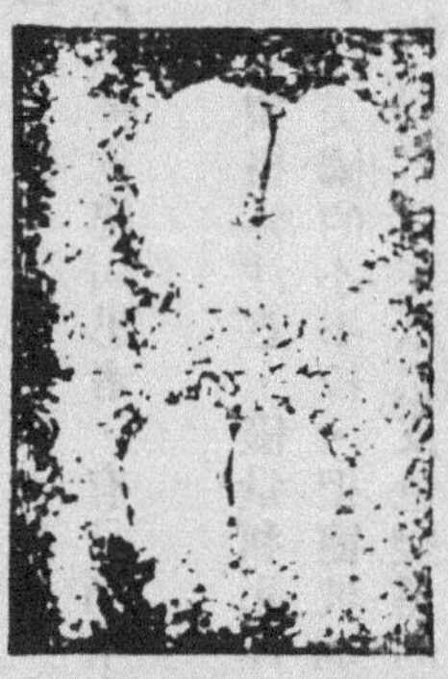

第二十八圖

白鼠的睾丸比較

正常睾丸(上)

生活素E缺乏的睾丸(下)

胎兒的一部分胎盤，發生異狀罷了。卵巢的機能，也沒有多大的變化。性慾也不衰退，能良好的受精。受精後，在白鼠的情形，十四、五天以前，和普通的胎兒一樣的發育起來，（健康的鼠，經二十一天分娩）但是到了兩星期以後，胎兒即死亡，而被吸收掉。

還有，生活素E的缺乏不怎樣激烈時，則胎兒死產或早產。有時因不能流產，胎兒在胎內腐敗，傷害母體的生命。總之，生活素E，在雌性動物，是胎兒發育上必不可缺的要素，對於妊娠與否，是沒有什麼關係的。有些人，把生活素E稱為抗不妊生活素，是不對的。

生活素E與食物　生活素E，幾乎所有的食物內都有得含着，青菜、穀類的胚芽等內，所含尤多。此外，豆油、玉蜀黍油內，也有。所以祇要不極端的偏食，可以說，生活素E是不會不足的。在西洋，人類、家畜的生活素E缺乏症，也極少，不過有着下面那樣的報告。

部德西頓氏近來會見一個流產性很深的女子。那女子在以前，五次妊娠都歸於流產，但診斷的結果，並沒有發生流產的一類病症，部氏勸告他試一下生活素E的攝取。可是那女子不到幾時，便行妊娠，這一次，在極順利的經過後，毫無異常，產出了肥白可愛的嬰兒。這是後來纔知道的，這女子是個罕有的偏食者，每天單把白麵包做常食，其他的食物，幾乎一概不吃的。還有，在北美的某地方，家畜的流產，異常流行，當局者費掉許多的時間，查考不出他的理由。可是到了近年，在飼料內試加入富於生活素E的胚芽時，其結果是出乎意外的良好，流產率非常的減低下來。

現在再紹介一個有趣的生活素E的應用例子在下面，雖然對於我們人類，是沒有什麽參考價值的。

造作賽跑用的馬時，必須採用名馬的種，但是那交配費是很昂貴的，因此近來已實行一種人工接種法。就是把名馬的精液，適當稀釋，增加分量，把一次的精液，分配注射於幾匹的雌馬。依據這方法，還能够把精液運送到遠處，雌馬就在本地，可以坐享名馬的種，很是便利。

此時留意的問題，是精蟲的壽命問題。現在世界各國的獸醫，都在致力於精蟲壽命延長的研究，互相競爭着最高的紀錄。可是這最高紀錄，現在是日本人保有着。

大豆富於生活素E，而且是馬最喜歡吃的東西。日本人把多量的大豆供給種馬，而飼育的結果，那精蟲的壽命，達到五百小時那樣可驚的紀錄。其實祇是綜生活素E豐富的供給，使睪丸細胞變爲強健，因而能够產生強壯無比的精蟲罷了。

第八節　催乳素

把以前的各種營養素，全部純粹的集合在一起，而飼養白鼠，發育十分健全，幼鼠也盛行產生。所奇怪的，這幼鼠經過二三天，都歸於死亡，而不會成長。他的原因，是因爲母鼠沒有乳汁分泌出來；把那母鼠解剖考察起來，乳腺發育不良，看不見一些乳汁。

但是最近日本理化學研究所，發見在適合成飼料內，加入牛肝內用酒精提出的一種抽出物，母鼠即變成充分的能夠哺乳，而且仔鼠的發育，比天然食的鼠來得優良。這只有催乳作用的物質，現今還不能純粹的提得，目下正在積極研究中，大概不久就可成功。這肝臟抽出物，應用於人類，也獲得良好的成績。歷來傳說把鯉魚給產婦吃，乳汁便能增多，大概可以認爲鯉魚肝的效果所招致。這催乳素，在酵母、糠等內，也含着。此外肝臟裏面，還含有具備造血作用的要素，對於惡性貧血，尤有效果。因此應設法提倡，使產婦多吃鳥肝、豚肝一類的菜餚。

第九節　生活素智識提要

生活素的化學研究，最近有長足的進步，而生活素A、B_1、B_2、C、D、E，已能合成，且在化學上能夠定量了。

祇是關於生活素的生理作用，還有許多不明瞭的地方，有待於今後的研究，不過對於生活素缺乏的特異性症狀，大體已經查明。

但是因爲這些記述，稍涉專門，多數的讀者，恐怕不容易獲得那要領，所以這裏不厭重複，扼要的再講一講。如前所述，生活素缺乏，引起種種的營養障礙；要而言之，一切的生活素，不但是我們長育保健上必要的營養素，他們的充分補給，對於傳染病的抵抗力，也顯著的增大，乃是無疑的事實。

但在人類，生活素缺乏的症狀，並不像動物試驗所看到的那樣，在早期就明瞭的顯現出來的，況且在日常攝取的食物中，祇要多少的含着，一定的缺乏症狀，顯現卽愈加遲緩，而在這期內，缺乏的弊害，時刻侵蝕我們的健康，等到顯明的症狀出現時，已是那病毒很深的侵入以後的結果了。

還有，各種生活素的缺乏、不足，如果混合發生時，便現出各種變形的症狀，結果使我們的判斷愈加錯誤，以致引起不可挽回的嚴重事態。

通常我們東方人最容易缺乏的生活素是A和B_1，但在都會裏的人，最易缺乏的，大概是生活素B和C。

可是這類生活素不足的警告，都不過由於輕微的食慾減退、消化不良或倦怠等，而祇自己可以感覺到；而且這些症狀，也因過勞或別的疾病等而發生，所以那鑑別很是困難。

原來一切的生活素，都不能在動物體內合成，所以我們非每天用食物來補給不可。祇是生活素，並不會所有的食物內都含着，也不能依據食物的風味、外觀或別的本能來發見，而且指明是含生活素的食品，因烹調不得法或季節的不同而不含着，也往往有的。

我們在熱量不足時，因感肚飢而受到警告，蛋白質缺乏之時，時常想吃甘美的肉類。惟有生活素，雖然怎樣的不足着，本能的慾望是決不會發生的。

例如把白米和糙米，分別放在盆內，給與白鼠，他們便吃白米，雖則罹患生活素B缺乏症（脚氣）而日就衰弱，也決不會取食富於生活素B的糙米。所以我們日常攝取食物時，祇要有關於生活素，寧可謹愼些的好，決不可一味稱着自己的心。

每天烹調食物的廚司、主婦，對於生活素的智識，當然不可不具備些；但是好容易調製得合理的菜餚，如果全憑一己的嗜好，挑精揀肥的吃着，則精心配製的膳食，仍歸無用。

所以我們要正確的選擇富於生活素的食物，善於避免他們的缺乏時，不能不具備相當的生活素常識。祇是除了專門家以外，普通的人們，要把各種生活素的含有食品，逐一牢記在心頭，當然是很困難的。

但是如果大體照下面那樣的觀念來判斷食物，那末這種困難的工作，不是大部分可以解決了嗎？

（一）一切生活素，都能在植物的綠葉內造成，所以在青綠色的葉內，各種生活素，一定多量的含着。

（二）動物把攝取的生活素類的過剩分，貯藏在臟器（尤其是肝臟）內，乳、卵裏面也有得貯着。

（三）生活素A，在動物脂肪、黃赤色的果肉等內很多。

（四）生活素B，在種子、果肉等內很多。

(五)生活素C，含在一切新鮮的蔬菜和果物內。

(六)生活素D，容易因日光浴而獲得。

根據以上六條原則，把食品大體分別起來：

(甲)穀類　糙米、胚芽米、連麩的麥粉、燕麥片、蕎麥等裏面，生活素B很豐富，去掉麩的白米、麪粉裏面，全然沒有。穀類所造成的酒類、醬、醬油內，也沒有。

(乙)豆類　含有較多的生活素B和A。

(丙)蔬菜類　青菜裏面，含生活素A、B、C、E很多，生活素D幾乎沒有。在根菜類、鹽菜類，生活素C含得很多，生活素B也有。

(丁)果物　含生活素A、B、C。

(戊)肉類　獸肉、鳥肉、魚肉，概缺乏生活素類。

(己)乳、卵　富含各種生活素，用作生活素的給源，在食品中佔第一位。但高熱殺菌的牛乳、煉乳、奶粉內，並無生活素C。

(庚)乳製品　牛酪、乾酪，含有多量的生活素A、D。

(辛)藥劑　酵母內，含多量的生活素B，肝油中，富含生活素A、D。

總括的說來，生活素類最好的給源，是蔬菜、果物、乳、卵。

第十節 生活素缺乏的鑑別法

生活素缺乏時所引起的初期的自覺症狀，約有下列幾種：

(一)食慾減退 在生活素A、B、C缺乏時，概陷於食慾不振，生活素B缺乏時，尤其厲害。因而遇到這種情形，先試服生活素B劑，如果二、三小時後感覺肚飢，那末定是生活素B缺乏無疑

(二)胃腸障礙 如果生活素A、B、C缺乏，便發生消化不良，在生活素B_1不足時，便秘和泄瀉，更迭發生，生活素A、B_2、C不足時，腸變成虛弱。胃的情形不良的人，必須先把生活素B補給起來。

(三)倦怠感 生活素A、B、C一概不足，則容易發生疲勞。生活素B缺乏，倦怠感尤其厲害。

(四)感冒 容易傷風的人，大抵生活素A、D缺乏者。

(五)齲齒 齲齒多的人，尤其是正在盛行發生的人，表示缺乏着生活素C或D，齒齦炎、口內炎、齒槽膿漏症，因生活素C的多數補給而易於痊愈，就中齒槽膿漏症，能誘發腎臟炎，所以要特別注意。

(六)皮膚的色澤 如果生活素A缺乏，皮膚便成爲粗糙而缺少油脂，生活素C缺乏，則色

澤光彩惡化，生活素B_2缺乏，則容易生皮膚病。歷來依據皮膚的色彩來判斷健康的好壞，不過無論那一種生活素缺乏，皮膚都會現出一種病的色彩。

以上的病狀，對於各種生活素缺乏，共同的地方很多，所以要判斷那種生活素缺乏，很是煩難。不過要是現出上述那樣的病狀，把二、三星期以來自己所攝取的食物的種類，檢查一下，那末那種生活素不足者，大略可以發見出來。

像這樣，生活素缺乏之症如果在初期中發見出來，那末由於攝取富於生活素的食物，不過二、三天，就容易恢復過來了。

不過到了生活素缺乏之症很明瞭的顯現出來，單靠普通食物的補給，終究是來不及的了，祇有用強力的生活素劑的服用或注射來補給，纔能見效。火柴的火，一滴的水就能消滅；但是已經延燒起來的火災，非要幾架救火機的出動不可。

第十一節　生活素與壽命

使人類老衰的原因，種種不一；不過體內細胞機能衰退時，發生老衰的現象，終究是無可否認的事實。而且最能減弱細胞機能的原因，是疾病。歷來對於預防疾病最好的方法，置重於攝生、衛生、運動等。但是我們認爲其中必須附加一項「生活素類的完全補給」。各種生活素，是增加細胞的活力，且增強對於傳染病的抵抗力的，這是一般所公認的事實。反過來，也可以說生活素類的不足，能誘導一切疾病變成重症。

如果認爲保持健康是長壽的秘訣，那末這項工作，非生活素參加不可。尤其是生活素A和B_2的充分供給，可以說具有延長壽命的作用

如以前所述，生活素A、B_2，對於幼動物成長發育，都是極重要的生活素。生物的成長現象，是體細胞的增殖，要行增殖，細胞的機能不能不活潑。所以生活素A和B_2，可視爲有增強細胞活力的作用。

但是在成長達到飽和點的時候，就是在成年以後，細胞的增殖，理應停止。所以成長促進的生活素，在成人也許可以認爲是不必要的。

可是我們的體細胞，始終在行著老朽的淘汰，一刻不停的進行著新陳代謝。這種機能衰退時，卽發生老衰。老的細胞不絕更生，和成長時的細胞增殖現象，並沒有什麼差別。如果細胞的更生活潑，我們就可以常保年青的狀態。要希望老而益壯，必須常常顧到細胞機能的旺盛。

這樣看來，生活素類，尤其是生活素A、B_2，是壽命延長工作上必不可缺的要素，是無庸懷疑的了。

生活素一覽表

名稱	缺之症	所在
生活素A（胡蘿蔔紅色素）	眼及呼吸系的疾病、對於傳染病的抵抗力減弱、成長停止	肝油、牛酪、卵黃、魚油、胡蘿蔔、菠菜
生活素B_1（奧立薩林）	腳氣病、食慾減退、消化不良	酵母、糠、胚子、卵黃、番茄
生活素B_2複合體：生活素B_2（成長促進生活素）	成長停止、胃腸障礙	肝臟、酵母、牛乳、卵、菠菜
「菸鹼」酸	皮膚炎	糠、酵母、肝臟
生活素B_6	鼠的皮膚炎	同上
F因子	豚的皮膚炎	肝臟、酵母
生活素W	鼠的成長停止	同上
生活素B_3	鳥的成長停止	酵母
生活素B_4	鼠的平衡障礙	酵母
生活素B_5	鴿的成長停止	酵母
生活素C（亞斯可平酸）	壞血病、皮下出血、骨及齒的粗鬆化	檸檬、蘿蔔汁、辣椒、蔬菜、果物
生活素D	佝僂病、骨及齒的發育不全	肝油、卵黃、香蕈

生活素E	流產、死產、男性生殖細胞的破壞	胚子、蒿苣、大豆油
生活素H	脂漏性皮膚病	肝臟、酵母
生活素I(生活素B_3)	腸管障礙	肝臟、酵母
生活素J(生活素C_2)	肺炎	檸檬
生活素K	皮下出血	肝臟、番茄
生活素L	乳汁分泌停止	肝臟、酵母
生活素P	出血性紫斑病	檸檬汁、辣椒
亞麻油酸(生活素F)	鼠的尾部成鱗狀	植物油

第六章　刺戟素

第一節　何謂刺戟素

刺戟素（Hormones）通俗也照西文讀音譯做「賀爾蒙」，按照他的希臘語源"Horma"，含有覺醒或興奮的意思。所謂刺戟素，是認爲我們體內，從一定的組織輸出特種物質於血液中，他在體內循環着的時候，刺戟特種器官而使其興奮，這一種物質，總稱爲「刺戟素」。例如從大腦裏面稱爲腦下垂體的細小組織，分泌某種刺戟素到血液中。這刺戟素經由血管，達到睾丸或卵巢，刺戟這些生殖器官而使其興奮。其結果，促進男性刺戟素或女性刺戟素的產出。雖然，像近年來，刺戟素的研究進步以後，知道所謂刺戟素的東西，不一定是引起興奮的，具有抑制作用的也有。例如大腦裏面，還有稱爲松果腺的組織。這松果腺所分泌的刺戟素，抑制睾丸或卵巢的發育，防止兒童的早熟。所以在現今，這刺戟素的名詞，他的意義已變成不大貼切了。

上述那樣性質的物質，要知道在我們體內有多數存在着，性刺戟素祇是他的一部分罷了。

刺戟素的作用　然則我們體內，爲什麼要有刺戟素呢？我們體內具有的多數器官，由神經連絡，依靠神經作用，井井有條的進行着各種作用。但是無論怎樣緊急的連絡，則歸刺戟素支持着。這種情形，正像緊急的時候，用電報電話來取得連絡，沒有怎樣緊急的必要時，由郵政來傳遞一樣。

試舉消化作用做個例子來說明。我們見到可口的菜餚，就分泌出許多唾液來，這是由於神經的作用，發動口腔內的消化機能的緣故。等到食物送入口內，就傳達命令到胃囊，分泌胃液，適如其會的接待着食物的送下。從此以後的消化作用，可以不必怎樣的急切，所以神經就把他的職司，交代給刺戟素了。

胃的黏膜，受胃液中鹽酸的刺戟，分泌所謂「胃素」的刺戟素，他和血液一同循環全身後，再回到胃部而與以刺戟。於是胃腺細胞興奮而施行分泌胃液，

其次，胃液拌和的食物，走出胃囊，來到腸內，十二指腸即受胃液中鹽酸的刺戟，分泌所謂「十二指腸素」的刺戟素。這刺戟素被吸入血管內，一部刺戟膵臟，分泌消化所必要的膵液，一部流入肝臟，促進膽汁的分泌。此外，這十二指腸素也轉向小腸一方，促進腸液的分泌。按照這一種步調，由於各種刺戟素而極巧妙的連絡着。

刺戟素那種東西的使命，從以上的說明，大體當已了解。然則刺戟素，究竟是什麼地方製造起來的呢？

內分泌器官 汗腺是分泌汗液的器官，乳腺是分泌乳汁的器官，這些器官的分泌物，經由

導管，排泄到外部。這樣的分泌器官，稱爲外分泌器官。但分泌刺戟素的器官，沒有輸出的一定導管，直接把分泌物送到流行於該器官內部的血液中。因此製造刺戟素的器官，特稱爲內分泌器官，以示區別。所以刺戟素，又稱爲「內分泌物」。

但是像胰臟一類的臟器，分泌所謂胰液的消化液，是外分泌器官，而同時又是製造那胰島素（又名「因蘇林」）的刺戟素的內分泌器官。內分泌專門的器官，從身體的上方起，依次列舉起來，是松果腺、腦下垂體、甲狀腺、副甲狀腺、胸腺、腎上腺（一名副腎）等。內分泌外分泌兩用的主要器官，是胰臟、睾丸、卵巢等。此外，特殊的刺戟素分泌器官，還有胎盤。

要之，我們可以了解刺戟素是分泌到血液中，和各種組織、器官，取化學的連絡，調節他們的生理機能，並且對於身體的營養、發育，與以重大的影響的東西。

刺戟素的重要性　我們雖然吃着差不多同樣的食物，而不呈同樣的發育。有的人，發育得極快而長得很高大，有的人，無論怎樣長不起來。還有，成年以後，有的很容易肥壯，有的很瘦小。食物無論怎樣多吃，如果沒有消化而同化他的力量，便沒有什麽效用。這對於各人的細

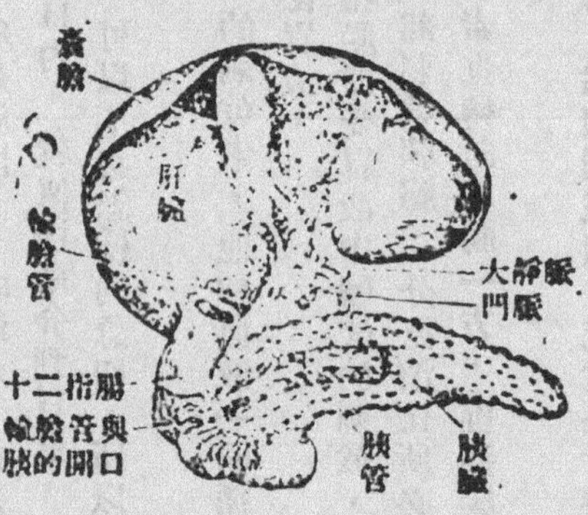

第二十九圖
胰臟肝臟和十二指腸的關係

胞的活力，有重大的關係，而支配那細胞的活力的，主要是刺戟素。所以刺戟素，在我們的營養上，有十分密切的關係。

此外，毛髮的發生、男女的特徵等，也是由於刺戟素的作用而顯現出來的。再有氣質的變化，更是靠刺戟素來左右。日常所見的實例，是婦女的月經時期。在這月經時期，卵巢刺戟素減少，作用較弱，一方腦下垂體、甲狀腺等的刺戟素增加，使神經亢奮，因此刺戟素相互間的平衡破壞，而現出一種病的狀態，即臆躁症（歇私的里）狀態是。

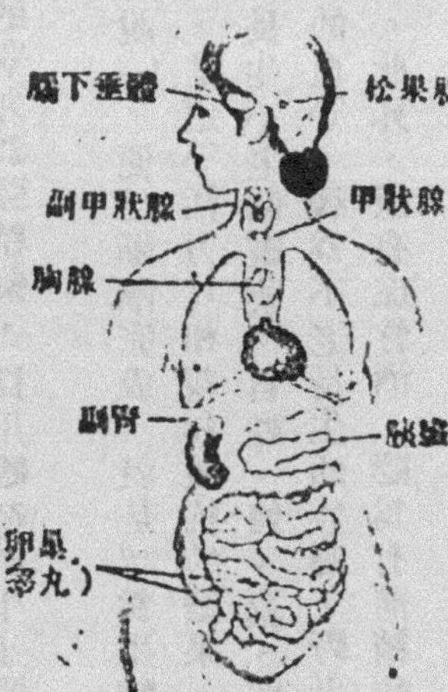

第三十圖
內分泌器官的位置

刺戟素是這樣執行着重要作用的東西，所以任何刺戟素機關發生障礙，生活力就衰退起來。尤其是腦下垂體、甲狀腺一類重要的器官，如果因疾病或其他原因，以致他的刺戟素全然停止分泌，則不但害及健康，生命也終究不能保持了。

還有睾丸、卵巢一類，性刺戟素如果不能分泌，雖然沒有生命上的危險，精神上受到重大的打擊，呈現所謂「缺落症狀」。刺戟素像這樣助長或抑制全身許多器官的機能，加以適當的調節，使他們不致過度或不足，而保持健康狀態。到了一切刺戟素的產出自然減低時，可悲的老衰現象，也就急激的湧現起來。

第二節　刺戟素的歷史

刺戟素思想的根源，遠在幾千年以前，發生於希臘和中國，動物的臟物，在各種疾病的治療法上，支持着重要的作用。就中臟器療法，其主要作用是着重於補精強壯。

希臘的希波革拉第（公元前四七五年），認爲人體的健康，是在於血液、黏液、膽汁、黑膽汁四液的調和，頭痛時，煮食鳥類的腦，患肝臟病時，投以驢、鼬、鴿、猿等的肝臟，有腎臟病時，投以兎的腎臟，脾臟有病，則投以新鮮的狗脾，煎炒的牛脾。此外，呼吸困難時，令食狐肺，眼病時，令食牛眼。還有，重用驢、鹿的睪丸爲強精藥，採用雌兎的生殖器等爲妊娠藥。

在中國，黃帝時代，類似刺戟素說的「五行說」，便已漸漸完成。就是認爲生體的活力根源，生自五味，歸結爲五臟的精氣，生命的繼續，是這等活力互相親和頡抗的結果。

在中國，歷代相傳，把各式各樣的東西，認作長生不老的靈藥。自蛇、蝮、蠶、熊膽、麝香、鹿角等，以至胞衣、精、涎、童子的尿，初經的血等，視爲不老長生的妙藥，野馬、牛、鹿、虎、狗、狐等的陰莖，作爲補精藥而十分重視。此外，還有虎骨酒，認爲有補精的功效，還可以令人好色之類的說法在希臘、中國採用的臟器療法，可以認爲由於長期的經驗，知道了刺戟素的效果以後，纔創出來的；不過從現代的刺戟素思想看來，迷信的要素過多。

刺戟素科學的歷史　刺戟素思想，進入十八世紀後，纔在科學上稍稍清明起來。就是有個叫做鮑爾達的人，唱導說：在男性女性特有的肉體、精神之發育上，睾丸或卵巢，是作爲基本的要素而作用着的。這學說在實質上與以證明，而正式承認爲合於科學的，是一百年以後的事。就是一八四九年德國的倍爾特德，把雞的睾丸摘出而移植，證明那表示性徵的雞冠的發育，乃是睾丸所分泌的化學物質作用的結果。

其次，一八八九年法國的塞卡爾，到了七十二歲的高年，把狗的睾丸抽出物，注射於自身，而自認爲年紀非常減輕，且力言精神能力變爲敏活，尤其是性慾，非常提高。塞卡爾是當時著名的學者，而這問題又是大家所同樣熱望着的「返老還童法」，所以聳動了世界的視聽，是不消說的。可是塞卡爾的體驗，後來被人指摘出來，受自己暗示的影響很大；不過由此煽動了世人的刺戟素研究熱，是刺戟素史上不能抹煞的一大功績。像這樣，當時的刺戟素思想，是以性慾爲中心，且刺戟素的科學研究，也從睾丸的移植起始，最初的應用，也從睾丸做起。而近代的刺戟素研究，也集中在男性刺戟素方面。由此可知世上的男子們，自古以來，怎樣熱心追求着精力的增進，而絕無滿足的時候。其後，一八九六年克諾愛爾，也由於卵巢的移植試驗，證明卵巢的分泌刺戟素。刺戟素的研究，當然不會僅限於性刺戟素努力着的，在這個時期的前後，發見甲狀腺、腎上腺以及胰臟等，也各自分泌刺戟素，以至刺戟素研究，也漸漸離開黎明期而走上了正規的大道。最初在化學上提出純粹的刺戟素的，是日本高峯讓吉博士。高峯氏在一九〇一年，從腎上腺提出所謂腎上腺素(Adrenaline)的刺戟素。把這個作爲動機，以至陸續提得純粹的甲狀腺刺戟素、胰臟刺戟素等。在近年來，尤其是性刺戟素的研究，更完成刮目的進步，由勃泰南氏，從妊娠尿中純粹的提出女性刺戟素，更從男子的尿中，提出所謂「安得洛斯泰倫」的男性刺戟素。接着又從睾丸取得強力的男性刺戟素「泰斯特斯泰倫」的結晶。由是男女兩性的刺戟素，在一九三五年由勃泰南、雷提卡等的努力，得以在化學上合成。

刺戟素的生物學研究，最近也見到長足的進步，而急速的走向完成的一途，就中研究的主力，尤集中於腦下垂體方面，那偉大的神秘，不久就可以大白於世。

刺戟素的化學研究，像上述那樣，最近纔漸漸閉上他的序幕，那精彩奪目的場面，正在後面。

第三節　刺戟素的種類

分泌刺戟素的器官，單是現在已經明瞭的，就有十幾種之多；此外，由於將來的研究而可以闡明的，還有攝護腺、脾臟、唾腺等。

而且這類內分泌器官裏面，也有分泌兩種以上的刺戟素的，所以刺戟素的種類，單是現在

所知道的，已有二十幾種

並且這些刺戟素，互相助長或頡抗着，所以要說明他們的生理作用，使一般人容易了解，可以說幾乎是不可能的；因此這裏像下面那樣來分類，照一般人所能了解的程度，單把營養上最有關係的幾種，加以說明，並且把世人最關心的性刺戟素，解說得比較詳細，以便訂正諸位讀者容易犯的錯誤觀念。

要把刺戟素的種類，整然分類，是不可能的；著者因為使一般人容易了解起見，照自己的意思，像下面那樣來分類而加以說明。

(一)新陳代謝的刺戟素　甲狀腺　胰臟　腎上腺　副甲狀腺

(二)長育的刺戟素　腦下垂體　胸腺　松果腺

(三)生殖的刺戟素　睾丸　卵巢　胎盤

第四節　新陳代謝的刺戟素

一　甲狀腺刺戟素

甲狀腺是成蝴蝶形着生在咽喉兩側的內分泌器官。從這甲狀腺，分泌一種含碘的刺戟素。這刺戟素，對於新陳代謝有重要的關係。

生理作用　甲狀腺刺戟素，對於蛋白質、脂肪、碳水化物以至水等，差不多一切營養分的代謝，都與有分，因而在體溫的調節上，也有深切的關係。如果注射甲狀腺刺戟素，脂肪的代謝即提高，體脂肪減少而消瘦起來。因此脂肪過多的人，應用着但，又對於幼動物，有成長促進的作用。例如把小狗的甲狀腺摘去，那狗的發育，即十分不良，骨骼的發育尤其壞。營養障礙的結果，皮膚肥厚乾燥而脫毛，體溫下降，精神變成模糊。還有一點很有趣的，像

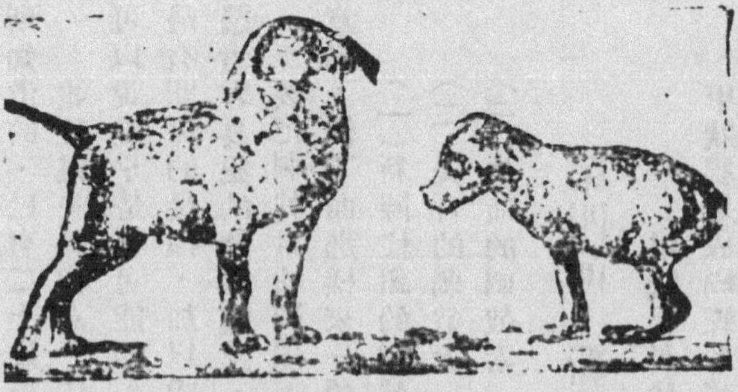

第三十一圖

甲狀腺刺戟素所引起的成長差異(其一)

(右)剔出甲狀腺的狗　(左)正常的狗

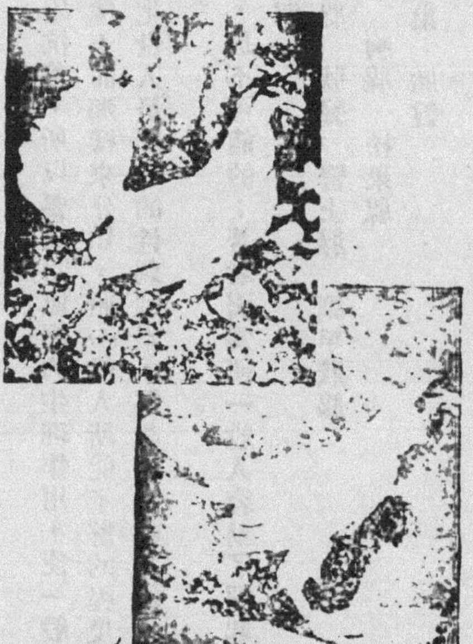

第三十二圖

甲狀腺刺戟素所引起的成長差異(其二)

(上)未曾飼給甲狀腺末時的健全狀態

(下)飼給甲狀腺後，極度瘦削血羽毛大部脫落的怯懦狀態。

圖右所見到的那樣，顯是幼兒型，一直不會變成大狗。生殖器也不發育。

原來所謂動物的長育，有兩方面：一方身體的分量增大，同時還須進行分化。就是說，必須隨身體的逐漸長大而變爲成人的樣子。這裏甲狀腺的刺戟素，是擔任着這分化方面的工作。例如蛙的蝌蚪，飼以甲狀腺，分化使非常之快，身體不曾長大的時候，早巳變成了一隻完全的蛙。又甲狀腺刺戟素，更有刺戟生殖腺而促進其發育的作用。

甲狀腺的疾病　所謂巴西多氏病的一種病，是甲狀腺的機能過於亢進，分泌的甲狀腺刺戟素超過必要以上而起的。患這種病症，像圖中那樣，眼珠突出，又因甲狀腺肥大，咽喉膨起。因營養分的燃燒變爲過盛，體溫上昇，心搏亢進，神經也興奮，身體消瘦起來。這病的治療法，不外乎用外科手術，把甲狀腺的一部剔除，或用X光線，使甲狀腺的作用減弱。

黏液水腫　和巴西多氏病相反，是甲狀腺刺戟素減退時發生的疾病；因而病狀也恰正和巴西多氏病相反，新陳代謝減降，身體肥滿，體溫下降，神經變爲遲鈍。如病的名稱所示，從面部至及全身，現出浮腫。這病症，多見於更年期（月經終止時期）以後的婦女，小兒也很多。小兒患這病

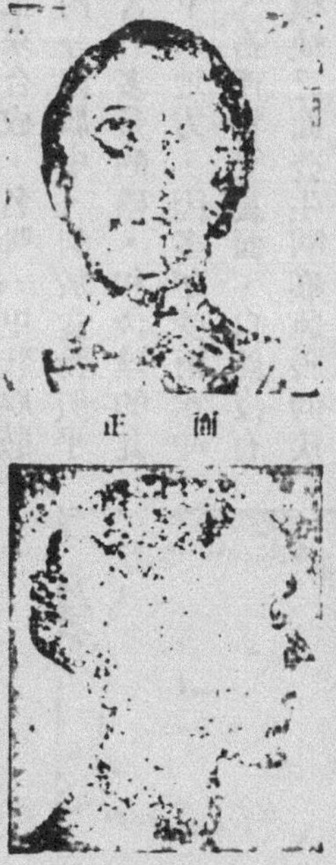

正面　側面

第三十三圖　巴西多氏病患者

時，發育十分不良，智能的發達低劣，生殖器萎縮。這病症，因甲狀腺刺戟素的注射而容易治愈。這種刺戟素，在現今已能用人工來合成，名叫「甲狀腺肢」。

甲狀腺與食物　甲狀腺在多數內分泌腺中，對於食物似乎是最有關係的。就是他的刺戟素，含有多量的碘，和含碘的食物，當然有密切的關係。像阿爾卑斯地方，因多年受雨水沖洗而失掉了碘的土地生產的農作物、畜產物等裏面，自然沒有碘含着，因而這種地方的居民，碘缺乏而發生咽喉腫脹的疾病，即所謂甲狀腺腫的很多。

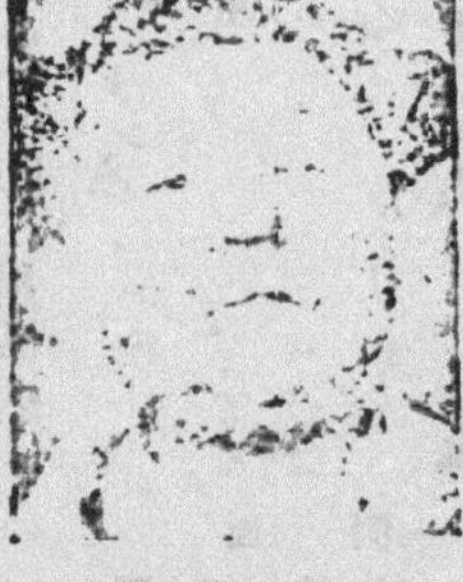

第三十四圖
粘液水腫患者

二　胰臟的刺戟素

胰臟排出稱為胰液的消化液到十二指腸，另外分泌稱為「胰島」（Insuline）素的刺戟素於血管中。如果把發見這刺戟素的歷史的動機敘述起來，他的作用就自然可以明白。

一八八九年美林格和明柯夫斯基二氏，以試驗胰液的消化作用為目的，把狗的胰臟剔出。被剔去胰臟的狗，當然逐漸衰弱而歸於死亡。可是那狗排泄的尿，有許多蒼蠅簇集在上面，二氏看到這件事，覺得很奇異。歷來許多的新發見，往往在偶然的機會中發見出來，不過此時應當要記着，非有細心的注意和敏銳的觀察不可。

蒼蠅聚集在小便上，倒不得怎樣奇怪，可是美林格覺得他有些異樣，把那尿分析來考驗。

果然發見那尿裏，有多量的糖分存在着。就是查知胰臟失去，卽受糖尿病的侵犯。二氏更發見從胰臟內分泌防止糖尿的刺戟素。這刺戟素，在三十三年後的一九二二年，由本坦因格從胰臟內提出，而命名爲胰島素。

胰臟刺戟素的生理作用　從美林格的實驗，也可以知道這刺戟素缺乏，血液的糖分（葡萄糖）卽增加，以至這糖分在尿中排泄出來。此時注射胰島素，血糖卽減少，糖尿也消失。祇是這胰島素注射於健康的動物，血糖卽急激減少，而發生痙攣，陷於昏睡狀態，有時死亡。

普通健康人的血液裏面，葡萄糖大體含有〇．一%；如果增加到〇．一五%以上，尿內就有糖分析出，而變成糖尿病。可是反過來，糖分降到〇．〇五以下，生命也就難保了。

在健康的人，如果吃多量的砂糖，也會變成有糖分從尿內排出。胰臟刺戟素爲了防止這糖分的排出，盛行分解過剩的糖分，同時把他合成肝臟粉，貯藏在肝臟內。因此胰島素曾作爲糖尿病的治療藥而轟動一時，但是不過暫時有效，不能認做根本治療藥。祇是在近來，對於營養不良、體質虛弱的人，以增進體重爲目的而應用着。

三　腎上腺的刺戟素

腎上腺是像帽子一般着生在腎臟上的細小器官，所以又名副腎，把他切開看起來，分成髓質和皮質二部。從這兩個部分，各自分泌着不同的刺戟素。

（甲）髓質的刺戟素

高峯博士所發見的腎上腺素(Adrenaline)，便是這個質所分泌的刺戟素。這刺戟素，在糖類的新陳代謝上，極有關係，有分解肝臟內貯藏的肝臟粉爲葡萄糖，而向血液中輸出的一種作用。就是說，能使血糖增加。這作用，恰正和上面的胰臟刺戟素相反，因此腎上腺素和胰臟刺戟素互相頡抗，調節着血液中糖分的含量，使常保○・一%的狀態。

所以兩方的平衡破壞，如果腎上腺素方面加強，即變爲血糖過多，而排出糖尿。把腎上腺素注射於動物體內，末梢血管即起收縮，其結果，血壓增高。因此施行外科手術或拔牙齒時，行局部注射，可用來止血。還有，除增高血壓外，同時也使心臟的運動變爲旺盛，所以也用作強心劑。

此外，還使眼的瞳孔擴大，子宮收縮。腎上腺素是因精神的激動而增高他的分泌的。憤怒而到了要開始鬪爭的時候，大多數的人，面色轉成蒼白，這是因爲腎上腺素的分泌變爲旺盛，皮膚表面的血管收縮，所以變成了沒有血色。這現象可以這樣來說明，就是動物如果發生鬪爭，大概免不了受傷，所以爲了防止出血，而出動腎上腺素。

(乙)皮質的刺戟素

從腎上腺皮質，分泌生命上重要的刺戟素，已是確定的事實；不過他是怎樣的一種物質，擔任何種生理作用，還不曾明瞭。這刺戟素認爲對於體內產生的老廢物，有解毒的作用，有些人認爲也刺戟生殖器。總之，把腎上腺皮質除去，動物即歸於死亡，又注射這刺戟素於幼鼠，即發生生殖器的早期成熟。

愛迪生氏病　腎上腺因結核或別的疾病而受障礙，即罹患愛迪生氏病。這疾病，皮膚，尤其是顏面、手背、乳房、陰部等，黑變起來而呈青銅色。發生消化障礙，血壓低降，逐漸歸於衰弱。他的原因，是爲了腎上腺素的缺乏，還是爲了皮質刺戟素的停止分泌，現今還沒有明瞭。

四　副甲狀腺的刺戟素

副甲狀腺（上皮小體）是左右各二個、附着在甲狀腺上的細小器官。這刺戟素的作用，雖則還有許多不明瞭的地方，把他除掉，即發生一種強直性痙攣而死亡，由此知道他是生命上必不可缺的，這刺戟素對於鈣的代謝有密切的關係，已不容懷疑；如果缺乏，血液內的鈣量，即減到一半以下，其結果，誘起末梢神經的興奮，招致強直性痙攣。

第五節　長育的刺戟素

一　腦下垂體的刺戟素

腦下垂體刺戟素，這裏雖然把他列入長育刺戟素一部內，實際可以認爲分泌作用不同的刺戟素達十幾種之多的器官，關於長育的刺戟素，祇是他的一部分能了。

腦下垂體的研究者卡辛格，關於腦下垂體，有下面那樣的一段記載：

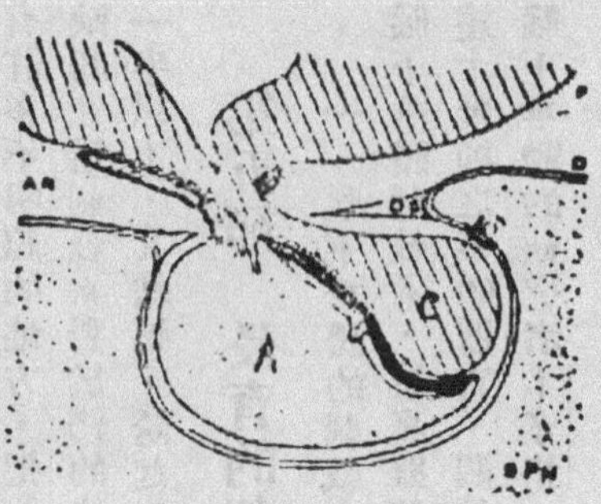

第三十五圖

腦下垂體的構造

A. 前葉　B. 中葉　C. 後葉

「造化之神造作動物時，把重要的腦髓，裝在堅固的骨匣內，那時候，他使極小的器官，隱藏在腦髓的下面，正像魔術箱裏的金塊，被珍藏在極深奧的所在一樣。神這樣的用意，大概是有着十二分的理由的。身體裏面，保護得這樣嚴密，這樣的位置在中樞，而具備如此神秘的作用的器官，捨此之外，是沒有的了。」實際上，腦下垂體分泌若干種

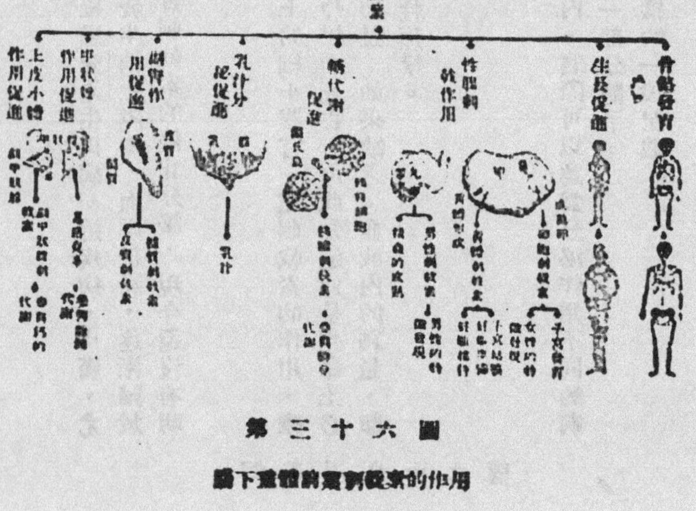

第三十六圖

腦下垂體前葉對機關的作用

極重要的刺戟素，可以當得起「內分泌之中樞」的尊稱，他的作用，眞是複雜無窮。祇是這些刺戟素，因爲過於十分複雜，現今還有許多不明瞭的地方，所以對於諸位要與以圓滿的說明，也是不可能的

腦下垂體的構造　腦下垂體是着生在大腦下面、豆粒般大小的細小器官。並且隨年齡增加而漸行增大，到三十七、八歲，達到最大，以後轉入老年期而逐漸減小。這一點，在敍述返老還童之前，請不要忘記。腦下垂體，如圖所示，分成前葉、中葉、後葉三部，非但各自分泌作用不同的刺戟素，且從一個部分分泌若幾種的刺戟素。現在單把這些刺戟素裏面爲一般所承認而比較著名的種類，敍述於下。

(甲)前葉刺戟素

前葉所分泌的刺戟素，列舉起來，有：生長促進、性成熟、泌乳促進、脂肪代謝、碳水化物代謝、鈣代謝等刺戟素、此外，並分泌作用於甲狀腺、副甲狀腺、胰臟、腎上腺等內分泌器官的刺戟素，使我們感到前葉眞是刺戟素王國裏面的參謀本部。

促進生長的刺戟素　這刺戟素，純粹的還沒有提出；把腦下垂體的乳劑，注射於動物，生長起來，便非常之快。反是，把腦下垂體從稚犬全部剔出，身心發育都不良，而骨骼的發育尤其壞，生殖器的發育，也十分不良。在成長的動物，剔出腦下垂體，即發生皮下脂肪沉着，生殖器障礙，代謝作用低降等，呈現無慾狀態。

腦下垂體的疾病 在人類，腦下垂體的機能，如果因疾病而低降，在幼年的時候，便成異常矮小的侏儒，在成人，顯現兩種症狀。一種是「腦下垂體性脂肪過多症」，身體因脂肪增加而肥胖，生殖器萎縮着 這病症，從兒童時代到青春期，容易發生，男性多於女性。男子不起聲變，也不生鬚及陰毛等。還有一種是「腦下垂體惡液質」，名爲西蒙茲氏病，如圖所示，瘦弱得像骷髏，生殖器也萎縮掉。多發生於三、四十歲的時候，尤其是女子，產後最易發生。

和這些疾病相反，腦下垂體的機能異常亢進，即罹患所謂「肢端肥大症」的奇異疾病。如圖所示，身體的末端及突出部，例如指端、鼻、舌、下頜骨、變爲肥大。這疾病，多發生於二十到三十歲。又從幼少年時

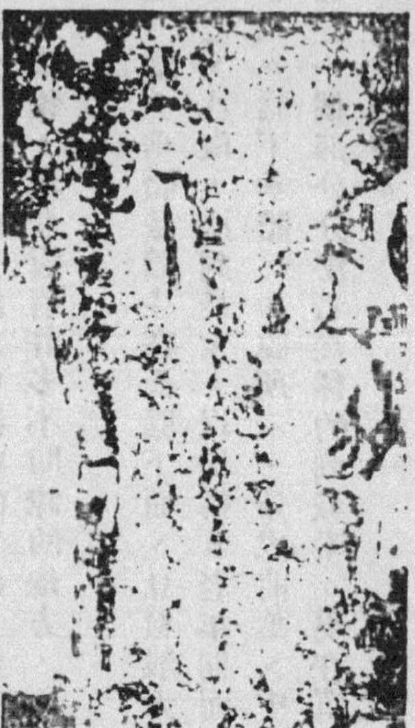

第三十八圖 巨人症

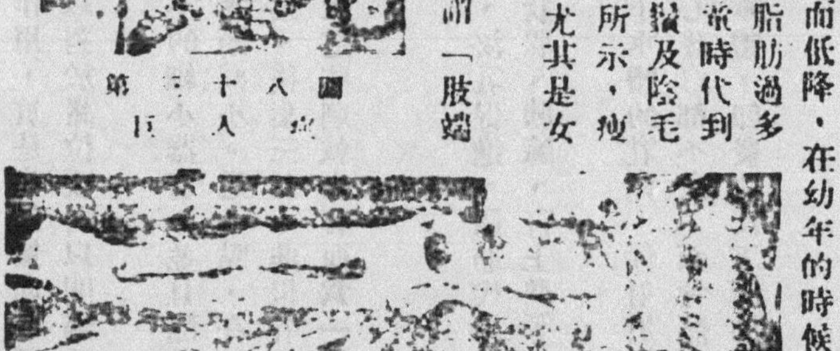

第三十七圖 腦下垂體惡液質（西蒙茲氏病）

代起，腦下垂體的機能亢進，便長成異乎尋常的巨人。這叫做「巨人症」。從前保持世界紀錄的巨人，是名叫飽忠爾的男子，身長達八尺。這人，伴有肢端肥大症，所以顯然是一種巨人症。

因此這腦下垂體所分泌的成長促進刺戟素，如果將來到了容易採辦得到的一步，可以認為生來矮小的人，就能任意造成魁梧的大漢了。

刺戟性腺的刺戟素 把前葉所分泌的一種刺戟素，叫做「普洛蘭」的，注射於幼年的動物，無論雌雄，生殖器都顯著發育，而成早熟的狀態。祇是這「普洛蘭」，和睾丸、卵巢所分泌的性刺戟素不同，在去勢的動物，毫無效果，所以大概「普洛蘭」先刺戟睾丸、卵巢，其結果，促進性刺戟素的產出。就是說，可認為是間接的作用。可是這刺戟素，也多量存在於姙娠婦人的尿內，一時覺得很奇怪，經多數學者研究的結果，纔知道從胎盤分泌出來的。而且這刺戟生殖器的刺戟素，在受胎後十天，便多量出現於尿內，因此在現今，姙娠的早期診斷法上利用著他。那方法雖稍涉專門，因為很有趣味，撮要說明於下：

把姙婦尿注射於處女的兔，因刺戟素的刺戟，卵巢肥大而充血起來，所以姙娠與否，立即確實的診斷出來。祇是這方法，每次為了診斷一個姙婦，必須殺死一頭兔，而且也不大便利。因此黑田博士，預先把卵巢的組織，在兔的眼球上移植好，然後注射尿液。如果姙娠者，眼球的卵巢，便充血泛紅，所以在幾小時後，就能診斷出來；過了幾時，便又能使用，因此非常便利。

此外，還從前葉分泌促進乳汁分泌的刺戟素，及作用於其他內分泌器官的刺戟素等；因爲不曾明瞭的地方很多，所以他們的說明，暫時從略。

（乙）後葉刺戟素

腦下垂體的後葉一方面，到近年來纔漸漸的注意起來，因此正確可靠的智識，幾乎還沒有，不過後葉的抽出物，有促進陣痛的效果，從三十年前，就已知道了，在現今，產科醫生，幾乎沒有不使用他的。這刺戟素的作用，極其正確，且注射後一分鐘，便立即發生強烈的陣痛，能爽利的產生下來。後葉又分泌使腸的蠕動旺盛的刺戟素。此外還有抑制利尿，增高血壓的刺戟素。最有趣的，分泌一種使黑色素增加的刺戟素。注射這刺戟素，皮膚即變黑。中葉裏面，似乎也分泌出某種重要的刺戟素，不過目下，幾乎還一些也不明瞭。

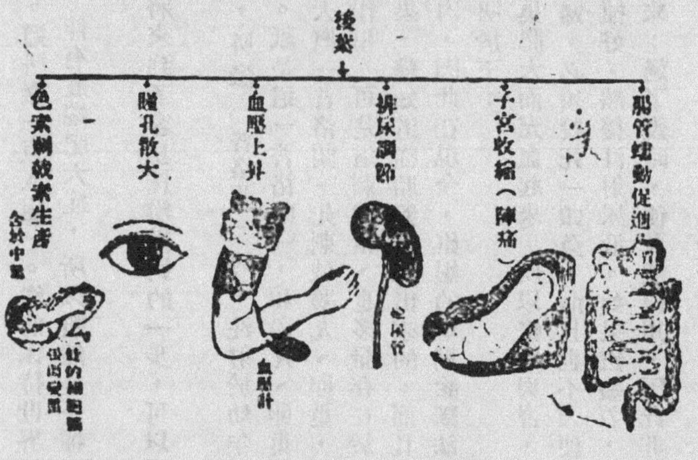

第三十九圖　腦下垂體後葉刺戟素的作用

二　松果腺的刺戟素

就在腦下垂體的附近，有松子般的細小器官，這叫做松果腺。普通從胎兒第六個月的時候，開始成熟，到七歲左右，達到最高度，以後開始漸漸退化。把這松果腺切除，尤其是生殖器的發育，很是顯著。

在人類，腦中發生腫瘍，松果腺被破壞，身心卽同時變成早熟，睾丸、卵巢的發育，尤其顯著，因而生殖器發達而呈異狀。

幼年時代異常聰明的孩子，稱爲神童。但是這神童裏面，有兩種，一種是稟賦特別高超的天才兒童，一種是病態的早熟兒童。到了二十歲，不但和常人一樣，且變成了蠢物，像這樣的神童，多數是這松果腺的疾病。患這種病的人，少年時代，生殖器便已發達如成人，性慾覺醒，也生出精蟲。病症輕的，在精神的活動上，很優秀，重的，則陷於模糊狀態。因此，松果腺的刺戟素，可以認爲和生殖腺並沒有直接關係，祇是和腦下垂體所生出的刺戟素相頡抗，對兒童的肉體、精神的發達，與以適當的抑制，尤其是防止生殖器的早熟的。

就是說，在身體還不曾允分發育的時候，便從事生殖行爲，非身體所能耐堪，所以與以防止。因了養育處優，營養良好，而成熟頗早，從少年時代，對女性便已感覺興趣，以至把寶貴的學業荒廢掉，像這一種人，在富家子弟中，時常可以看到。這樣的不良少年，在大學畢業之前，能注射松果腺刺戟素，把性慾抑制着，無論爲本人着想，爲社會着想，認爲都是很相宜的，可惜刺戟素化學，還不曾進步到那個地步。

三　胸腺的刺戟素

胸腺是位於心臟前上的一對扁平器官。他從嬰兒時代到青春時代，逐漸增大，二十歲以後，漸行萎縮。恰正和生殖腺開始活動同時，開始萎縮，因此疑心他和生殖腺有什麼關係，不過還不大明瞭。把胸腺割出，也沒有生命上的關係，不過在幼少年時候，發育受到妨礙，就中骨骼和生殖腺，尤其不良。

如前面所講的，在兒童的長育上，不但身體增大，體形、智能，必須逐年隨年齡而進行分化。甲狀腺的刺戟素，擔任着這分化的一方面，在肉體的生長上，並不參與。但胸腺和他正相反，單使身體發育增大而不分化，就是說，雖然長得很大，而始終保持着兒童的樣子。用蝌蚪實驗起來，就格外明瞭。用甲狀腺飼養的蝌蚪，分化得很快，在普通的蝌蚪尾部還沒有消失的時候，他已變成了小蛙。但是用胸腺飼養着的，身體長得非常之大，祇有後肢發生，前肢祇是長不出來，始終保持着蝌蚪的形狀。

要之，胸腺刺戟素，在未成青年之前，和甲狀腺刺戟素互相頡抗的作用着，使兩方都不會作用過度，造成功身體和分化極調和的人類。

第六節　生殖的刺戟素

一　睪丸的刺戟素

睪丸的構造　在睪丸內部，有迂曲而像細橡皮管一般的細精管充塞着。把他切成薄片，便是圖中的形狀。那大圓圈，是細精管。在那管子和管子之間，有間質細胞。通常相信男性刺戟素，是這間質細胞所分泌，不過有些人認為也從細精管裏面的精細胞產出。

睪丸刺戟素的作用　男性刺戟素的生理作用，如果概括的講來，可以說是刺戟男性副生殖器官（精囊、攝護腺、陰莖），使之發育，現出男性第二次性徵的。

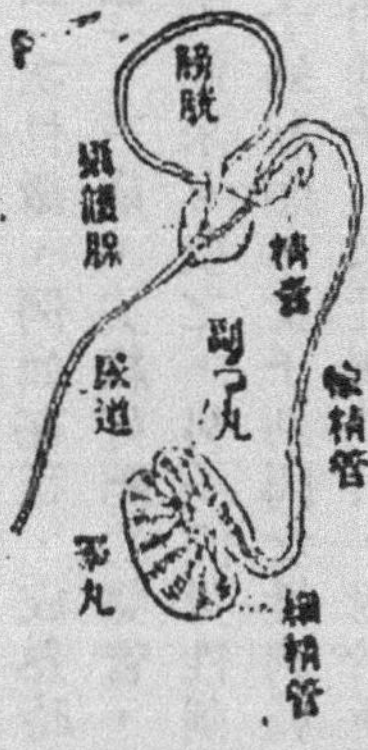

第四十圖　男性生殖器的圖

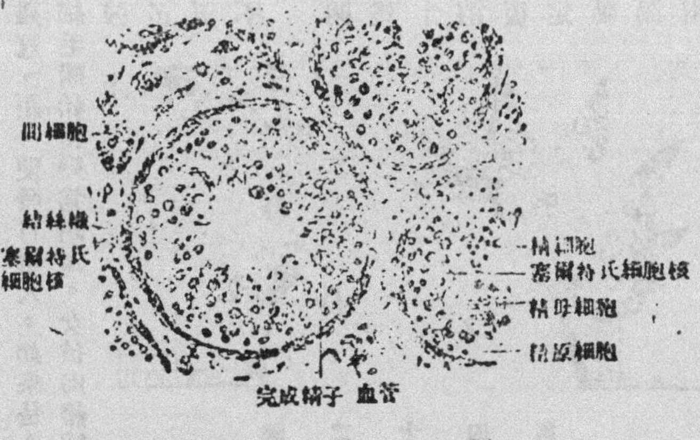

第四十一圖　睪丸的組織

所謂第二次性徵，例如在雞，成熟時，雄性特徵的雞冠、距，便發育增大。如果是人類，男孩到了十二、三歲，尖細好聽的聲音，急激的變粗，細毛開始轉變爲鬍鬚。女孩肉體驟然豐滿而愈加嬌美起來。要之，男子因男性刺戟素而變成剛強有力，像男子的狀態，女子則因女性刺戟素而變成婉孌多姿，像女子的樣子。又性刺戟素，對於新陳代謝也有重要的關係，所以把睪丸從幼年的動物剔出，即陷於發育不良。

去勢　如以前所述，睪丸刺戟素的研究，從雞開始。未曾成長的雄雞，把睪丸除去，便不能變成普通的雄雞，而長成中性的狀態。又把成長的雄雞去勢，約經十天，雞冠開始顯著萎縮，像圖中那樣變小，交尾慾也消失。再把睪丸移植進去，或注射男性刺戟素，不久便回復原狀。因此可以依據這雞冠的增大程度（面積），來檢定男性刺戟素的效力，這叫做「雞冠單位」。又在哺乳動物，如行去勢，生殖器也就歸於萎縮，而且全身的活動力，變爲遲鈍，性慾也逐漸衰退下去。把睪丸刺戟素注射

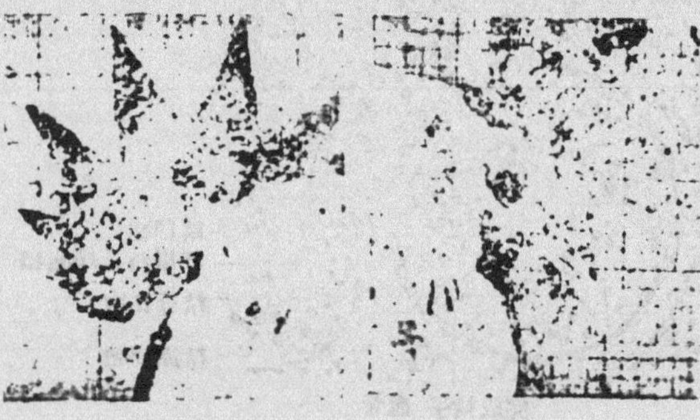

第二十四圖

(右)去勢後的雄雞

(左)注射男性刺戟素而恢復的狀態

定男性刺戟素的效力。這叫做「鼠單位」。

宦官 然則人類如果去勢，現出怎樣的症狀呢？歷來相信去勢後，便精力減退，柔和如女子，並以爲性慾也歸於消失。從前在中國，使宦官掌管後宮的職司，像圖中所見到的，具備著兒童一般的容貌，用來服侍女官，似乎極可以安心的。雖然，漢、唐、明各朝的宮中秘史，不曾是宦官的陰謀史，極盡囂張跋扈的能事，不要說沒有精力，就是平常的男子，也沒有那般長於活躍哩！

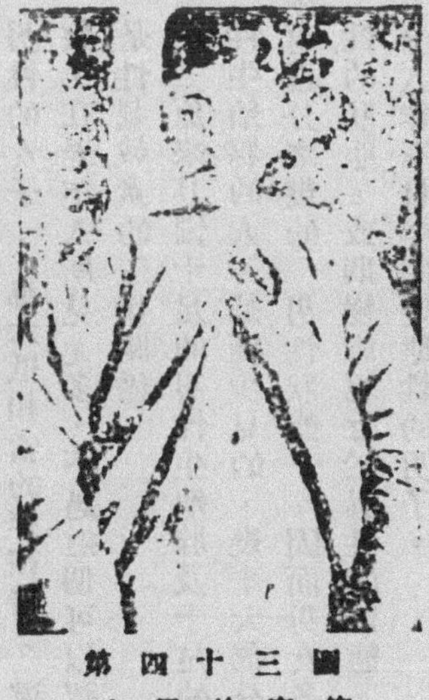

第四十三圖 中國的宦官

在歐洲，當十七世紀的時候，也有把少年去勢，造成高音男子歌人的風氣。著名的索普拉諾歌人塞內西諾，便是去勢男子。這就是去勢以後，便始終保持兒童的狀態，雖到了成人時代，聲音仍不變粗，所以唱得出高音來。又中亞細亞的斯科普特人，在宗教上有一種迷信，認爲如果去勢，便可以補償地上的一切罪惡，從神那裏享受到永遠的幸福。從圖中也可看出，去勢男子，是富於皮下脂肪，缺少鬚、胸毛的中性者。此外，骨盤闊小兒型，生殖器一概發育不良，性慾不大發生。

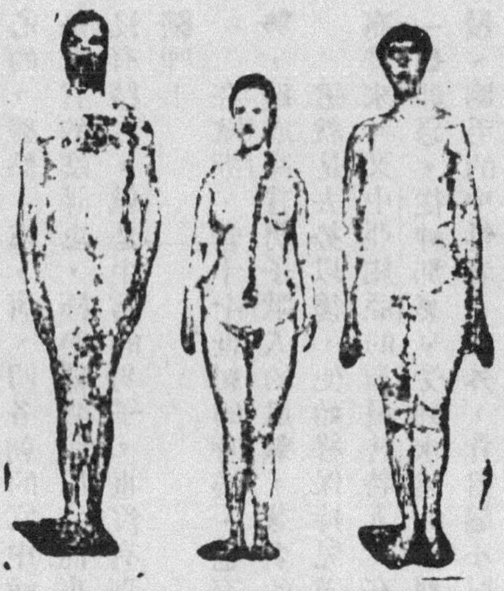

第四十四圖

斷科醫特人

正常男子　正常女子　去勢男子

類宦官症　睾丸的機能，生來就不完全的人，不能完成男性的發育，體格、聲音以及性質，都近似女性，生殖器當然也不完全、或十分瑣小。這叫做「類宦官症」。世上雖則不是類宦官症那樣，而女性的男子或男性的女子，也大抵相當的存在着。這現象，在老年人所見尤多，不過這個可以認爲是性刺戟素的工作關係。

原來具備十足的男性生殖腺及十足的女性生殖腺的人，是極少見的，幾乎大部分的男子，都保有百分之幾的「女性狀態」，女子則保有百分之幾的「男性狀態」。因而男女各自的性刺戟素分泌發生衰退時，其勢就不得不變成中性的狀態，或則變成更近於異性的狀態。女子的男性化，並不感到怎樣的奇怪，但是一方面有令人作三日嘔的變態性的男子。

變態性慾者　變態性慾裏面，以虐待狂、受虐狂爲主，此外、有同性愛等，他們大多數是精神異常者，或則受環境的影響，或則因不自然的習慣等而造成。近年來更有「女裝的美少數是刺戟素的惡作劇所引起。他們不但對於穿著異性的服裝感覺興趣，並且因實行異性的風俗習慣，而能夠沉溺於性的滿足。

其中還有和同性營夫婦一樣的生活，而頗滿足着的。例如女裝的男子，擔任炊事以至縫級之類妻子的一切事務，和男子度着夫婦生活。這一種人，大概在精神上、肉體上，大體具備着異性的第二次性徵、生殖器的發育也不良。這班人，多數在解剖臺上受那最後的審判：「使他們變裝的，是什麼原因？」結果，他們有的在外形上是男子，腹內卻包藏着卵巢組織，有的外觀是女子，腹內卻隱匿着睪丸。像這樣，不幸的他們，受男女兩種刺戟素的作祟，雖然可憐，仍不免受人嘲笑爲變態性慾者。

缺落症狀　如果在靑春期以後去勢，則髭鬚脫落，體脂肪像女性一般增多，男性的第二次性徵，漸漸的失去。精神的活動遲鈍，引起頭痛、暈眩、失眠，記憶力、思考力減退。這現象稱爲「缺落症狀」。這症狀，就是不去勢，如果像初老時期那樣，睪丸刺戟素的分泌減退時，也能引起。

男性刺戟素的製劑　男性刺戟素，主要是含在睪丸裏面，自不待言；但是要從睪丸裏面提取，很不容易，而且從一千仟克的睪丸中所能提得的，祇不過〇．二克。這刺戟素，命名爲「泰斯特斯泰倫」。所以從睪丸（當然是牲畜的）來製造男性刺戟素的製劑，可以說是不可能的。

最近在男尿中發見具有男性刺戟素的效力的物質，在十七、八歲的青年的尿裏，尤其多，現在所販賣着的刺戟素劑，多數是從中學生，兵士的尿中提煉出來的。尿容易大量的取得，不過這刺戟素，從一千仟克的尿中，祇能提得一克左右。因此在現今，隨需要的激增，兵士們的尿，成了寶貨，製藥商人爭奪得很厲害，時常鬧着種種的悲喜劇。這尿裏所提出的刺戟素，名爲「安得洛斯泰倫」，近來這刺戟素，已能從膽脂來合成，而且最近睾丸中的「泰斯特斯泰倫」，也能從膽脂來合成了。

然則這兩類刺戟素，那一方的效力來得強呢？當然是「泰斯特斯泰倫」的效力強，在雞冠試驗，達「安得洛斯泰倫」的一〇倍，在鼠的精囊試驗，達到幾十倍。此外具有男性刺戟素效力的物質，還有若干種，已能合成，從女性的尿中，水楊的雄花、酵母等裏面，也能發見；所以縱使「泰斯特斯泰倫」是有着非常的效力，循環體內的正式的男性刺戟素，究竟是怎樣的東西，現今還視爲疑問。

這裏最有趣的，是男性刺戟素含在女性的尿內，在月經時、姙娠時、產後，尤其多。這刺戟素究竟在什麼地方造成，還沒有明瞭；不過看到男性的尿內，也有女性刺戟素存在的一點，在男子，保有若干「女性狀態」，女子也保有若干「男性狀態」，想起來，也不足爲奇。尤其是看到動物裏面，因患歇私的里病，投意怯弱，最富於女性傾向的雄馬，尿裏面含女性刺戟素極多，上面的話，似乎愈加可以證明。將來刺戟素化學再進步一些，如果尿中所含男女兩性刺戟素的分量，能正確的定量出來，說不定男性刺戟素和女性刺戟素的比率，就可以查明，那個人，女性的傾向備有百分之幾，也可以診斷出來。祇是男性刺戟素和女性刺戟素，在化學上十分類似；所以男性刺戟素在體內循環着的時候，受化學變化而轉變爲女性刺戟素，也未可知。所以根據尿內女性刺戟素的存在，一概斷定那男子受着女性刺戟素的影響，也許是不可能的。

男性刺戟素劑的效果 關於男性刺戟素的效果問題，如果把醫生的報告和經驗者的話做根據，則有效說和無效說各居半數的樣子。但有效說方面，也不一其說，有的說元氣增長，而性慾上毫無效果，有的說僅血壓低降，有的說頭腦清明。

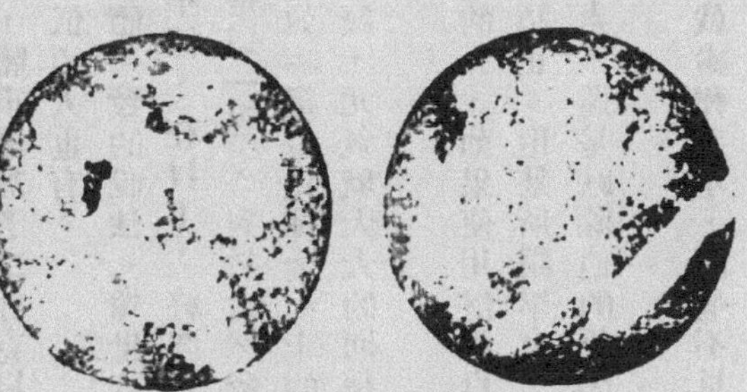

第四十五圖

男性刺戟素的結晶

(右)含在睪丸中的「泰斯特斯泰倫」

(左)含在男尿中的「安得洛斯泰倫」

單從理論上看來，男性刺戟素至少對於類宦官症，或缺落症狀，應當有極大的效果。而實際上，對於這類病症，如果長久注射着有效製品，也的確可以收到相當的效果的。理化研究所把最近合成的睪丸刺戟素，令多方面的人試用，根據那報告，大體如下：六十歲以上的人，把濃厚的製品，十天以上連用，則增加食慾，頭腦顯著明斷起來，祇是有性慾反應的人，估極少數。五十歲的人，元氣確實增進，精神感覺暢快，祇是關於性慾，有效無效，各居半數。

四十歲的人，很不一律，有認爲回到青年時代那樣年輕的，也有以爲全然沒有什麼反應的。還有的報告說，肥胖的人，減輕了七、八仟克，瘦的人，體重增加了二仟克以上。

高血壓者的報告，大體都有良好的成績；不過全然不降低的人也有。

要之，目下一般刺戟素學者和醫生，似乎有下面那樣大體一致的說法。像世人所想像的那樣，單靠男性刺戟素，來延長生命，使老衰的人重新變爲年輕，在目下，終究是不可能的。他的效能，祇不過使老衰的人，多少回復些元氣罷了。就是這一點，對於自然發生的生理的老衰，似乎也沒有多大的效果，寧可在早衰的人，倒頗有成效。這好比揮金如土的浪子，無論給他多少錢，也是無濟於事，如果窮人的手裏，弄到一百塊錢，元氣就大大的回復過來，但是在殷富的人，拿到區區一百塊錢，一些也不覺得什麼。

所以我們可以認爲精力開始衰退、四十五、六歲的初老的人，如果使用信用卓著的刺戟素劑，那末確實是有效的，而且老衰的進行，大概也多少可以防止。但是所謂早衰，在由於過勞不攝生或營養障礙等而發生者的時候，與其注射高貴的刺戟素，還是祛除他的原因，比較有效得多，這一點，是應當記着的。

有一個四十歲的男子，爲了要使精力回復，繼續注射刺戟素劑半年，而毫不見效，遂行廢止。後來他偶然發生齒齦炎，注射了幾次生活素C。可是齒痛痊愈，同時開始感到了近々沒有的強烈的性衝動。於是那個完無營養學識的人，對每個會見的人，很得意的宣傳着生活素C，是比刺戟素更加有效的壯陽藥。不過我們要知道，那個人是非常厭惡果物、蔬菜的人。（生活素類對於生殖有重大的關係，讀者還沒有忘記吧？）時常有人問起，男性刺戟素吃下去，也能見效嗎？在動物試驗，把「泰斯特斯泰倫」給他服下，則大約需要十倍於注射的分量，所以極不經濟。

性刺戟素與性慾 在雞、鼠，施行去勢，性慾即全然消失；但是到了狗一類的高等動物，性慾不一定就會消失，在成熟以後去勢的狗，如果以前有過性的經驗，那末性慾仍然殘留着。在人類的情形，如果是到了成年的人，施行去勢，也不一定就會發生陰萎，還有精蟲雖沒有，精液仍行產生。就是說，對於性交，沒有什麼不相宜的，居多。

相傳明朝熹宗時候的宦官魏忠賢，和熹宗的乳母奉聖夫人通姦，紊亂朝綱。中國的宦官是犯了重罪，施行宮刑的人，所以大部分該是成熟後被去勢的。

此外，如果小時候行去勢，在理論上，性慾應當是不會發生的，但事實上也未必見得。在君士坦丁堡，因造成沒有性的能力和性慾的奴隸，把黑人的兒童去勢，但是絕對沒有性慾的宦官，終究不能得到云。

從這些事實看來，知道人類的性慾一件東西，大概是精神上的產物，不一定是祇受睾丸刺戟素的支配的。

雖然如此，我們也不能就此斷定性慾全然是精神上的產物。性慾大部分關係於性刺戟素，乃是無疑的事實；不過和其他的刺戟素，例如腦下垂體、腎上腺皮質所分泌的刺戟素等，有着關係，也未可知，所以性慾亢進爲目的而應用男性刺戟素時，也有滿意的人，也有失望的人。多數的情形，約經五、六次的注射，多少感到生理狀況的改進，而在性慾上，以並不發生何等反應爲普通。祇是在堅信男性刺戟素能促進性慾的那種人，注射以後，由於自己暗示而感覺性慾亢進的，也有。在這種情形下，如果變爲精力的浪用，一定會留下不良的結果。但一方面，生殖腺衰退的人，因長期繼續着性刺戟素的注射，而治愈缺落症狀，或因食慾增進，而見到營養狀態的改善，則自然恢復活力，而感到精力的發旺滋長的，也未嘗沒有。

其次，性慾的異常亢進，究竟是不是性刺戟素的異常分泌，目下還不能明瞭。祇是男女的生殖腺刺戟素，具有互相反對的作用，由於動物試驗，可以知道。例如把卵巢移植於雄兔，那兔的睾丸即萎縮下去。因此可以認爲性慾異常的男子，如果注射女性刺戟素，也許可以使他鎮靜下去吧？

但是也有這樣的試驗，就是把卵巢移植於雄的土撥鼠，在那睾丸健全發揮着機能的期間，仍不能與以何等影響。兩性刺戟素究竟有沒有相反的頡抗作用，現今還不明瞭。並且性慾也不會單受性刺戟素支配，因此決不適用於人類。

禿頭與荷爾蒙　人類在各部分發生着的毛髮，和荷爾蒙有密切的關係。尤其是生殖腺的發達，和毛的發生密切相關，我們從鬍鬚、腋毛、陰毛等，隨春情期發動而開始發生，以及宦官、類宦官症不見這類毛的發生等，可以明瞭。此外，在生殖腺作用容易發生變態的男女的更年期，往往顯現圓型禿髮，又在睾丸萎縮症，伴發脫毛症。

其次，甲狀腺呈現異常的時候，也發生脫毛。例如在甲狀腺荷爾蒙分泌亢進而引起的巴西多氏病，其七五%發生脫毛；又甲狀腺的機能反而低下，毛髮也脫落。還有腦下垂體的機能如果衰退，也就脫毛。因此，近來已經有應用性荷爾蒙及甲狀腺、腦下垂體等的荷爾蒙，來治療禿髮的了。

世上禿頭的種類，十分龐雜，因此可以按照系統，把他們逐一分類，何者屬於甲狀腺系，何者應列入睾丸衰頹型一類；可惜現今的荷爾蒙學，還不能進步到這個程度。他的起原，也有發生於從前的梅毒的，也有起因於營養障礙的，這些夾雜在裏面，使禿頭的種類，愈加複雜。目下祇有圓型脫毛症（光禿的頭皮，像癬斑一般，散在頭上各處），能夠在荷爾蒙方面着手。這種禿頭，是世上很多的古怪病症，以前大多採用着太陽燈療法，但是變成惡性，便無法使毛髮再生。可是在無意中，發見圓形禿髮患者的腦下垂體，發生着壞疽性的變化，現已能應用腦下垂體荷爾蒙的注射，作為他的治療法，且獲得相當的效果。

照這種情形，荷爾蒙學再進步下去，老年人的禿頭，姑且不論，至少年輕人的禿頭，將來可以藉刺戟素療法來簡單的補救，是很有希望的。祇是關於白髮和刺戟素究竟是否有關係，目下還找不得一個頭緒。

返老還童法可能嗎　長生不老，是大家所熱望而竭力追求着的，所以歷來所採用的長生不老的靈藥、祕法，多至不可勝數，並不足怪。祇是其中究竟是否有正式可靠的呢？

歷來認爲著名的「養生訓」，是留心食慾、睡眠慾、性慾三項，另外附加「閉精不洩」的中絕法，作爲防止早衰的祕法。當然，精力的濫用，損害健康，是無疑的，所以注意性慾，可算是長壽法的一種。祇是中絕法究竟能不能防止老衰，卻是疑問。

從前的人，對於長壽所抱的願望，是消極的，如果大體保持健康而活得壽長，似乎就很滿足了。但是近代人所希望的，非但壽長，同時還要精力旺盛。就是說，不要說注意性慾，更非老當益壯不可。

不過假使是十分健康，精力自然也就旺盛了，所以這一點是不用說的。祇是近年來所喧傳着的返老還童法，可以看出，祇着重於目前性慾上的返歸青春，並不一定希望着活得壽長，因爲性的享樂和長壽是不兩立的。自古以來，認爲性的過勞，是極能損害健康而陷於腎虛，誘起早衰的；這一點，也能由動物試驗，觀察出來。

在理化研究所，因爲提取純粹的生活素E，而加以試驗，養着許多生活素E缺乏的處女鼠。在試驗生活素E的效力時，把生活素E供給那些雌鼠，使他們受胎，觀察分娩是否順利。

此時揀選頗健全的雄鼠，供交配使用，爲了避免試驗上發生錯誤，使一頭雄鼠，交配三十頭的雌鼠。於是這雄鼠，起初好像非常愉快，完成他的使命，結果使三十頭的雌鼠，全部受胎，可是那雄鼠，不到幾時便萎頓而死了。

當然，長壽法的一面，也可以說是性的返老還童法；不過這裏所講的返老還童法，單指含有性的意味者而言，並且也祇就科學的方法，來檢討他究竟是不是可能的罷了。

斯泰納哈的返老還童法　一九二〇年維也納的斯泰納哈，取老朽的白鼠，把一方的輸精管結紮起來，見精力非常轉強，年齡減輕，甚至性慾也顯現出來，而且這狀態繼續到幾個月。於是他像下面那樣來說明這現象。

輸精管被紮住一方的睾丸，因精蟲的出路阻塞，細精管萎縮，以至不能製造精蟲。細精管周圍的間質細胞，相反的增殖起來。睾丸刺戟素的製造場所，是這間質細胞，所以間質細胞如果發達，刺戟素的分泌便變爲旺盛，因而現出上述的效果。

這斯泰納哈的返老還童法，受到世界上很大的歡迎，在中國、日本，都有人嘗試過。但是這方法，不過暫時使性慾變爲旺盛，不到幾時，便比以前更老衰起來，在現今已經全然被遺忘了。

睾丸移植法　最近法國的窩羅諾夫教授，根據長期間的動物試驗，得到下面那樣的結論：「人類機械的一部破損時，如果向別處求得那部分品的新品，而加以更換，就可以使人類機械全體，再像原來那樣活潑的運轉。」在猩猩、狒狒一類最近似人類的動物身上，將得那部分品的製造工場，不消說，就是把狒狒的富於活力的睾丸取來，移植於老衰的人，使他返童。把他實施於四十個老人，以九〇%的成功率，而獲得良好的效果。圖的右方，是七十三歲的老人，已十分老衰；但是施行這手術，在三個月後，年紀驟然減輕，變成可以勞動了，在三年後，像圖左方那樣，愈加年輕起來。

這部分品的補給，不限於睾丸，在卵巢、甲狀腺等其他的刺戟素器官，也能施行。窩羅諾夫曾經（一九一三年）把類人猿的甲狀腺，移植於十五歲的白癡少年，宣告成功，據說在四年後，竟變成可以服務兵役了。

第四十六圖

應用睾丸移植的返老還童

（右）手術前的七十三歲　（左）手術後的七十六歲

為了使這部分品的供給豐富，法國政府對於棲息在法屬非洲的猩猩，禁止獵殺。一方面，窩羅諾夫教授也在南非洲的格利馬治地方，設立猩猩的牧場，以謀繁殖。

祇是這利用睾丸移植的老衰防止法裏面，還有一些疑問殘留着；因為睾丸移植後，經過五、六年，似乎就失去效力，而第二次的移植，是否可能，目下還不能明瞭。如果這一步能成功，那末在返老還童法裏面，要算最有價值的了。

應用刺戟素的返老還童法　如果將來性刺戟素化學再行進步，以至造成比現在市上出售着的貨品更有效力更濃厚的東西，那末我們就有充分的希望，能獲得相當的效果。還看了女性刺戟素的例子，可以意想得到。初期出售的女性刺戟素，因為沒有多大的效果，一時對於刺戟素療法的是否有效，發生了懷疑；但近來已能造成以前五千到一萬倍那樣濃厚的東西，於是漸漸的認識了他的效果。要之，起初的製品，因為刺戟素的含量頗少，幾乎是沒有效力的。

不過強力的性刺戟素，即使已能造成，不要說七十歲的老人，就是五十歲，要想使他回復青春，終究是辦不到的；而且睾丸機能全然停止的老衰者，非繼續加以供給不可，也是一件麻煩的事。對於睾丸機能開始衰退的四十歲的人，補給性刺戟素，固然有相當的效果，但是要想靠刺戟素的注射，使睾丸的機能恢復而變為旺盛，也是不可能的。

不但如此，在動物試驗，長久注射男性刺戟素，睾丸就反而萎縮起來，就是說，睾丸開始老廢。任何器官，如果廢置不用，便漸漸衰退起來；睾丸如果沒有製造刺戟素的必要，他的工場，也就歸於停閉。所以在睾丸還沒有十分頹廢的時候，還是注射腦下垂體刺戟素，比較合理得多。因為像以前所講的，從腦下垂體裏面分泌一種刺戟素，能鼓舞睾丸的緣故。

原來腦下垂體的機能，在三十七、八歲達到最高度，所以人類精力最旺盛的時候，大抵是四十歲左右。我們應當認為，從此以後，隨腦下垂體的衰頹，漸向老衰進行。因此如果努力注射腦下垂體的刺戟素，那末衹要是四、五十歲的人，當然就會相當的年輕起來。

不過這刺戟素，濃厚的還不能輕易的、廉價的而且多量的取得，在化學上也無法合成，（這刺戟素認爲和蛋白質的質地相同，所以在現今蛋白質的合成還不可能的時候，終究沒有合成的希望。）因此，要把他應用於返老還童法，很是困難。但在有錢的人，認爲可以把這腦下垂體刺戟素和男性刺戟素，一同使用起來；這樣，一定會獲得極好的效果。衹是過於把他連用，到那時候，腦下垂體的機能，就會開始弛怠起來，所以非要留心不可。

此外，甲狀腺、腎上腺皮質、松果腺等所分泌的刺戟素，也直接間接和生殖器有關係，在前面也已講過；就中甲狀腺的分泌機能不全時，使睾丸的發育不良，精蟲生產遲延或停止，腎上腺除去，也能抑制精蟲的形成，和第二次性徵的發顯。像這樣，各種刺戟素，在生殖上都有着相當的關係；所以我們可以認爲，如果刺戟素的研究更行進步，他們整個的面目能夠闡明，那末返老還童法就可以比現在更勝上幾級，提高他的水平線了。

長壽法　其次，講到能不能靠刺戟素療法來延長壽命，在現在的時候，還全然不能知道。衹是一切刺戟素器官的機能衰頹時，發生老衰的這一點，是我們可以意想得到的。一切刺戟素器官的盛衰，和營養是有密切關係的，所以關於壽命，非牽涉到更根本的營養、保健等問題不可。營養不良、疾病，能使刺戟素器官衰弱，不攝生和過勞等，也能使他的機能衰退。

我們還知道營養障礙，尤其是生活素類、鈣分等的不足，能使刺戟素的分泌，大爲減退。

因此，終究回到了古老的養生法，爲長壽法之鑑缺的一點。如果把他更近代的科學的講起來，就是：

（一）對於食物，與以營養學的注意。

（二）熟睡。

（三）避免一切的不攝生。

（四）取得適當的運動和日光。

惟有忠實而不斷的實行這四個條件，這一種堅強的「意志」，纔是構成長壽法核心的要素。

二　卵巢的刺戟素

卵巢的構造　卵巢，不消說是製造卵子的器官，這卵子，經輸卵管，而行向子宮。然則這卵子，在卵巢的什麼地方製造的呢？把卵巢切成薄片，用顯微鏡觀察起來，像圖中所看到的，有大的橢圓形洞穴。這叫做「卵胞」或「濾胞」，卵子便產生在這裏面。這卵胞從極小的原始卵胞，逐漸發育，而成爲成熟卵胞。

在人類，這卵胞大體在月經和月經的中間時期破裂，散出其中的卵子。破裂的卵胞，後來出血，周圍的組織新生，使空胞填滿，

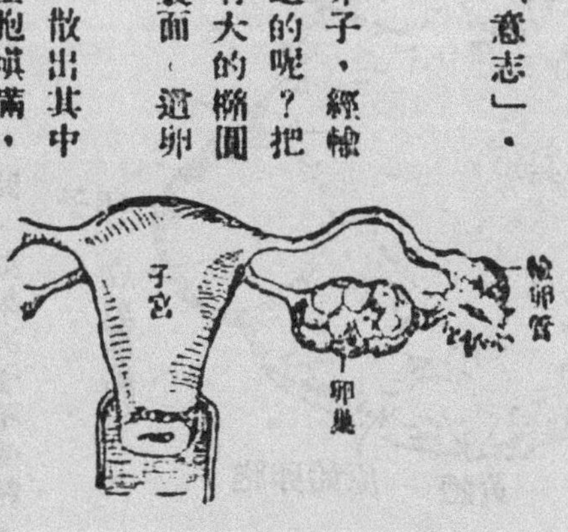

第四十七圖　女性生殖器略圖

變成所謂「黃體」的東西。這叫做「月經黃體」（假性黃體）。此時，如果卵子不受精，新的卵胞再破裂，發生第二個黃體。舊的黃體，萎縮而成爲白體。

卵巢的生理　卵胞成熟而排卵，成爲黃體，再新的卵胞，變爲黃體，像這樣的變化，如果是人類，大抵每二十八日返覆一次。但如發生妊娠，月經黃體便變成「妊娠黃體」（眞性黃體），在妊娠中活動。在這個時候，新的卵胞，當然停止活動。不過這卵巢的週期變化，和子宮黏膜的週期變化，即月經週期，有密切的關係。就是子宮黏膜，隨卵胞的成熟，而逐漸增殖加厚，排卵以後，使其增殖愈盛。等到破裂的卵胞，變成黃體，黏膜裏面，像圖中（4）那樣，形成許多分泌腺，非常充血起來。此時如果是不受胎，這肥厚充血的黏膜，便行崩壞。這就是月經的開始。

這子宮黏膜的週期變化，怎樣發生的呢？還是

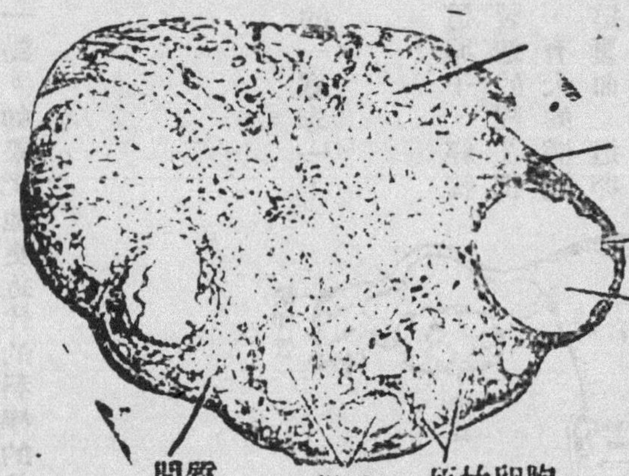

第四十八圖　卵巢的構造

卵胞所分泌的「卵胞刺戟素」和黃體所分泌的「黃體刺戟素」作用的結果，就是卵胞和子宮黏膜，由於這兩種刺戟素，而獲得極巧妙的連絡。這一點到後面再詳細說明，這裏先要把這些刺戟素的生理作用，敍述明白。

女性刺戟素，像以上所講的，卵巢分泌的刺戟素，有卵胞刺戟素和黃體刺戟素兩種，所以和睪丸不同，他們的作用，頗為複雜。女孩在未曾破瓜以前，兩面的卵巢，完全除掉，便決不會有月經發生。在肉體上、精神上，都不發育為女性狀態，體格粗剛，現出中性的傾向來。生殖器的發育，當然十分不良。如在幼年時候施行去勢，也和睪丸一樣，全身的發育很惡劣。其次，在成長以後，把卵巢除掉，也就發生頭痛、暈眩、記憶力減退，精力也衰弱，呈現所謂「缺落症狀」。

此外，雖不去勢，而卵巢機能不全時，也總成不見月經，或伴發月經痛；還有到更年期，卵巢衰退，也呈現缺落症狀。此外，不感症（性慾消失或快感缺乏的病症）也可以認為卵巢機能不全的緣故；不過不一定是如此，屬於精神上的缺陷的，

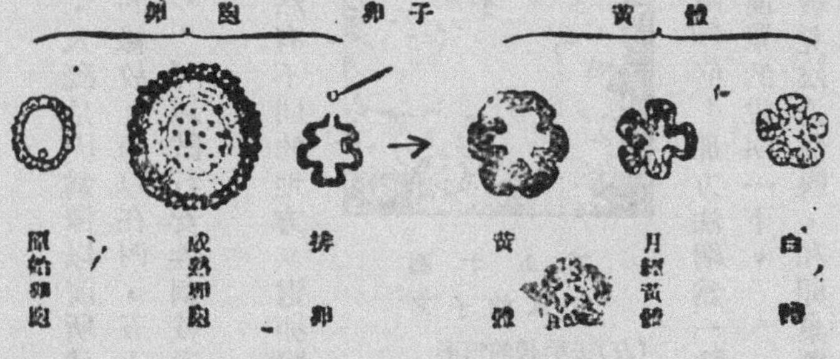

第四十九圖 卵胞的成熟和黃體的變化順序

也很多。

在上述的情形，如果補給女性刺戟素，便能收到相當的效果；大概是因爲像以前所講的，市上出售的女性刺戟素，和男性刺戟素不同，是非常濃厚而強力的緣故。所以在四、五十歲的老年婦女，如果常年感覺頭痛、暈眩、耳鳴等，或患着臉躁症的，可以試行女性刺戟素的注射。

卵胞刺戟素　上面講過女性刺戟素有兩種，他們的作用，當然有不同的地方。這卵胞刺戟素，如其名稱所示，是卵胞的內莢膜所分泌，能促進子宮及其他生殖器的發育，對於全身的發育、新陳代謝、神經活動等，也有着密切的關係，恰正和睪丸刺戟素的地位相同。所以在幼年的去勢鼠，注射這刺戟素，子宮即發育肥大；因此卵胞刺戟素劑的效力，能夠依據去勢鼠子宮的增大程度來檢定。雖然，這方法，每次必須把鼠殺死，很是麻煩，因此在近年來，已用別的方法，可以簡單的試驗了。女性刺戟素的研究，所以比男性刺戟素進步得更快，便是這緣故。那方法稱爲「陰道反應」，雖然稍嫌專門，在普通的人，也許有感到興趣的，因此想簡單的說明一下。

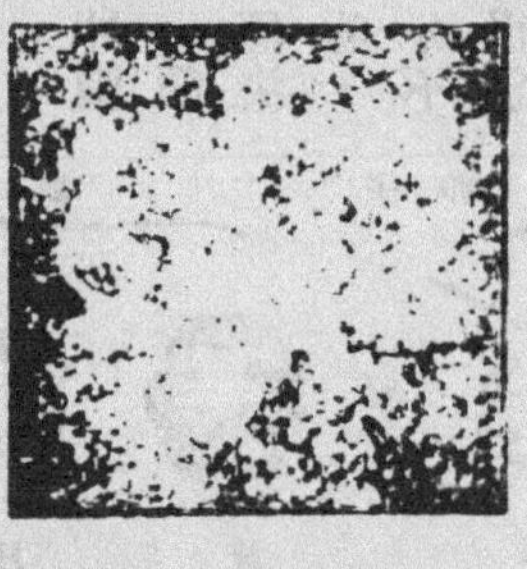

第五十圖　白鼠的子宮
(左)去勢後的情形
(右)去勢鼠注射卵胞刺戟素後的情形

一九一七年斯得卡和郎格等，用土撥鼠、白鼠研究的結果，發見陰道黏膜，和卵巢刺戟素的消長相並行，而發生週期的變化。例如雌鼠，成熟後，每四天半，顯現一次興奮期，而返覆着靜止期、興奮前期、興奮期、興奮後期的四個時期。當然，雌鼠祇有在興奮期，容許雄鼠交配。不過怎樣看得出來呢？用白金絲把陰道的內容物（陰道垢）取出，用顯微鏡觀察，就能正確的認出圖中一樣的變化。

怎樣會生出這種變化來的問題，因爲過於專門，說明從略；要之，由於卵胞刺戟素的分泌而發情，陰道黏膜充血起來就是了。因而在去勢的雌鼠，不見這性的週期變化發生。但注射卵胞刺戟素，便行發生。因此如果應用這方法，便能把刺戟素的效力，正確的檢定出來，而

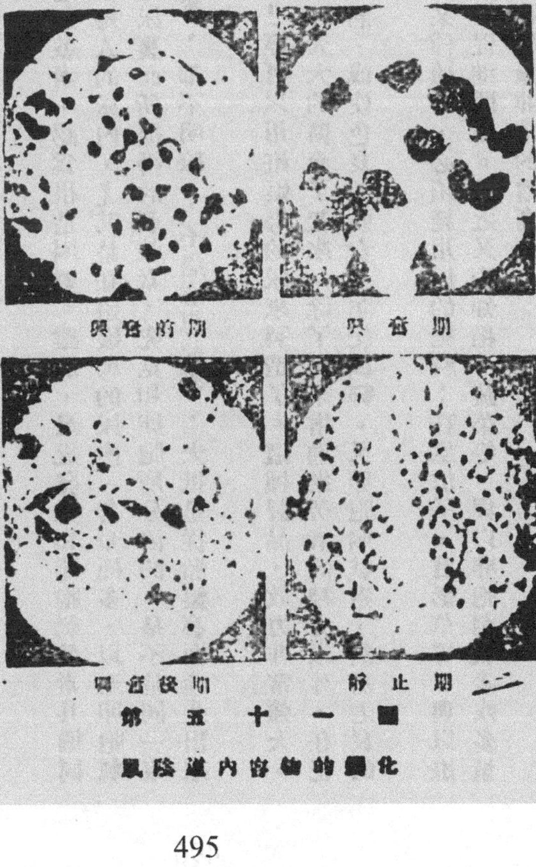

第五十一圖
鼠陰道內容物的變化

動物可以一些不受損傷 又把卵胞刺戟素注射於幼年的鼠，先子宮、輸卵管等生殖器，急速發達，其次陰道開口，同時顯出乳腺的發育。因此這刺戟素，又叫做「發情刺戟素」。這卵胞刺戟素，在卵胞液內，當然含得很多，黃體內也有，此外，血液、尿、胎盤、胎兒血液、羊水、乳汁、唾液等內，也能發見。

但是從這些東西裏面提取這刺戟素，認爲很是困難。雖然，最近發見和卵胞刺戟素具備同一作用的物質，多量出現於姙娠婦人的尿內，尤其是在姙娠馬的尿內，含量極多，以至卵胞刺戟素，已經可以容易提得了。這尿裏面所提得的刺戟素，究竟和卵胞所分泌的，是不是同一東西，他又是從什麼地方產生出來，都不明瞭；不過遐想起來，大抵是從胎盤裏面產生出來的。

近年來，卵胞刺戟素劑，也已經可以用姙娠馬的尿來製造了。這種製品，效力非常強大，售價也很低廉，因此應用的範圍，大大的擴充了起來。除了用來增進過勞者的精力以外，在花柳界裏面，也用來促進雛妓的成熟，或使色衰的妓女，年紀減輕。又卵胞刺戟素，對於老衰的婦女，也有相當的效果

女性刺戟素與植物　相傳在某種植物，必須施用尿的肥料；在風信子、君影草等，與以姙娠尿中所提出的女性刺戟素，便能促進開花。最近又查知稻、蔬菜等，與以卵胞刺戟素或多量含有這刺戟素的姙娠尿，能使其收穫量非常的增高。

但在植物的芽裏面，有所謂「奧克辛」的成長刺戟素存在，而這「奧克辛」，人尿裏面也有得含着。這刺戟素對於植物有沒有肥料的效果，動物吃了這刺戟素，發生什麼作用，都不明瞭。據最近的研究，在人造海水中，硅藻類決不能發育成長；可是其中稍給含有「奧克辛」的天然海水少許，不久即行繁殖。

性刺戟素與癌腫　近年來有一種學說，認爲性刺戟素多量使用，便會發生癌腫，使愛用刺戟素的人，爲之惴惴不安。如果把他的根據考査起來，便覺得無需怎樣憂慮的。這個學說的起源，在於法國的某學者報告說，特種的鼷鼠，（此種鼠，生後約半年，即有七五%自然罹患者癌腫）如果經半年以上，注射非常多量的女性刺戟素，便發生癌腫。原來性刺戟素，是能够促進細胞的發育的，所以在癌細胞潛伏着的鼠，如長時期非常大量的與以注射，則促進癌細胞的發生，是當然的；而在人類，並沒有像那樣多量注射，大約祇消用那一萬分之一的分量，就能獲得充分的效力了。所以這一點，是用不到擔心的。

黃體刺戟素　這刺戟素，在前面已大略講過，是生在卵巢裏面的黃體所分泌，他的生理作用，和卵胞刺戟素異趣。

把黃體刺戟素注射於動物，發情即停止，子宮呈現姙娠狀態。就是說，子宮黏膜的分泌腺增加起來。此時，實際上並沒有姙娠，所以稱他是「擬姙娠」。

至於像猿一類有月經的動物，則子宮黏膜引起月經前的狀態，而充血起來。所以黃體刺戟素，是刺戟子宮黏膜，引起分泌的變化，使受精的卵子，容易着生在子宮黏膜上的。如果卵子是不受精，黃體便萎縮，刺戟素的分泌衰退下去，所以充血的子宮黏膜，破裂而發生出血。這便是所謂月經。但在受胎的時候，黃體發達，刺戟素的分泌，變爲愈加旺盛，促進着生的受精卵的發育。

黃體刺戟素，能從黃體裏面純粹的提得，命名爲「普洛格斯泰倫」。最近由物泰南，從豆油中所含的「斯泰格馬斯泰林」，用人工的方法可以合成了。

這刺戟素劑，大都應用於月經異常，尤其是月經過多等；因爲價值極貴，還不能十分廣用。

此外還認爲從黃體內產出弛緩骨盤韌帶的一種刺戟素，就是說，這刺戟素有擴大產道的作用。

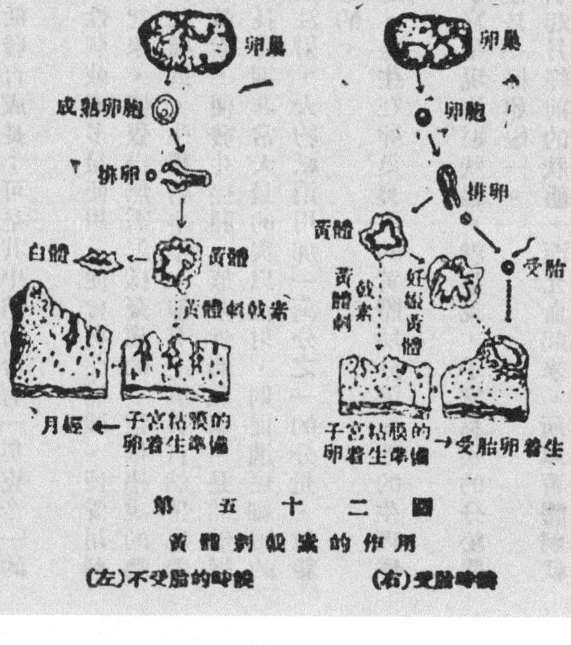

第二十五圖
黃體刺戟素的作用
(右)受胎時候　(左)不受胎的時候

卵巢刺戟素與月經週期 月經的週期，因人而異，也有二十天左右的，也有第三十五天而出現的 但正常的月經，普通是每二十八天，返覆一次。這週期的變化，由於卵巢刺戟素的作用而發生 當月經終了的前後，生在卵巢裏面的原始卵胞，受腦下垂體刺戟素的刺戟，開始活動。卵胞刺戟素的分泌量，隨這卵胞的成熟，而逐漸增大。這刺戟素刺戟子宮，使其黏膜增殖。卵胞成熟時，即破裂而排出卵子。這排卵的時期，是月經和月經的中間時期，所以月經週期二十八天的人，應該相當於下次月經開始以前的第十四、五天。

排卵後的卵胞，由於腦下垂體刺戟素的作用，變化為黃體，以至分泌黃體刺戟素。這刺戟素，刺戟子宮黏膜，引起分泌的變化，使受精卵可以容易着生。此時如果卵子不受精，充血的子宮黏膜，便破裂而引起月經。月經週期是像上面那樣，全由卵巢刺戟素週期的分泌作用來造成的。

生育節制 關於生育節制的可以不可以，一般人根據種種立場，熱烈的議論着；不過由於當時的健康狀態、經濟狀況等關係，對於生育不得不暫時加以節制，這種情形是時常會有的。

現在應用各種不自然的方法，來達到避妊的目的，似乎很流行着；不過在生理上最合理的方法，大概就是利用以上所講的月經週期間隙的一種了。在日本，歷代相傳，把月經後一星期認為受胎期的一種假說，到現在好像還被一般人所信奉着；但是這個假說，和實際是全然相反

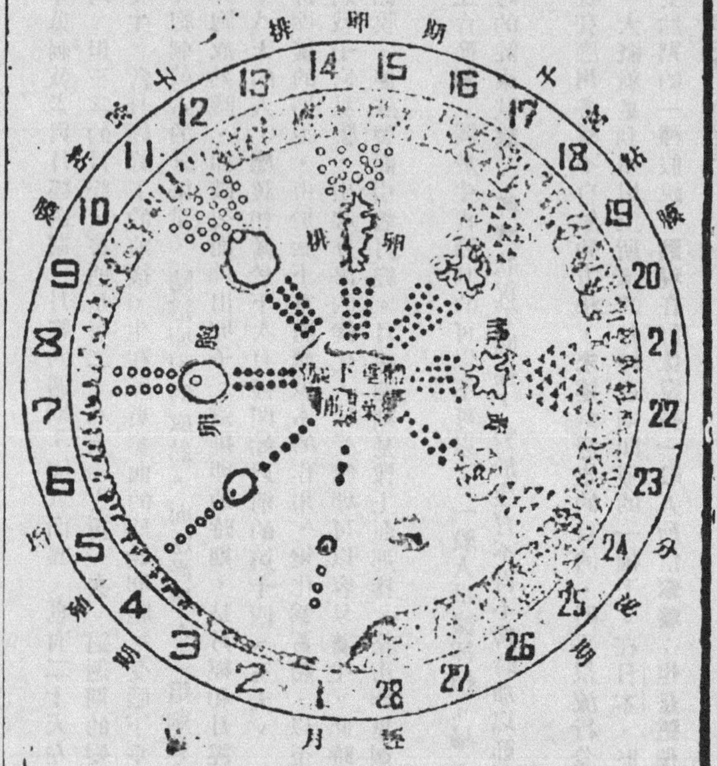

●●● 腦下垂體前葉卵胞成熟刺戟素

■■■ 腦下垂體前葉黃體形成刺戟素

○○○ 黃體刺戟素

△△△ 卵胞刺戟素

第五十三圖

卵巢週期與月經週期關係模型圖

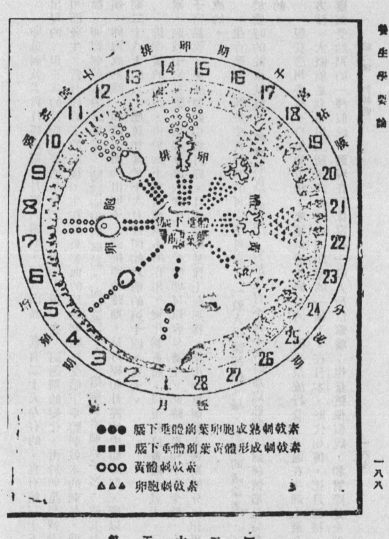

的。像以上所講的，排卵期是在月經和月經的中間，這前後的五天以內是最危險時期。

雖然，預知下次的月經時期是不可能的，所以正確的計算排卵時期，很是困難。不過月經週期大略一定的人，例如二十八天的人，則月經開始後第十四、五天，是排卵期。所以在這前後約十天以內，如果加以注意，那末可以說很安全的。而月經的直前直後，也可以說是最安全的期間。如以前所述，卵胞的成熟，是刺戟素作用的結果，所以應當可以用刺戟素劑的應用，來避姙。實際在動物試驗，也的確能夠成功。例如注射黃體刺戟素於動物，卵胞的成熟，便受抑制，能經過頗長的期間，不受胎。

又認為在腦下垂體刺戟素裏面，應用助長黃體作用的「普洛蘭」B，能達到暫時避姙的目的。不過這些方法，還不能達到適用於人類的一步。但將來刺戟素學如果更行進步，我們就有充分的希望，可以應用各種刺戟素，把月經週期隨意的提早或延遲，固然不必說，而且也可以在生理上毫無障礙的來避姙了。

第七節　男女兩性是怎樣決定的

世人大抵都希望能夠產生男孩，因此關於如何能夠獲得男孩的問題，歷來就很有人研究着。

在一百幾十年以前，有一個名叫德雷耶柯爾的人，關於「雌雄兩性如何決定」的問題，發表他的新學說時，據他說，以前所提出的假說，已有二百六十二種，他自己的，是第二百六十三種了。從來性別決定問題，雖然像這樣絞盡多數學者的腦汁，關於他的真相，終究不曾得到什麼收穫。

這許多假說裏面，暫時爲多數人所信仰的，有一種是叫霍夫厄凱爾、薩德雷耳法則。這假說，認爲性的決定，關係於兩親的年齡，父親的年齡高於母親的年齡時，多產生男孩，如果相反，則多生女孩。但後來查考多數統計的結果，知道這也未必是事實。

還有奧爾欣斯基，認爲兩親裏面精力旺盛的一方，生產和他自己同性的小孩。這假說頗有勢力，到現在信仰他的人，好像還相當的多。此外還有各種的假說流傳着，不過都是從小規模的統計調查產生出來的就是了。如就廣大的範圍，收爲多數的統計看來，則無論在人類或家畜，兩性的生產數，終究都表示大略相等的數目。

應用性刺戟素變更兩性　最近有一種極動聽的研究，在進行着，就是說，由於性刺戟素的應用，無論男性女性，都可以任意獲得所希望的小孩。這研究是把女性刺戟素，在雞蛋內注射着，孵化出來的雞雛，便一概是雌的。就是本當變成雄性的雛，他的睾丸組織，因女性刺戟素的作用，發生變化，成爲卵巢組織。因此，如果這雌雛能夠照舊發育成長爲完美的雌雞，養雞業的人，將怎樣的高興！但是可惜這變態的雌雛，到了正要變成母雞的時候，仍舊回復過來，變成了雄雞。

將來這種研究，如果更行進步，大概在某程度以內，可以造出人造的雌性。不過要容原到供採卵應用，目下應認爲終究是不可能的。

男女的性別由精蟲決定　然則男女的性別，究竟是什麼時候決定的呢？如就上面雞卵的例看來，可知卵的時代，性別早已決定。

據最近的研究，已知道雌雄的分別，是在受精的刹那間決定的，而且那決定權，由精蟲掌握着。所以過度的生育女孩，責任決不在妻子。然則這種重大的權能，究竟寄託在精蟲的什麼地方呢？在說明之前，不可不把精蟲和卵子的構造及來歷，預先解說一下。

細胞的構造　不限定精蟲、卵子，任何細胞，用顯微鏡觀察起來，在中心都有所謂「核」的東西，在這核內，可以看到絲一般的東西。這叫做「核絲」。

無『什麼細胞，在增殖的時候，都是分裂爲二，增加他的數目的。構成我們身體的全部細胞，據說共有四萬兆左右，但最初不過一個受精的卵細胞，像這樣，分裂成功驚人的巨大數

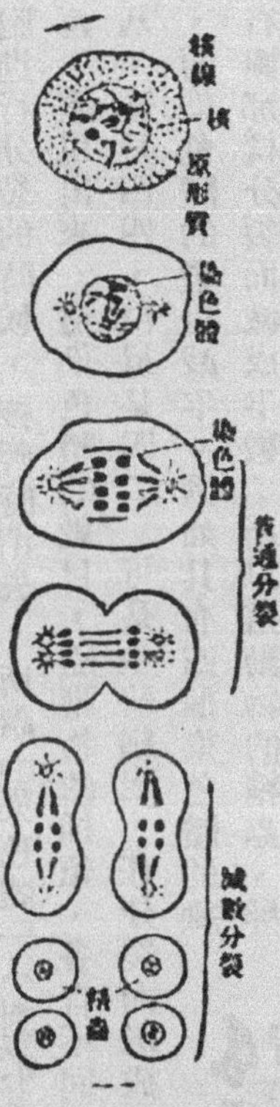

第五十四圖　細胞的減數分裂（蛔蟲的精蟲）

色。在細胞進行分裂的時候，核暫時消失，所謂「染色體」（對於某種染料，容易染色，故名）的東西，顯現出來。這染色體的數目，隨動物的種類，各自不同。例如在人類，染色體的數目是四八，兎是四四，白鼠是四二。可是生殖細胞，在分裂而形成精蟲、卵子之前，一定行減數分裂，而染色體的數目減半。例如具有四個染色體的細胞，便像右圖那樣分裂而減成半數；所以這動物的精蟲、卵子的染色體，變成祇具備二個了。（但精蟲先經過一次普通分裂，然後行減數分裂，成爲四個）。反是，如行受精，卵子和精蟲便合併，染色體的數目復舊，變成四個。這減數分裂的現象，是非常重要的；因爲像上面那樣，染色體減半後，纔行受精，所以無論經過多少代數，那子孫的細胞，染色體的數目，永遠和兩親相等。

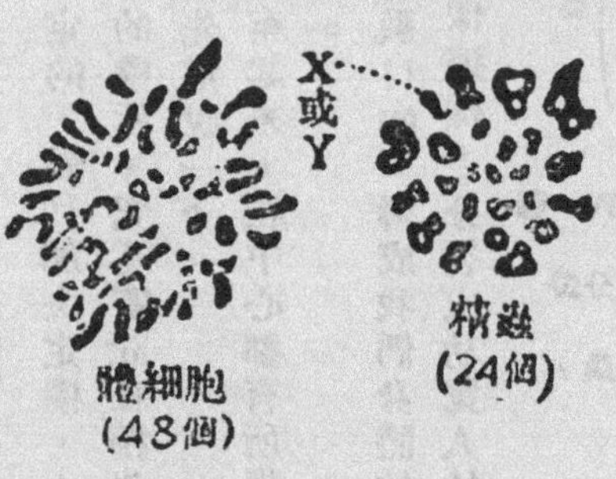

第五十五圖
人類的染色體

人類的細胞，染色體是四十八，男女都一樣；不過男子的染色體裏面，有一個特別的染色體，形狀和女子的各異。

原來染色體內，認爲包含着一切的遺傳物質的；這四十八個染色體裏面，遺傳兩性的染色體，共有二個，叫他是「性染色體」。

這性染色體裏面，有「X染色體」和「Y染色體」兩種。X可以視爲女性染色體，Y可以覶爲男性染色體。所以生殖細胞内的染色體，用算式來表示，便成爲下面那樣：

女……46＋X.X＝48　　男……46＋X.Y＝48

但在形成卵子、精蟲的時候，分裂而成半數，染色體的數目，變成二四：

卵子……46＋X.X→{23＋X / 23＋X}　　精蟲……46＋X.Y→{23＋X / 23＋Y}

於是卵子方面，雖然都是同一種類，但精蟲方面，產出含有X染色體的和具有Y染色體的兩種。所以含有X染色體的精蟲，和卵子結合，便成爲女子，具有Y染色體的精蟲，和卵子結合，則生產男子：

卵子　　精蟲
(23＋X)＋(23＋X)＝46＋X.X…………(女)

卵子　　精蟲
(23＋X)＋(23＋Y)＝46＋X.Y…………(男)

這就是說，精蟲裏面，有成爲男性的和成爲女性的兩種，男女的性別，完全是精蟲來支配的。這兩種精蟲，一定照相等的數目生產的，所以男女產出的數目，會變成大略相等。所以想生育男孩，無論怎樣急迫、追求，終究是徒勞無益的。生男或生女，除了聽從造物者的意思，是沒有別的辦法的。

中華民國三十五年五月初版

◆(88271)

醫學小叢書 養生學要論一冊

定價國幣叁元

印刷地點外另加運費

原著者 井上兼雄

譯述者 朱建霞

發行人 王雲五 上海河南路

印刷所 商務印書館印刷廠

發行所 商務印書館 各地

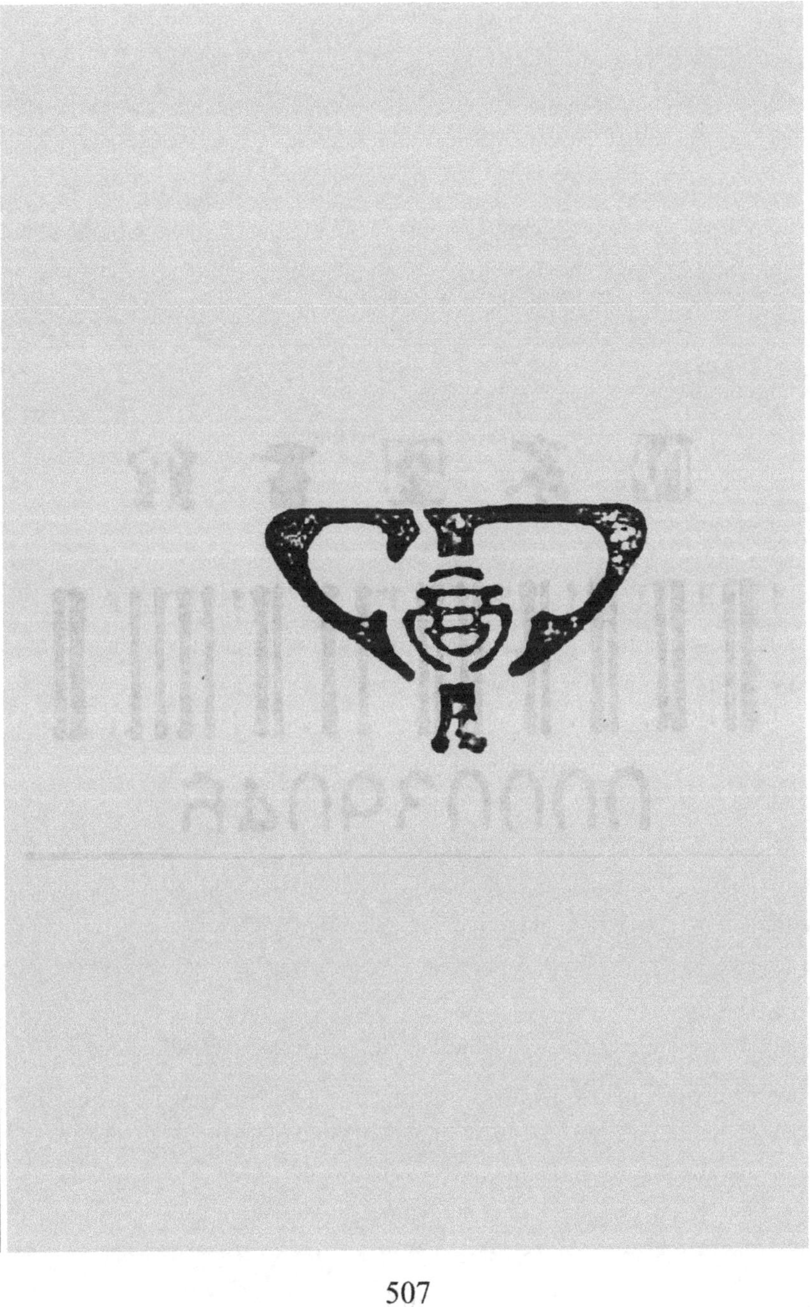